Christiane Seiler

Chancen für Kinder mit Muskelhypotonie und Entwicklungsverzögerung –

Ein Ratgeber für Eltern und Therapeuten

Über die Autorin

Christiane Seiler

ist seit 1975 als Ergotherapeutin tätig und niedergelassen mit einer eigenen Praxis in Baden-Württemberg. Für Eltern, Erzieherinnen und Therapeuten hält sie Seminare zu Themen der Kindesentwicklung und deren Störungen. Als Dozentin erwarb sie mehrere pädagogische Qualifikationen. An einer Fachschule und einer Fachhochschule bildete sie Ergotherapeuten im pädiatrischen Bereich aus. Das von ihr entwickelte Konzept zur Behandlung von Muskelhypotonie gibt sie in Fortbildungsseminaren weiter. Der vorliegende Ratgeber greift auf jahrzehntelange Erfahrungen mit Eltern und ihren entwicklungsverzögerten und muskulär hypotonen Kindern zurück.

Christiane Seiler

Chancen für Kinder mit Muskelhypotonie und Entwicklungsverzögerung

Ein Ratgeber für Eltern und Therapeuten

Die Deutsche Bibliothek - CIP-Einheitsaufnahme

Seiler, Christiane:
Chancen für Kinder mit Muskelhypotonie und
Entwicklungsverzögerung
Ein Ratgeber für Eltern und Therapeuten
2. Auflage Norderstedt: Books on Demand, 2010

ISBN-13: 9783837089356

Herstellung und Verlag: Books on Demand GmbH, Norderstedt, 2010

ISBN-13: 9783837089356

Inhaltsverzeichnis

Vorwort der Herausgeberin

Vor einigen Jahrzehnten lernten Ergo-, Physiotherapeuten und Logopäden in ihren Berufsausbildungen vorrangig Kinder mit spastischen Lähmungen zu therapieren. Der Muskeltonus dieser häufig unter Komplikationen geborenen Kinder war hyperton, angespannt. Zerebrale (vom Gehirn ausgehende) Bewegungsstörungen prägten sich aus. Die erhöhte Muskelspannung nannte man spastische Lähmungen. Diese Bezeichnung ist nicht korrekt, weil Menschen mit veränderter Muskelspannung sich noch bewegen können. Ihr Gehirn entwickelt jedoch andere Strategien, um Bewegungen auszuführen.

Heute sind Bewegungsstörungen mit hypertoner, spastischer Muskulatur im Kindesalter seltener geworden. Therapeuten sehen sich in der Verantwortung Patienten mit niedrigem Muskeltonus, Muskelhypotonie, zu behandeln. Noch sind medizinische Fachkräfte nicht ausreichend auf diese veränderte Situation vorbereitet. Das vorliegende Buch schärft den Blick für die besondere Symptomatik muskulär hypotoner und entwicklungsverzögerter Kinder im Säuglings- und weiteren Kindesalter. Medizinischen, psychologischen und pädagogischen Beratern eröffnet die Lektüre ein Verständnis für die Fülle der Probleme, deren Familien mit im Antrieb geschwächten, wie auch im Antrieb gesteigerten Kindern täglich gegenüber stehen.

Eltern von entwicklungsverzögerten Kindern mit muskulärer Hypotonie finden nicht immer Rat und Hilfe und noch wenig Literatur. Das hat mich bewogen, mein Erfahrungswissen aufzuschreiben und Eltern sowie Therapeuten auf ihrer Suche zu unterstützen. Kleine Menschen mit Entwicklungsproblemen zu begleiten bedeutet für mich, sich gemeinsam mit ihren Eltern auf den Weg zu machen, individuelle Therapieansätze zu finden und sie mit der Intuition der Eltern weiter zu entwickeln.

Felix war der erste Patient mit undefinierter Muskelhypotonie, der 1987 in Begleitung seiner Eltern in meine neu eröffnete Praxis für Ergotherapie kam. Der Zweijährige rutschte auf den Knien, anstatt zu gehen. Er wagte nicht, sich aufzurichten. Von medizinischer Seite gab es keine Diagnose, und wohl deshalb hatte man ihm keine Frühbehandlung verordnet. Als sich mit jedem Monat mehr eine Entwicklungsverzögerung abzeichnete, verschrieb die Kinderärztin auf Drängen der Eltern sensomotorische Ergotherapie. Im zweiten Lebensjahr fiel das passive Verhalten des Jungen auf. Er sprach und spielte nicht und zeigte keine Bewegungs- und Entdeckungsfreude. Felix ausgeprägte Muskelhypotonie stellte eine große Herausforderung für mich als Ergotherapeutin dar. Entsprechend dem derzeitigen Ausbildungsstand von Therapeuten war ich darin geschult, spastische, hypertone Patienten nach dem Bobath-Konzept zu therapieren.

Die interdisziplinär lehrende Physiotherapeutin und Hebamme Ursula Reuter ermutigte mich zu einem intuitiven Weg therapeutischer Arbeit. Der im Antrieb geminderte Felix legte sich bereitwillig auf die Matte und genoss die Druckstimulierung seiner weichen Muskulatur mit meinen Händen. Der kleine Junge ließ sich von Kopf bis Fuß sensomotorisch berühren, von gesungenen Kinderreimen begleitet. Im Behandlungszeitraum eines Jahres beobachtete ich den stabilisierenden Einfluss der manuellen Muskelstimulierung. Felix fühlte sich im Alter von 3 Jahren sicher genug, sich aufzurichten und Schritte zu wagen. In den folgenden Kinderjahren balancierte er auf Holzstapel im Wald und kletterte auf Spielplätzen. Eine Hängematte gab dem einst schwerfälligen Kind das Gefühl von Schwerelosigkeit. Schwingen und Schaukeln wurde zur Lieblingsbeschäftigung. Die Antriebsschwäche verschwand in dem Maße, wie sich die Muskulatur stabilisierte. Das ängstliche, zurück gezogene Verhalten änderte sich, Fröhlichkeit breitete sich aus.

In der Sonderschule setzte sich der als geistig behindert eingestufte Junge im Stuhlkreis dazu, wenn Bücher geöffnet wurden. Ohne dass es Lehrer, Eltern und Therapeuten bemerkten, brachte er sich selbst Lesen bei und schrieb manchmal mit Hilfe gestützter Kommunikation am Computer. Als 18jähriger schrieb der nur in Fragmenten sprechende Junge seiner Mutter einen liebevollen Brief in bestem Deutsch. Seine hohe Sensibilität und seinen Gerechtigkeitssinn würde der junge Mann gern für andere einsetzen. Sein Traumziel Jura zu studieren, wird unsere nach Perfektion strebende Gesellschaft ihm nicht gewähren. Menschen mit Handicap, die äußerlichen Normen nicht entsprechen, erfahren oft Unverständnis und Ablehnung. Der begabte junge Mann mit autistischen Zügen arbeitet heute für ein Taschengeld in einer beschützenden Werkstatt.

Ich möchte den Eltern und Großeltern danken, die mir über einen Zeitraum von vielen Monaten bis Jahren ihre entwicklungsverzögerten Kinder und

Enkel anvertrauten. Ich nenne stellvertretend für die letzten 20 Jahre therapeutischer Arbeit einige Namen: Ricarda und Lyna, die an Epilepsie leiden. Ihre Mütter begleiten ihre langsame Entwicklung mit unendlicher Liebe und aufopferungsvoller Geduld.

Für die Gruppe der Kinder mit Muskelhypotonie, die im Antrieb gesteigert und motorisch unruhig, hyperkinetisch, sind nenne ich Lukas und Albert. Im Verlauf mehrjähriger sensomotorischer Behandlung bildete sich in ihnen eine Struktur, die zu aufmerksamen Lernen und zur Schulreife führte. Hinter ihnen stehen Eltern, die Hoffnung haben, niemals aufgeben und ihre Kinder nach vorne bringen.

Sehr Frühgeborene haben einen besonders schweren Start, weil ihre Sinneswahrnehmung nicht immer ausgereift ist. Viele von ihnen durfte ich begleiten, die meisten waren sehr empfindsam, hypersensibel. Ein kleiner Teil dieser Gruppe wies eine eher dumpfe, hyposensible Sinneswahrnehmung auf. Jedes dieser Kinder war diagnostisch gesehen ein Puzzle mit fehlenden Teilen, das in enger Zusammenarbeit mit den Eltern allmählich zusammengesetzt werden konnte.

Bei entwicklungsverzögerten Kindern mit Asymmetrie und Schiefhals (Torticollis) hat sich die Methode der neuromuskulären Tonusregulation als nützlich erwiesen. Ich nenne Stephanie, deren Vater, ein ehemaliger Spitzensportler, nicht aufgab. Sie ist eine junge Frau geworden, deren asymmetrische Körperbehinderung bis auf die Augenfehlstellung verflogen ist. Auch Normans Gehirn und Kopfseiten waren bei seiner Geburt im sechsten Monat extrem ungleich. Er hat sich zu einem selbstbewussten, fröhlichen Jungen entwickelt.

Große Bewunderung habe ich für Mütter und Eltern, die ein Kind mit einem genetischen Syndrom großziehen. An ihnen werden Fürsorge und Mühe als Anteile selbstloser Liebe deutlich. Da Kinder mit Down Syndrom und anderen genetischen Erkrankungen häufig an Muskelhypotonie leiden, durfte ich viele Jahre mit ihnen zusammenarbeiten. Diese vertrauensvollen Beziehungen und der offene Austausch mit den Eltern fließen in das vorliegende Buch ein.

Besonderer Dank gilt den Eltern, Freundinnen und Kolleginnen, deren Kinder ich fotografieren durfte und die damit zur Anschaulichkeit dieses Buches beitragen. Hochachtung bringe ich der Ergotherapeutin Monique Delmarko entgegen, deren praktikable Ideen mich inspirierten. Ihre unermüdliche fachliche Kritik spornte mich zu Ergänzungen und Korrekturen an.

Ich danke Sabine Hülse-Scholl für das kritische Lesen des Textes mit Überarbeitung der Rechtschreibung, das zur vorliegenden verbesserten 2. Auflage des Buches mit erweitertem Titel geführt hat.

Meinen Söhnen Philip und Michael danke ich für Hilfestellung bei der Nutzung technischen Medien. Nicht zuletzt danke ich meinem Ehemann Jürgen für den unermüdlichen Beistand mit seinem technischen Knowhow und die Ermutigung, meine Aufzeichnungen zu veröffentlichen. Ich bin glücklich über die gemeinsamen Urlaube in Mecklenburg-Vorpommern am Plauer See, die mir das Schreiben des Buches zeitlich ermöglichten.

Einleitung

Das vorliegende Buch ist als Ratgeber für Eltern von Kindern mit Entwicklungsstörungen und für therapeutische Fachkräfte verfasst worden, welche Eltern beraten. Wenn in der ärztlichen und therapeutischen Praxis der Begriff „Muskelhypotonie“ fällt, wünschen sich viele Eltern Aufklärung. Häufig findet sich keine medizinische Erklärung für die Hintergründe dieser Entwicklungshemmung. Der Ratgeber setzt sich mit den Fragen und Problemen Betroffener auseinander. Aus therapeutischer Sichtweise lenkt er den Blick von Fachleuten auf typische Schwierigkeiten von muskulär hypotonen Kindern in verschiedenen Altersphasen.

Das Buch zeigt die regelrechte Säuglingsentwicklung auf und Symptome, die im ersten Lebensjahr auf muskuläre Instabilität hinweisen. Abweichende Bewegungsnuancen können nicht nur für die motorische Entwicklung, sondern ebenso für die Sinneswahrnehmung und Persönlichkeitsreifung bedeutungsvoll sein. Einige Kapitel beschäftigen sich mit den besonderen Schwierigkeiten betroffener Kinder im Kindergarten und Schulalter. Eltern und Therapeuten erhalten zahlreiche Anregungen zur häuslichen Förderung von der Säuglingsphase bis in die Schulzeit hinein.

In diesem Ratgeber werden keine Krankheitsbilder beschrieben. Die von mir aus therapeutischer Sicht beobachteten Symptome sind im neuropädiatrischen Bereich nicht als Syndrome klassifiziert. Ich beziehe mich auf Beeinträchtigungen der Willkürmotorik, die sich auf die quer gestreifte Skelettmuskulatur beziehen. Das Buch stellt keine Zusammenhänge zur unwillkürlichen glatten Muskulatur der inneren Organe her.

Es befasst sich nicht mit Nerven- und Muskelerkrankungen mit entzündlichen, traumatischen oder degenerativen Ursachen von Muskelhypotonie. Den hier beschriebenen Symptomen liegt keine neurobiologische oder chemische Diagnostik zu Grunde. Die verwendeten Begriffe „Muskelhypotonie" oder „muskuläre Hypotonie" beziehen sich nicht auf fortschreitende, degenerative Krankheitsprozesse.

Die Beeinträchtigung von Körperhaltungen und Bewegungsabläufen wird aus neurophysiologischer Perspektive geschildert. Fachleute im pädiatrischen Bereich, Ergotherapeuten, Physiotherapeuten, Logopäden, Frühförderer und Motopäden finden ausführliche Kriterien zum Erkennen von Entwicklungsproblemen, deren Kernsymptom Muskelhypotonie ist. Kinder- und Jugendtherapeuten, die mit antriebsgestörten Klienten zu tun haben, können die frühe sensomotorische Entwicklung als Basis für Lernen und Aufmerksamkeit in den Blick nehmen. Die Vielzahl an therapeutischen Anregungen ist ein Fundus für die Elternberatung.

Eltern und Fachleute erfahren etwas über die Verknüpfungen zwischen Motorik, Wahrnehmung und Aufmerksamkeit. Motorisch impulsiven, unruhigen oder passiven, im Antrieb verminderten Kindern kann oft mit einem gezielten Haltungs- und Muskelaufbau geholfen werden. Der Ratgeber bietet Hilfe zur Selbsthilfe, Begleitung im Alltag und Unterstützung bei der Suche nach der richtigen Therapie.

Die von mir favorisierte Therapie der neuromuskulären Regulation setzt keine Eigenaktivität und kein Aufgabenverständnis des Patienten voraus, und ist deshalb bei genetischen Syndromen und schweren Behinderungen ebenso anwendbar wie bei motorisch aktiven Kindern. Muskelhypotonie ohne degenerative Faktoren kann mit intensiver Frühbehandlung reguliert werden, so dass für die Persönlichkeitsreifung kein gravierendes Hemmnis mehr besteht. Ungenügend behandelte Kinder weisen Restsymptome auf, die nicht selten als Verhaltensprobleme interpretiert werden.

Medizinische und therapeutische Fachwörter werden im Fachwörterverzeichnis Kapitel 27 erläutert.

1. Wie fühlen sich muskulär hypotone Kinder?

Die komplexen Probleme von Kindern mit Muskelhypotonie werden selten rechtzeitig erkannt. Bis es zur Verordnung einer Therapie kommt, kann viel Zeit vergehen. Oftmals fällt die Muskelhypotonie erst dann auf, wenn sich die motorische Entwicklung und die Spielentwicklung verzögern:
... wenn das freie Gehen auf sich warten lässt,
... wenn Kinder wenig Interesse am Greifen und Spielen zeigen,
... wenn Zweijährige nicht anfangen zu sprechen,
... wenn die Spätentwicklung erst im Kindergarten auffällt.

Viele Eltern empfinden, dass etwas in der Entwicklung ihres Kindes nicht stimmt, können es jedoch nicht genau definieren. Bei medizinischen Untersuchungen oder therapeutischen Beratungen werden die eigentlichen Probleme nicht angesprochen. Eltern sehen in der Unselbstständigkeit und dem uneinsichtigen, nervigen Verhalten ihres Kindes ihr erzieherisches Versagen. Auf diese Weise bleiben einige Entwicklungslücken unbemerkt. Es kann zu elterlichen und auch fachlichen Fehleinschätzungen kommen und die Muskelhypotonie lange Zeit unentdeckt bleiben.

Die Probleme eines entwicklungsverzögerten Kindes kristallisieren sich in Gruppen im Kindergarten und Schule deutlicher als zu Hause heraus. Erzieherinnen und Lehrer erleben die Anpassungsschwierigkeiten manchmal als störendes Verhalten. Man unterstellt dem Kind Desinteresse bis hin zu unsozialem, aggressivem Betragen und vieles mehr. Eltern, die durchaus die Kompetenzen ihres Sprösslings kennen, meinen, ihr Kind könnte zwar mitmachen, will aber nicht. Wenn sich nun der Erziehungsdruck erhöht, versinkt das Kind noch stärker in Lustlosigkeit, Rückzug und Verträumtheit.

Von Muskelhypotonie betroffene Kinder sind frustriert, weil ihre riesigen Anstrengungen nicht beachtet werden. Anstatt Ermutigung und Lob erfahren sie Tadel. Sie bemühen sich die Regeln in der Gruppe einzuhalten, aber leider passt ihr spezifisches Tempo nicht in das soziale Gefüge. Manche dieser Kinder sind erheblich verlangsamt und kommen nicht mit. Viele von ihnen haben sich einen gesteigerten motorischen Antrieb angeeignet, mit dem sie ihre Balanceunsicherheit und Ungeschicklichkeit überdecken. In Folge der unstabilen Körperhaltung fühlen sie sich buchstäblich ungefestigt, nicht geerdet, sie wippen, kippen, stolpern.

Wenn haltungsunsichere Kinder ihre Aufmerksamkeit darauf richten müssen, nicht vom Stuhl zu fallen, haben sie es schwer sprachlichen Anweisungen zu folgen. „Hört mein Kind schlecht?" fragen sich einige Eltern. Aber dann beobachten sie andere Situationen, in denen es gut zuhört.

Unwissende Eltern und Pädagogen neigen heutzutage dazu, mit sprachlichen Anweisungen und Erklärungen zu erziehen. Schon kleine Kinder werden mit Wörtern, deren Bedeutung sie ergründen müssen, überfrachtet. Kleinkinder sind selten auf der Ebene der Vernunft ansprechbar. Sie sind langsam beim Verarbeiten von sprachlichen Botschaften und assoziieren Wörter häufig mit fantastischen Vorstellungen.

Kinder, die noch mit der Kontrolle ihrer Körperhaltung beschäftigt sind, verlieren leicht den roten Faden einer Tätigkeit oder Geschichte. Sie sind erfinderisch im Erklären ihrer kurzen Unaufmerksamkeit. Man unterstellt dem Kind Tagträume. Es ist ein Phänomen unserer Zeit, langsam nachdenkenden Kindern „Aufmerksamkeitsdefizite" als Störung oder gar Syndrom anzudichten. Manchmal reden Pädagogen vorschnell von „autistischen Zügen".

Basteln, Malen und Schreiben erlernen erfordern große Anstrengungen, wobei die Schrift bei langem Üben und am Ende der Zeilen eher unleserlich wird, wenn die Muskulatur erschlafft.

Die fehlende körperliche Ausdauer hypotoner Kinder fällt besonders bei Mannschaftssportarten ins Gewicht. Beim Turnen sind die Anderen meist geschickter.

Überall und immer wieder gibt es Ärger wegen vergessener, liegen gelassener und nicht aufgeräumter Sachen. Diese bei jungen Kindern übliche Selbstvergessenheit verdichtet sich bei motorisch passiven oder unruhigen Kindern zu fortgesetzten negativen Ermahnungen. Sie werden als schmuddelig, unordentlich oder faul bezeichnet.

Solche unfreundlichen Etiketten hinterlassen in der zarten Seele empfindlicher Kinder tiefe Verletzungen. Es ist schwer aus einer festgeschriebenen Rolle wieder heraus zu kommen. Die Kindheit von Kindern mit Muskelhypotonie ist alles andere als unbeschwert.

Die Zuschreibung von negativen Rollen ist kaum aus dem Gedächtnis zu löschen. Sie überschattet die Kindheit und wirkt ins Erwachsenenalter hinein.

1.1. Was ist unter Muskelhypotonie zu verstehen?

Der Mensch ist ein Lebewesen mit aufrechtem Gang. Er benötigt zur Haltungsbewahrung eine ausdauernde Muskelbalance. Für die Rumpfaufrichtung, die gerade Haltung, muss das Zusammenwirken von Rückenstreckung und Bauchspannung aufeinander abgestimmt sein. Überwiegt der Tonus der Rückenmuskulatur, so kann es zum Hohlkreuz kommen. Wenn die Bauchmuskeln nicht ausreichend angespannt sind, wirkt der Bauch schlaff und groß. Jede Körperhaltung und Bewegung erfordert einen spezifischen Spannungsgrad der Muskulatur - den Muskeltonus.

Der Muskeltonus ist abhängig von der Aufmerksamkeit und von der emotionalen Befindlichkeit eines Menschen. Aufregung erhöht nicht nur die Herzschlagfrequenz, sondern ebenso die Körperspannung. Zum ruhigen Sitzen und Stehen ist eine andere Haltung erforderlich wie für Aktivitäten, die mit Bewegungen verbunden sind. Im Schlaf ist der Muskeltonus deutlich niedriger als bei Tätigkeiten. Bevor wir aufstehen, strecken wir uns, um die zur Aufrichtung nötige Grundspannung wieder herzustellen.

Im medizinischen Sprachgebrauch wird der Muskeltonus als die physiologische Grundaktivität der Skelettmuskulatur beim wachen Menschen in motorischer Ruhe bezeichnet. Bei Muskelhypotonie ist die Grundaktivität der Skelettmuskulatur in aufrechter Haltung und bei Bewegungen vermindert. Die vom Gehirn gesteuerte Feinabstimmung erreicht nicht das Maß der üblichen Haltungsbewahrung. Der Muskeltonus kann beispielsweise beim Sitzen so vermindert sein, dass die stabile Aufrichtung der Wirbelsäule fehlt. Die Kraftsteuerung ist bei niedrigem Muskeltonus eingeschränkt. Tätigkeiten, die Genauigkeit und Ausdauer erfordern, fallen dann schwer.

Die mangelnde Feinabstimmung des Muskeltonus äußert sich gelegentlich in erhöhter Anspannung mit verkrampfter anstatt angemessener Haltung. Wenn zum Beispiel ein müder Mensch mit zu niedrigem Muskeltonus Auto fährt, sucht er am Lenkrad krampfhaft Halt. Beim Erlernen des Fahrradfahrens ist es schwierig, Balance auf dem Sattel zu halten, gleichzeitig in die Pedalen zu treten und zu lenken. Kompensatorisch wird die Körperspannung erhöht, um die Kontrolle nicht zu verlieren.

Manche Kinder mit Muskelhypotonie schreiben mit zuviel Druck. Der für die Handlung erforderliche Muskeltonus wird vom Gehirn ausgehend nicht richtig ausgelotet. Es kommt zur fehlerhaften Dosierung der Kraft mit Zielungenauigkeit (Dysmetrie). Man „schießt" über das Ziel hinaus. Das Schriftbild wirkt eckig und unflüssig. Bei feinmotorischen Bewegungen kann sich Zittrigkeit einstellen, die einige als „Tremor" ohne Krankheitswert bezeichnen.

Die zur aufrechten Haltung erforderliche Muskelbalance erwerben Säuglinge und Kleinkinder schon früh. Im Tragetuch getragene Kinder entwickeln ein besonders gutes Gespür für Berührung und Bewegung. Von Anfang lernen sie ihren Muskeltonus an die motorischen Aktivitäten ihrer Eltern anzupassen. Taktgefühl stellt sich ein.

Die sichere Haltung von Kopf, Rumpf, Armen und Beinen ist ohne muskuläre Anpassung nicht möglich. Im Zentralen Nervensystem ist der innere Antrieb zur Vertikalisierung, sich gegen die körpereigene Schwerkraft aufzurichten, verankert. Diese Regulation ausdauernder Muskelbalance braucht frühe Anregung. Das Gehirn lernt über Stimulierung die Sinnes- und Bewegungsimpulse zu koordinieren. Gut gesteuerte Bewegungen sind ruhig und gezielt. Überschießende, unruhige Bewegungen werden vom intakten

Nervensystem gehemmt. Die posturale Kontrolle ist Grundlage aller Geschicklichkeiten. Sie ist bei muskulärer Hypotonie vermindert.

Die Muskulatur für die Willkürmotorik enthält statische und phasische Muskelanteile. Bereits in den ersten Lebensmonaten erfolgt eine Spezialisierung durch Anregung der gewünschten Funktionen: auf ruhige, eher langsame Haltungen und Bewegungen (statische Funktionen) oder auf ein hohes Tempo mit schnellen Bewegungen (phasische Funktionen). Nach etwa zwölf Monaten hat sich dieser Prozess eingespielt. Die Skelettmuskulatur von kleinen Kindern ist mit der Muskulatur Erwachsener vergleichbar. Die Muskeln spezialisieren sich im Laufe des Lebens weiter entsprechend ihres Gebrauchs – oder verkümmern bei Inaktivität.

Die Tonusregulierung für Haltungen und Bewegungen verläuft unbewusst im Zentralen Nervensystem. Menschen mit Muskelhypotonie müssen jedoch Willen und Konzentration aufbringen, um ihren Körper stabil aufrecht zu halten. Ausdauernde Tätigkeiten fallen dann schwer. Ständig findet eine neuronale Kommunikation statt: Tiefensensorische Impulse von Rezeptoren, die sich in Muskelfasern, an Sehnen, Bändern und Gelenken befinden, werden zum Gehirn hin und von dort zurück zur Muskulatur geleitet. Diese sensomotorischen Informationen ermöglichen geschickte, motorische Anpassungsreaktionen, kurz MAR genannt. Anpassungsreaktionen der Skelettmuskulatur stellen sich bei intakter neuronaler Regulation unbewusst ein. Sie bilden die Grundlage unseres inneren Gleichgewichts. Im Volksmund heißt es: im Gleichgewicht sein oder heraus fallen!

Meist wird uns nicht bewusst, wie wir Tätigkeiten ausüben, ausgenommen in der Phase des Erlernens. Wir wissen nicht, ob wir uns geschickt oder ungeschickt, sicher oder unsicher bewegen. Wenn man einen Ball nicht fängt, merkt man es daran, dass er herunterfällt. Die verzögerte Handfunktion bleibt unbewusst. Vielleicht fehlt auch das Gleichgewicht, sich dem Ball zuzuwenden.

Der Moment der schnellen motorischen Anpassung fällt Kindern mit Muskelhypotonie schwer. Oft werden sie deshalb als tollpatschig bezeichnet. Zum Ballspielen benötigen sie viel Übung. Ballsportarten gehören nicht unbedingt zu den Stärken hypotoner Menschen. Durch Trainieren können sie Geschicklichkeit, Ausdauer und auch gute sportliche Leistungen erwerben.

Bei Muskelhypotonie ist die Grundaktivität der Skelettmuskulatur zur Aufrichtung gegen die Schwerkraft, zur Haltungsbewahrung und bei Bewegungen vermindert.

Häufig ist das Tempo der motorischen Anpassung bei Muskelhypotonie verzögert und zielungenau, dysmetrisch.

Koordinationsprobleme äußern sich als Ungeschicklichkeit bei feinmotorischen und großmotorischen Anforderungen.

2. In der Säuglingszeit vom Liegen zur Aufrichtung

Jeder Mensch wird mit dem inneren Antrieb geboren, sich aufzurichten. Dabei lernen Säuglinge ihre körpereigene Schwerkraft zu überwinden, um vom Liegen zum Stehen zu gelangen. Dieser Prozess der Vertikalisierung dauert mindestens 10 bis 12 Monate. Ausdauernde und anstrengende Muskelarbeit ist zum Emporkommen erforderlich. Die Phasen der Aufrichtung verlaufen nach einem genetisch gesteuerten Plan mit individuellen Variationen. Je kleinschrittiger Bewegungszwischenstufen auf dem Weg zur Vertikalisierung eingeübt werden, desto sicherer ist die Balance beim Stehen und Gehen. Bei jedem der unzähligen Positionswechsel, die Säuglinge von sich aus einnehmen, trainieren sie ihre Muskulatur. Die in der Säuglingszeit erworbene Stabilität und Mobilität bildet die Grundlage der Bewegungssicherheit lebenslang.

Bei reif Geborenen überwiegt in den ersten Lebenswochen die Beugehaltung. Arme und Beine sind nicht voll gestreckt, sondern zum Rumpf hin gebeugt. Das Köpfchen kann wegen mangelnder Kraft der Halsmuskeln nur kurz angehoben und zur Seite gelegt, aber noch nicht gehalten werden. Die Eltern geben dem Neugeborenen instiktiv am Kopf Halt. Sie spüren, dass es diese Unterstützung braucht. Intuitiv reagieren Kinder auf die Art, wie sie gehalten und getragen werden. Schon in den ersten Monaten lernen Säuglinge durch Muskelkontrolle bei der Aufrichtung „mitzuhelfen". Sie erkennen die Bezugsperson an der Art wie sie berührt, getragen und gehalten werden. Sie spüren anhand von Druck und Zug auf ihre Gliedmaßen, welche Handhabung folgt. In den ersten Monaten lernen sie, den Kopf und Rumpf in der Körpermitte einzustellen, sodass sie beim Hochnehmen und Tragen nicht verrutschen.

Gleich nach der Geburt fällt der Kopf mitsamt dem Rumpf in Richtung der Schwerkraft. Anfangs ist die Körperhaltung noch asymmetrisch und unstabil. Bereits am Ende des zweiten Monates gelingt es zunehmend, den Kopf in der Körpermitte zu halten. Mit drei Monaten stellen sich Kopf und Rumpf in der Rücken- und Bauchlage symmetrisch ein. Das Erreichen der symmetrischen Haltung geht der weiter führenden Entwicklung voraus. Säuglinge beginnen erst dann mit Fortbewegungen wie Drehen, Robben und Krabbeln, wenn sie sich sicher fühlen und niemand sie vorzeitig aufsetzt oder in ein Gehfrei hängt.
Mit sechs Monaten liegen Säuglinge nicht nur auf dem Rücken, sondern auch gerne auf dem Bauch. Sie verändern ihre Lage häufig und beginnen, sich über die Körperseiten zu drehen. Ihr Greifradius ermöglicht nun weiterte Entdeckungen. Kopf und Rumpf, Arme und Beine gelangen mühelos von der Mitte zu den Seiten und zurück. Die Symmetrie wechselt mit stabilen seitlich verlagerten (asymmetrischen) Haltungen ab. Babys liegen nicht ruhig da, sondern verändern ihre Lage ständig. Dabei setzen sie ihre Gliedmaßen gezielt ein, um Höhen, Tiefen und Flächen in der Umgebung zu erkunden.

Die Arme und Beine berühren sich gleichzeitig, ertasten die Umgebung mit Stoßen, Kratzen und Reiben, werden zur Seite geführt und zurück zur Mitte ins Blickfeld. In Bauchlage heben Säuglinge nun längere Zeit den Kopf und spielen. Sie brauchen zum Abstützen bald nur noch einen Arm, die andere Hand ist frei zum Greifen. Diese Kontrolle über Kopf, Rumpf und Gliedmaßen erwerben Säuglinge bevor sie lernen, sich aufzusetzen und fortzubewegen.

Vom Arm der Eltern aus betrachten Babys mit aufrechtem Kopf und nur leichter Unterstützung am Rumpf aufmerksam die Umgebung. Sie halten sich an der Kleidung des Erwachsenen fest. Kleine Kinder, die seitlich auf der Hüfte getragen werden, üben ihre Sitzbalance, wobei sie sich mit Armen und Beinen am Körper der Eltern anklammern. Die kraftvoll gebeugten Beine sind eine gute Vorbereitung für das Spielen in der Hocke im zweiten Lebensjahr. Bei Naturvölkern kommt das Tragen auf der Hüfte häufig vor. Die Stabilisierung der Beinmuskulatur prägt sich vor dem Gehen aus.

Beim Hochnehmen, Halten und Tragen helfen Säuglinge instinktiv mit. Sie fühlen sich nicht schwer an. Ihr Körper reagiert auf Druck und Zug durch differenzierte Muskel- und Gelenkanpassungen. Zwischen Eltern und Kind findet eine Beziehungsbildung über den Muskeltonus statt, der tonische Dialog, wie die Ärztin Mechthild Papousek diese unbewusste Abstimmung nennt. Auch blinde oder taube Kinder erkennen vertraute Personen an der Art der Berührung, am Druck und Zug auf die Muskulatur.

Kleine Kinder genießen Bewegungsspiele am Körper der Eltern. Sie lassen sich voll Vertrauen in die starken Arme fallen. Beim Kniereiten kippen sie nicht unbeholfen um, sondern passen sich den Hopp-Hopp-Bewegungen mit Balance an. Der Kopf sinkt nicht ab, sondern wird auch beim Absinken stabilisiert. Kleinkinder ziehen sich selbst aus tiefer Rückenlage mit wenig Hilfe am Körper der Eltern wieder hoch. Die Arme und Beine sind dabei gebeugt, nicht gestreckt. Diese schützende Stabilisierung aller Gelenke wird erworben, bevor Säuglinge gegen Ende der Aufrichtungsphase zum Stehen gelangen.

2.1. Muskelhypotonie im Säuglingsalter erkennen

Viele Eltern freuen sich über die „Pflegeleichtigkeit“ ihres Babys, wenn es viel schläft und selten schreit. Hinter der Verschlafenheit verbirgt sich manchmal eine Antriebsschwäche, wie sie bei Entwicklungsverzögerung vorkommt. Viele Säuglinge mit unentdeckter Muskelhypotonie lassen sich nur mit Schwierigkeiten stillen. Sie trinken nicht ausreichend an der Brust, sondern schlafen erschöpft ein, bevor sie satt sind. Wenn die Lippen die Brustwarzen beim Stillen nicht fest umschließen, geht Milch verloren. Muskulär hypotone Säuglinge saugen nicht kräftig und werden deshalb auf Flaschennahrung umgestellt.

Gesunde Neugeborene kommen mit ausdrucksstarker Gesichtsmuskulatur zur Welt und versuchen, Mundbewegungen und Mimik nachzuahmen. Sie ziehen und saugen kräftig an der Brust. Die Brustwarzen werden vollständig mit den Lippen umschlossen. Manche Babys sind nach der Sättigung noch wach und ertasten den Körper der Mutter. Das Stillen ist eine innige Zeit der Kommunikation mit Singsang, Lautieren und Berührung. Die mütterliche

Stimme weist unbewusst höhere Tonlagen auf und weckt damit das Gehör des Säuglings. Hohe Frequenzen stimulieren auch den Muskeltonus.

Die Saug- und Schluckreaktion ist als angeborene Überlebensfunktion mit der Geburt vorhanden. Wenn das Neugeborene innerhalb der ersten 20 Minuten an die Brust gelegt wird, spielt sich das Stillen meist ein. Das reflektorische Saugen schwächt sich jedoch bei mangelndem Gebrauch ab. Wenn das Stillen nicht gelingt, könnte dies mit dem Verpassen des günstigen Zeitpunktes zusammenhängen. Manchmal verbirgt sich hinter schwachem Saugen eine muskuläre Hypotonie. Gleich nach der Geburt und noch einmal etwa 3 bis 4 Tage später erreicht die Saugreaktion ihren Höhepunkt. Mütter von Frühgeborenen und hypotonen Neugeborenen müssen geduldige Versuche aufbringen, bevor das Saugen an der Brust gelingt. Sie sollten nicht darauf verzichten, da Stillen auf natürliche Weise den Muskeltonus des gesamten Körpers stimuliert.

Oftmals gehen Eltern auf falsche Weise auf die „Trinkfaulheit“ ein. Wenn das Stillen nicht gelingt, bieten sie zu schnell Flaschennahrung an. Mit einem großen Loch im Sauger muss das Baby nicht mehr kräftig ziehen. Es strengt sich weniger an wie beim Gestilltwerden an der Brust. Die Muskelspannung von Lippen und Wangen, Zunge, Gaumen und Kiefer (die orale Muskulatur) wird nicht ausreichend stimuliert. Beim bequemen Trinken aus der Flasche wird die orale Muskulatur bei hypotonen Säuglingen nicht ausreichend gekräftigt. Probleme im Essverhalten mit Bevorzugung von weicher Nahrung sind oft die Folge.

Die Kiefergelenke ermöglichen Kaubewegungen. Die Gelenkbelastung hält lebenslang starken Druck aus. Bei muskulärer Hypotonie sind Zungen- und Kaumuskulatur mit betroffen. Man erkennt es am offenen Mund mit herab hängendem Unterkiefer. Die Zunge liegt breit und schwer im Mund und ist wenig aktiv beim Verteilen der Nahrung. Mit verminderter Kraft treten beim Zerkleinern des Essens Probleme auf. Brocken werden verschluckt. Kindern mit Muskelhypotonie gibt man deshalb zu lange weiche Kost. Breinahrung über das erste Lebensjahr hinaus verzögert die Kauentwicklung und auch den Zahndurchbruch. Ohne kräftige Nahrung stellen sich die Zähne nicht aufeinander ein. Schiefe Zähne sind vorprogrammiert.

Mit dem Zahndurchbruch kommt es zur natürlichen Beißreaktion, die geübt werden muss. Nun benötigen Säuglinge etwas Festes zum Beißen, um das Kauen in Gang zu bringen. Wabbelige Gummibeißringe erfüllen nicht die Bedürfnisse der Kleinen. In früheren Jahrzehnten erhielten Säuglinge schmackhafte Kalbsknochen aus dem großen Suppentopf oder einen Holzstiel zum Üben von Kaubewegungen. Ein zähes Brötchen oder Brot mit Rinde sind ebenso geeignet. Kleine Kinder wollen große Teile mit beiden Händen anfassen. Beim Abbeißen halten und ziehen Lippen, Kiefer und Hände gleichzeitig. Auf diese natürliche Weise kräftigen sich Kiefer- und Mundschluss. Schweizer Zahnärzte konstruierten einen Beißring mit Namen „Curaprox", den Babys mit dem Mund und beiden Händen greifen können. Dieser Ring enthält verschiedene abwechslungsreiche Oberflächen. Aber schmackhaftes, duftendes Brot ist unschlagbar interessanter zum Erlernen von fester Nahrungsaufnahme wie jedes industriell gefertigte Ersatzteil.

Antriebsschwäche, Trinkschwäche, Probleme mit der Nahrungsaufnahme, besonders beim Übergang von Brei zu fester Nahrung können frühe Hinweise auf Muskelhypotonie sein.

Die Antriebsschwäche bezieht sich nicht nur auf das Trinken und Essen, sondern kann das gesamte Verhalten betreffen. Einige Säuglinge mit Entwicklungsverzögerung suchen kaum Blickkontakt, fordern wenig Körperkontakt und sind nicht neugierig. Sie liegen still auf dem Rücken, lautieren und schreien wenig. Man hört sie kaum, wenn sie wach sind. Sie verlangen nicht nach Unterhaltung und Spiel. Eltern empfinden ihr Kind als anspruchslos und nehmen an, das Baby sei zufrieden. Im Vergleich mit den Fortschritten und der Wachheit anderer Säuglinge fragt man sich nach einigen Monaten, ob beim eigenen Kind alles in Ordnung ist.

Eine große Anzahl von Kindern mit Muskelhypotonie verhält sich nicht so passiv, sondern eher unruhig. Die Eltern erleben diese Babys als quengelig und kaum durch Körperkontakt zu beruhigen. Durch ihren unregelmäßigen Tages- und Nachtrhythmus rauben sie den Eltern den nächtlichen Schlaf. Einige hypotone Säuglinge schlafen eher wenig, sind übererregbar und kommen nicht zur Ruhe, auch nicht beim Stillen. Sie können Speikinder sein, viel erbrechen und nicht im gewünschten Maß an Gewicht zunehmen. Ihr unruhiges Verhalten unterscheidet sie schon früh von den Kindern der erstgenannten Gruppe, die dick und zufrieden wirken, jedoch schlaff und antriebsarm sein können.

2.2. Hinweise auf Entwicklungsstörungen im ersten Lebensjahr:

1. Die Saug- und Trinkschwäche ist keine vorübergehende Anpassungsschwierigkeit, sondern bleibt über Wochen und Monate bestehen.

2. Das Baby bewegt sich kaum, ist bewegungsarm oder motorisch unruhig.

3. Die Gliedmaßen liegen gestreckt auf der Unterlage, „fließen" oder fallen auseinander. Das ist ein Kernsymptom für Muskelhypotonie!

4. Der Kopf kann nicht angehoben und der Rumpf nicht gebeugt werden.

5. Das Kind hilft beim Hochnehmen, Tragen und Halten nicht mit.

6. Das Baby fühlt sich auf dem Arm schwer an!

7. Es versteift sich beim Füttern, Wickeln und Baden.

8. Bewegungsanpassungen beim Anziehen und Tragen kommen nicht vor. Die Haltung wirkt puppenartig mit schlenkernden Gliedmaßen.

9. Das Kind genießt keine Bewegungsspiele, sondern ist irritiert bei Veränderungen seiner Körperlage.

10. Das Kind verharrt in derselben Körperhaltung in der es hingelegt oder hingesetzt wird.

11. Die Körperhaltung sieht schief aus, asymmetrisch.

12. Die Körperbewegungen sind nicht seitengleich, sondern

asymmetrisch.

13. Der Säugling strampelt wenig und stemmt die Fersen nicht auf.

14. Die Bauchlage wird nicht toleriert.

15. Der Blickkontakt wird trotz liebevoller Zuwendung nicht erwidert.

15. Die Augen schielen und sind irritiert bei bewegten Dingen.

16. Kopf und Blick werden interessanten Dingen nicht zugewendet.

17. Das Baby beobachtet wenig die Umgebung.

18. Das Kind reagiert auf Sinneseindrücke wie Berührung, bekannte Geräusche und Ansprache nur schwach oder übermäßig mit Unruhe.

19. Die Schmerz- und Temperaturempfindung ist hoch oder auffallend vermindert. Das Kind ist kaum schmerzempfindlich und verträgt Eiskaltes.

20. Die Äußerung von Wohl- und Missempfindungen und von Bedürfnissen ist nicht eindeutig erkennbar.

21. Das Schreien ist schwach und leise oder auffallend schrill.

22. Das Kind ist hoch erregbar und lässt sich schwer beruhigen.

23. Der Schlaf- und Wachrhythmus ist unregelmäßig und störanfällig.

Oftmals sind die frühen Probleme von Säuglingen mit Muskelhypotonie derart komplex, dass auch für Fachleute Fragen offen bleiben. Mehrere Symptome, die sich puzzleartig ergänzen, können auf das Störungsbild der Muskelhypotonie hin lenken. Sichere Erkenntnis gewinnt man erst während einer längeren Beobachtungszeit. Der Muskeltonus ist tageszeitlichen Schwankungen ausgesetzt und von der Wachheit und Befindlichkeit des Kindes abhängig. Manche Eltern probieren verschiedene Ratschläge aus, ohne dass sich die Situation des Kindes wesentlich verbessert. Solange sich ein kleines Kind „haltlos“ fühlt, ist es schwer zu beruhigen. Enge Lagerung, festes Wickeln und Einpucken vermitteln Sicherheit.

3. Die frühe Entwicklung der Körperhaltung

Im Mutterleib erproben Ungeborene im engen Gebärmutterraum koordinierte Bewegungen. Sie tasten mit Händen und Füßen, stecken Finger in den Mund, stoßen sich mit den Füßen ab, vollführen Drehkapriolen, machen Kopfstand und ergreifen die Nabelschnur. Nach der Geburt geht diese Begrenzung verloren, die vielfältige sensomotorische Erfahrungen im Mutterleib ermöglicht. Neugeborene fühlen sich haltlos und suchen Nähe. Sie müssen die vermissten vorgeburtlichen Fähigkeiten erst mühsam wieder erwerben. Unter den veränderten Schwerkraftverhältnissen außerhalb des Fruchtwassers bringen Neugeborene nur noch selten die Hände zum Mund. Die symmetrische Haltung, in einer Mittelstellung bleiben, gelingt nicht, wenn der Kopf zur Seite verrutscht.

Ein angeborenes Programm von posturalen Reaktionen bringt die Entwicklung voran. Körpereigene Stellreaktionen sorgen in den ersten Lebensmonaten für Stabilität und Symmetrie. Sie regulieren ohne willentliche Anstrengung die Kopf- und die Körperhaltung, so wie die Stellung der Gliedmaßen. Ein Säugling lässt sich beim Tragen kaum aus seiner Mitte bringen. Bei jeder kleinen Verschiebung stimmen sich die Halsmuskulatur, Schulter- und Beckengürtel unbewusst miteinander ab. Der Muskeltonus wird so fein reguliert, dass die Haltung bei jeder Lageveränderung bewahrt bleibt.

Die frühe Haltungsbewahrung und Anpassung unter dem Einfluss der Stellreaktionen ist bei Muskelhypotonie verzögert und vermindert.

Mit stabiler Körperhaltung ist das Erforschen des eigenen Körpers und der Umgebung erst möglich. Instabilität wirkt sich auf den psychischen Antrieb, auf die Wachheit der Sinne und auf das Bewegungsverhalten aus. Deshalb kommt es bei Säuglingen mit Muskelhypotonie bereits früh zu sensomotorischen Defiziten. Die Entwicklungsverzögerung kann sich auf die

Gesamtheit oder auf Teile des kindlichen Explorationsverhaltens beziehen, wobei die Intelligenz nicht mit betroffen sein muss.

3.1. Der erste Meilenstein: sichere Rückenlage

Säuglinge ohne Entwicklungsverzögerung beginnen von Anfang an mit Versuchen, sich abzustützen und Halt zu finden. Sie stemmen die Füße auf die Unterlage und gegen Widerstände. Die Rückenlage ist die erste Position, in der die Stabilisierung der Körperhaltung im dritten Monat gelingt. Die Hände werden in der Körpermitte zusammengeführt und vor dem Gesicht betrachtet, oder in den Mund gesteckt. Nach und nach ertasten Babys ihren Körper vom Bauch aus abwärts. In der Rückenlage wird gestillt, gewickelt und gebadet. Säuglinge bevorzugen diese Haltung in den ersten Lebensmonaten. Sie genießen vielfältige Ansprache und lernen mit Blicken, Gesten und Lauten zu kommunizieren.

Im dritten Monat ist die Kopf- und Körperhaltung in Rückenlage stabil und symmetrisch. Die Haltungskontrolle in dieser Position ist erworben. Das Baby kann die Beine durch den Einsatz der Bauchmuskeln bis 90 Grad gegen die Schwerkraft anheben und gebeugt halten, wobei das Becken noch aufliegt. Die Füßchen kommen in der Luft in Kontakt mit den Fersen. In der Rückenlage beginnt die Drehung zu den Seiten ohne zu kippen. Säuglinge lernen im Verlauf mehrerer Monate sich langsam auf den Bauch zu drehen und wieder zurück in die beliebte Rückenlage.

3.2. Rückenlage bei Muskelhypotonie

Die Beobachtung von Säuglingen in Rückenlage trägt früh und sicher zum Erkennen von Muskelhypotonie bei. Da die Beugehaltung bei gesunden Neugeborenen überwiegt, fällt sogleich auf, wenn Kinder „gestreckt“ daliegen. Hypotone Säuglinge schaffen es nicht, den Kopf in der Mitte zu halten. Sie können nicht ausdauernd mit erhobenen Armen vor dem Gesicht spielen und schulen ihre Auge-Hand-Koordination nicht genügend. Sie heben nur die Unterarme an, wobei die Oberarme auf der Unterlage aufliegen. Das Spielen sieht wie Wedeln und Schlenkern aus, dabei werden Spielzeuge mit Schwung und Lärm bewegt. Manche Kinder verdrehen bei abgewinkelten Handgelenken eigenartig die Hände. Festhalten und Betrachten von Spielzeugen gelingt mit hypotoner Armmuskulatur nicht. Schnell fallen die Sachen aus den Kinderhänden wieder heraus. Manche Kinder begnügen sich notgedrungen auf das kurze Ergreifen und Fallen lassen von Dingen - ein Verhalten, das Fachleute als „stereotyp“ werten.

Wenn der Kopf nicht in der Mitte gehalten werden kann, liegt er überstreckt und zur Seite gewendet auf der Unterlage. Die Beine können nicht frei angehoben und nicht in 90 Grad Beugung gehalten werden. Solche Kinder stoßen nicht mit den Fersen, man spürt keinen natürlichen Widerstand. Die Füße können sich nicht berühren, weil die Beine von den Hüften ausgehend auseinander fallen. Die Inaktivität der Füße fällt vor dem sechsten Monat auf: die Fersen stemmen nicht und die Zehen tasten nicht.

Symptome von Muskelhypotonie in Rückenlage:

- Eine symmetrische Körperhaltung kann ab dem 3. Monat nicht eingehalten werden.
- Die Arme werden nicht zur Mitte gebracht und nicht vor dem Gesicht betrachtet.
- Die Oberarme liegen auf der Unterlage, die Unterarme sind angewinkelt.
- Spielzeug wird nicht festgehalten, sondern fällt aus den Händen heraus.
- Das Kind hilft beim Hochziehen nicht mit:
- Der Kopf hängt auch nach dem 6. Monat noch nach hinten.
- Die Arme sind beim Hochnehmen nicht gebeugt, sondern gestreckt.
- Die Beine liegen gestreckt auf,
- oder weit auseinander in Froschhaltung.
- Die Füße berühren sich nicht, kein Fuß-Fuß-Kontakt.

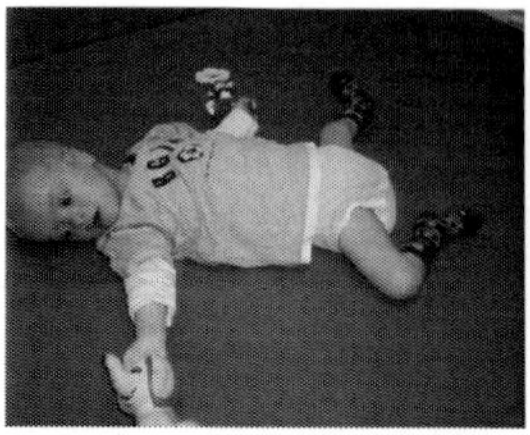
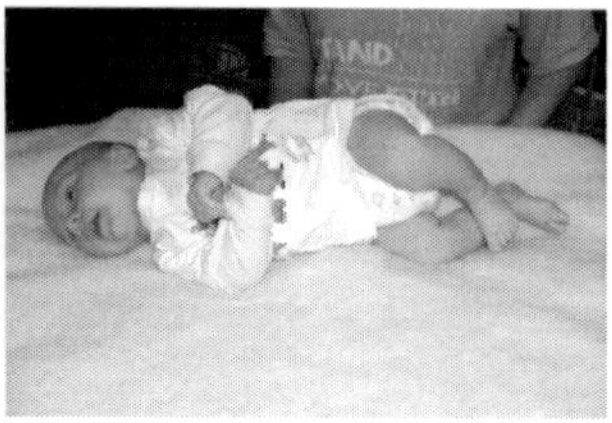
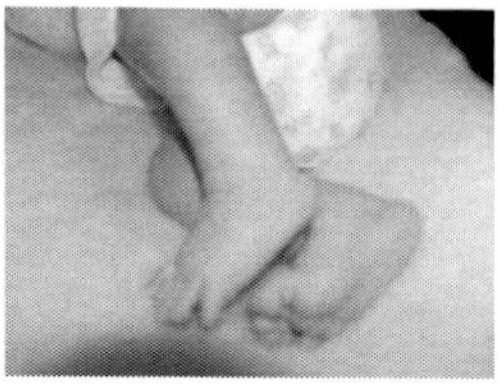

Links: Auseinander fallende Gliedmaßen bei einem 15monatigen Jungen mit Down Syndrom; Mitte: Fuß-Bein-Berührung beim Säugling in der 9. Woche.
Rechts: Tastende, bewegliche Zehen mit Spreizung, 9. Woche.

Rückenlage bei Frühgeborenen

Frühgeborene weisen ähnlich wie hypotone Babys zuviel Körperstreckung in Rückenlage auf. Bei reif Geborenen überwiegt die Beugehaltung, die Streckung ist eingeschränkt. Die Ausreifung im enger werdenden Mutterleib führt zu intensiver Beugung verbunden mit Körperwahrnehmung, vor allem Hand-Mund-Kontakt. Diese sensomotorischen Erfahrungen werden bei einer Frühgeburt unterbrochen. Die Berührung des eigenen Körpers, mit denen sich Ungeborene in der Enge des Mutterleibes wahrnehmen, sind bei vorzeitigen Geburten unausgereift.

Wenn ein früh geborenes Kind ohne Lagerung auf dem Rücken liegt, fällt der Kopf zur Seite und verstärkt damit die asymmetrische Haltung. Bei den schwachen Versuchen, sich zu bewegen, überstreckt sich der Kopf und bohrt sich nach hinten. Folglich streckt sich auch der Rücken und schmiegt sich nicht mehr an die Unterlage an. Damit verkleinert sich die Auflagefläche des Rumpfes. Die ohnehin hypotone Haltung wird noch haltloser. Das Frühgeborene findet seine Mitte nicht und kann sich selbst nicht durch Nuckeln an den Fingern beruhigen. Die Arme liegen seitlich ohne Hand-Mund-Kontakt auf der Unterlage. Die Arm- und Beinbewegungen wirken ausfahrend und verstärken die asymmetrische Rückenlage.

3.3. Lagerung bei Muskelhypotonie und Frühgeburt

Wenn Frühgeborene in einer kleinen Mulde gelagert werden, finden sie den verlorenen gegangenen Halt und nehmen ihren Körper besser wahr. Die Mulde darf so eng und tief sein, dass der Kopf oben und das Gesäß unten mit den Sitzbeinhöckern an eine ringförmige Begrenzung stoßen. Die Beine sollen körpernah locker gebeugt sein. Die Füße benötigen einen Widerstand zum Abstoßen, ähnlich den Verhältnissen im Mutterleib.

Diese Lagerung ist sinnvoll für Frühgeborene und für Säuglinge und Kleinkinder mit Muskelhypotonie. Je größer das Kind ist, desto fester und fülliger muss das Lagerungsmaterial sein. Man kann Hörnchenkissen und prall gefüllte Stillkissen für Säuglinge verwenden. Selbst genähte, der Körpergröße angepasste Kissenschläuche lassen sich fest mit Stoffflicken füllen, die nicht verrutschen. Von Styroporfüllungen für Stoffschläuche ist abzuraten. Beim Abrieb der Kügelchen entsteht Feinstaub, der die Atmung belastet.

Die Lagerung soll dem hypotonen Kind ermöglichen, Arme und Beine zur Körpermitte, vor das Gesicht und zum Mund zu bringen. Die Aufrichtung des Kopfes darf mit einer kleinen, stabilen Erhöhung, die das Kinn Richtung Brust lagert, unterstützt werden. Auf diese Weise kann das Kind seine Beine mit den Händen ertasten und lernen, die Füße dem Gesicht anzunähern. Das natürliche Abstützen, Stemmen und Stoßen mit den Füßen soll durch halbfeste Widerstände ermöglicht werden. Weiche Kissen scheiden zum Lagern aus.

Für größere Kinder eignet sich die Lagerung in gebeugter Haltung in einer den Körper eng umschließenden Hängematte oder einem Hängesack. Für Frühgeborene ist die Hängematte unverzichtbar, sozusagen als Ersatz für die verlorene Geborgenheit im Mutterleib. Die Hängematte schützt ähnlich wie das Tragetuch vor Reizüberflutung durch die Außenwelt. Unreif Geborenen fehlt die Abdämpfung von Sinneseindrücken durch die Bauchdecke der Mutter. Ihre visuelle und akustische Wahrnehmung ist ohne ausreichende Filterung in die räumliche Umgebung ausgerichtet. Diese frühe Überstimulierung der in die Ferne ausgerichteten akustischen und visuellen Sinne beunruhigt das kleine Kind. Eine enge Hängematte vermittelt Körperwahrnehmung und schirmt vor überflüssigen Sinneseindrücken ab.

Die Schwingung von Hängematten beruhigt und regt gleichzeitig an. Für Säuglinge und sehr kleine Kinder besteht die Möglichkeit, ihr Tragekörbchen aufzuhängen. Man kann das Körbchen zur Sicherheit des Babys mit einem Hängenetz umgeben. Eine besondere Aufhängung mit Federzug bietet die Säuglingswiege „Lullababy". Dabei wird der Babykorb sicher von einem Netz umgeben. Eine Federung nimmt jede kleine Bewegung des Säuglings auf und verursacht wohltuende Schwingungen im nachempfundenen Rhythmus der Herzschläge von Mutter und Ungeborenem. Die Babywiege stimuliert Bewegungs- und Gleichgewichtswahrnehmungen von früh geborenen und antriebsschwachen Säuglingen.

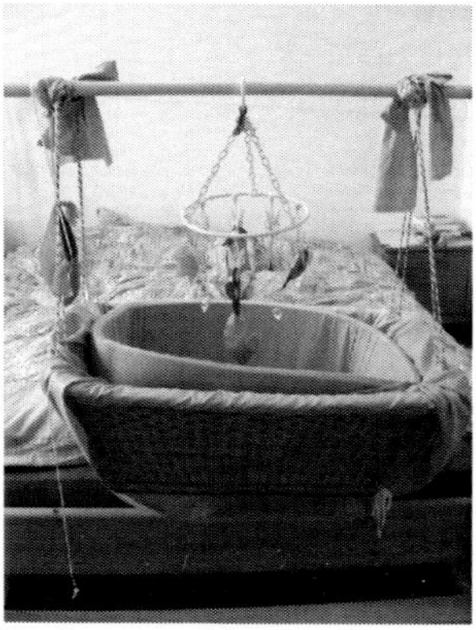

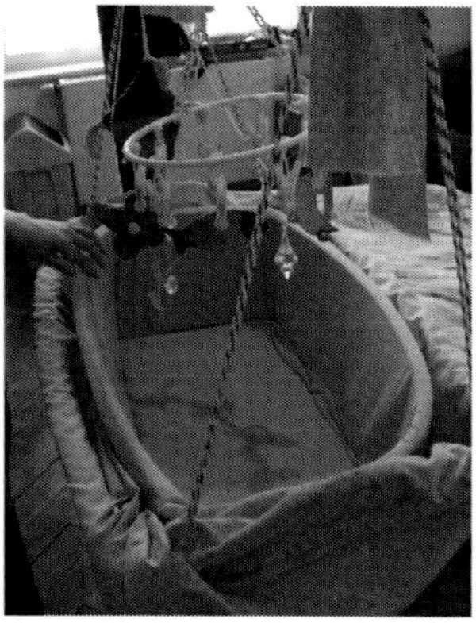

Großmutters Waschkorb wurde mit einem Bierbankpolster ausgekleidet und zur Wiege umfunktioniert. Diese Babywiege hängt an einem fahrbaren Kleiderständer am Fußende des Ehebettes. Die Eltern können sie vom Bett aus mit einer Zugleine in zwei Richtungen, seitwärts und linear, bewegen und ihr Kind nachts jederzeit beruhigen.

3.4. Mithelfen beim Hochnehmen - der Traktionsversuch

Zieht man einen Säugling in den ersten zwei Monaten an den Händen aus der Rückenlage hoch, so bleiben die Arme in Beugestellung. Beim Kind mit Muskelhypotonie sind die Arme beim Traktionsversuch gestreckt, und der Kopf fällt weit nach hinten. Im zweiten Monat nimmt das gesunde Baby den Kopf der Bewegung nach oben folgend schon mit und balanciert ihn beim gehaltenen Sitzen noch wackelig aus.

Mit sechs Monaten wird der Kopf beim Hochziehen in einer Achse mit dem Rumpf gehalten, zu mindestens ab 45 Grad des Aufrichtens. Der gesamte Körper kommt und bleibt in koordinierter Beugung von Kopf, Rumpf, Armen und Beinen. Die Eltern spüren, dass ihr Baby beim Aufrichten mithilft. Diese Muskelspannung bleibt beim Tragen erhalten. Die bauchseitige (ventrale) Muskelstabilisierung wird vor dem Sitzen erworben. Die Sitzbalance ist mit einem halben Jahr noch nicht ausreichend, um selbstständig zu sitzen.

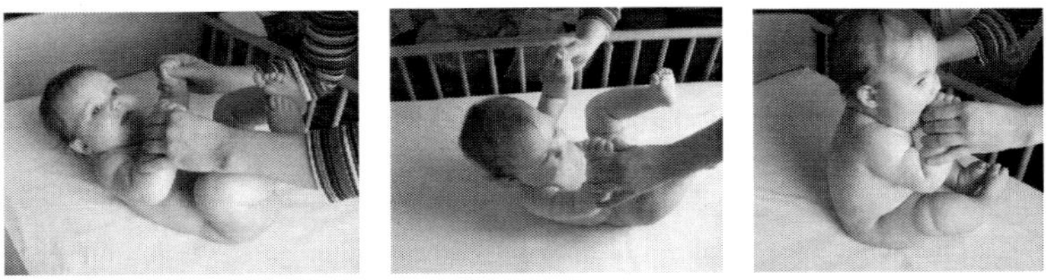

Ein 6monatiger Säugling ohne Muskelhypotonie wird hoch gezogen und behält die koordinierte Beugung von Armen, Hals, Rumpf und Beinen während der Traktion bei.

4. Handling instabiler Kinder

Der Begriff Handling ist aus dem Bobath Konzept entliehen. Das Ehepaar Bobath, die Physiotherapeutin Berta Bobath und der Arzt Karel Bobath, begründeten vor etwa 50 Jahren die Muskeltonus regulierende Betreuung von Menschen mit Handicap. Beim Getragen, Gehalten, Bewegt und Geführt werden sollen alle Betreuer korrigierend und stimulierend auf Körperhaltung und Bewegung einwirken. Das Handling umfasst alle Tätigkeiten und Verrichtungen des Alltags, Essen und Spielen, Körperpflege und Schlafen, Tragen und Transport.

Säuglinge und Kinder mit Muskelhypotonie brauchen Hilfestellung beim Herausnehmen aus dem Bett oder Kinderwagen. Man muss die Kopf- und Rumpfhaltung mit leichter Beugung nach vorn unterstützen und darauf achten, dass der Kopf nicht nach hinten absinkt.

Beim Hochnehmen, Tragen, auf dem Schoß sitzen, Essen oder Spielen ist es für hypotone Kinder wichtig, dass ihr Körper in symmetrischer Haltung Stabilität findet. Wenn die Sitz- oder Liegefläche zu geräumig ist, fühlen sich Kinder mit Muskelhypotonie nicht wohl. Im Kinderwagen oder auf dem

Holzstühlchen bringen kleine feste Polster Halt. Vor allem brauchen die Füße Berührungskontakt mit einem festen Grund, Fußboden-Kontakt. Ein ausreichend großes Fußbrett in der Kinderkarre ist unerlässlich.

Beim Handling auf dem Schoß setzen die Eltern ihren Körper als stimulierende und Halt gebende Begrenzung ein. Die Eigenbewegungen des Kindes kann man auf intuitive Weise durch federndes Mitwippen unterstützen. Je mehr hypotone Kinder selbst körperlichen Halt erfahren, desto mutiger sind sie beim Ausprobieren eigener Bewegungen.

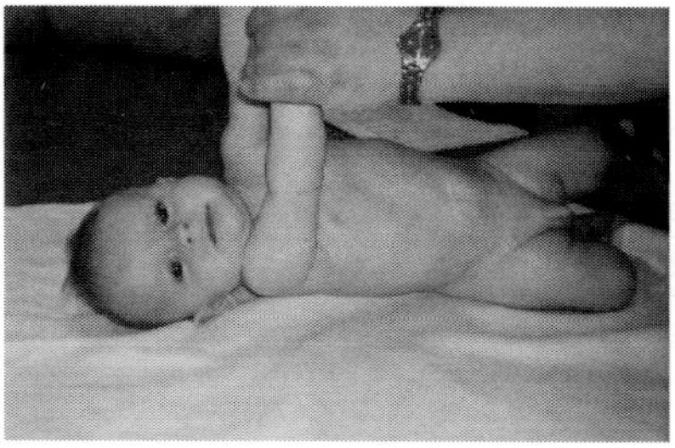
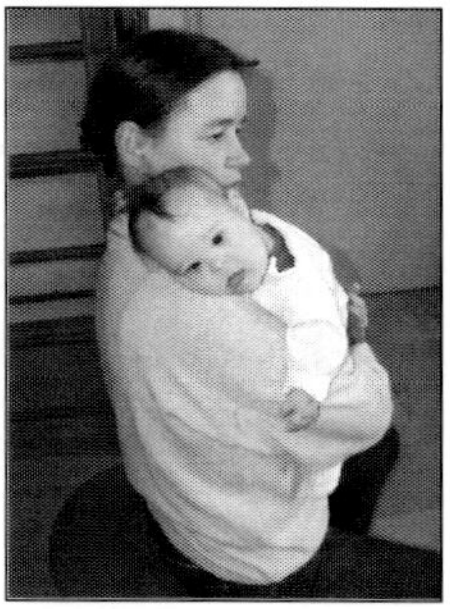
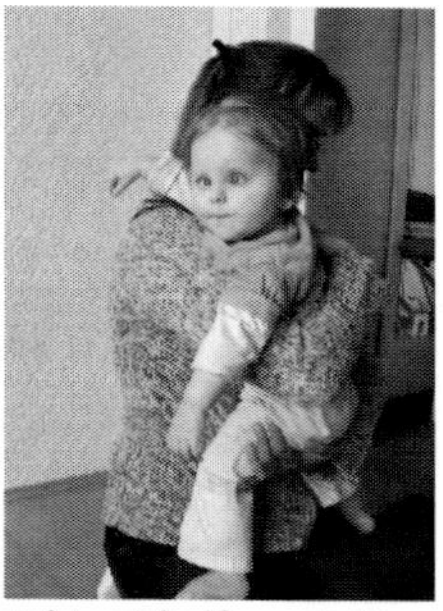

Der 6monatige Säugling (links) kann beim Versuch des Hochziehens nicht mithelfen, nicht den Kopf anheben, nicht Rumpf und Arme beugen. Er kippt aus der Mittelstellung zur Seite. Beim Tragen benötigt das 7monatige Kind (Mitte) mit Down Syndrom vollständigen Halt. Es kann den Kopf auch in der senkrechten Position nicht ausbalancieren. Das Kleinkind mit Epilepsie (rechts) kann sich beim Tragen am Körper der Mutter nicht festhalten. Arme und Beine sind gestreckt. Die Hand der Mutter gibt Halt unter den Sitzbeinhöckern.

4.1. Fehlerhaftes Hochnehmen

Manchmal passiert es, dass Eltern oder Betreuer ein unsicheres, entwicklungsverzögertes Kind an den Händen ziehen und es ohne weitere Unterstützung aus der Rückenlage zum Sitzen und auch bis in den Stand hochreißen. Bei diesem unvorsichtigen Aufnehmen sind die Arme des Kindes durchgestreckt und die Schultern weit nach vorne gezogen. Während des Ziehens können muskulär hypotone Kinder keine Gegenspannung aufbauen. Der Rumpf ist nicht angebeugt, sondern gerade oder bogenförmig mit hängendem Kopf nach hinten überstreckt. Die Beine werden nicht angehoben, sondern bleiben auf der Unterlage liegen, oftmals weit auseinander gefallen in Froschhaltung.

Das linke Bild im vorhergehenden Kapitel gibt einen Eindruck über das ungünstige Ziehen an gestreckten Armen bei gestrecktem Rumpf.

4.2. Gefahren bei schnellem Hochziehen

Wenn man ein hypotones Kind heftig und ruckartig an den Armen hochzieht, geraten die Schultergelenke in Gefahr, vorüber gehend ausgehebelt, luxiert, zu werden. Im Volksmund nennt man es Arme auskugeln. Einige Kinder verzerren das Gesicht oder weinen verstört auf, wenn sie unvorbereitet empor gezogen werden. Reißender Zug an den Armen kann hypotone Muskulatur so destabilisieren, dass die Oberarmknochen sich nicht genügend im Schultergelenk zentrieren können.

Wenn Gelenkschädigung droht oder Schmerzen bereitet, nimmt man unwillkürlich eine Schonhaltung mit nach innen gedrehten Schulterkugeln ein. Diese Innenrotation lässt die Arme kürzer aussehen und vermindert die Beweglichkeit. Vor allem die Drehfähigkeit der Unterarme, die Pro- und Supination, verringert sich. Mangelnde Hand- und Armbeweglichkeit äußert sich bei Kindern beim ungeschickten Umgang mit Essbesteck. Was heutzutage als Blockierungen diagnostiziert wird, ist in Verbindung mit Muskelhypotonie meist ein Mechanismus des Körpers zum Schutz der überdehnbaren Gelenke.

Bei den beliebten Fliegerspielen im Kleinkindalter ist besondere Vorsicht geboten. Kinder mit Muskelhypotonie dürfen nicht an den Armen hängend durch die Luft gewirbelt werden. Mit Unterstützung am Rumpf darf das „Engelein fliegen".

Das „Schubkarre machen", das viele Eltern aus ihrer eigenen Kindheit kennen, ist keine gute Wahl für muskulär hypotone Kinder. Dabei besteht Gefährdung durch Überdehnung der Ellenbogen und Stauchungsgefahr der Armgelenke. Bis die Gelenke Schubkarre oder Liegestütze ohne Überbelastung aushalten, ist ausdauernder Muskelaufbau erforderlich.

4.3. Unterstützendes Hochnehmen

Bevor die Eltern das hypotone Kind aus dem Bett, vom Wickeltisch oder Kinderwagen hochnehmen, sollten sie die auseinandergefallenen Gliedmaßen zur Körpermitte führen und für die Füße ein Widerlager bilden. In Rückenlage stellt man die Beine des Kindes gebeugt - wie ein Hausdach - auf und gibt wippend Druck von den Oberschenkeln aus in Richtung der Füße. Dieser feste Druck bereitet den Muskeltonus auf die Aufrichtung vor. Das Kind darf beim Aufrichten durch Einstemmen seiner Fersen gegen die Unterlage mithelfen. Der Druck auf die Fersen wirkt stimulierend auf die gesamte Muskulatur, sodass es dem Kind leichter fällt, Kopf und Körper beim Hochnehmen zu beugen.

Wenn die Beine aufgestellt sind und der Muskeltonus vorbereitet ist, umfassen die Eltern breitflächig den Rumpf seitlich am Oberkörper. Sie achten darauf, dass die Schultern und Arme vorne sind und dem Kind aktives Festhalten erlauben. Der Kopf muss vor dem Hochnehmen in eine leichte Beugung gebracht werden und darf nicht zurückfallen. Vom Rumpf aus heben die Eltern ihr Kind langsam aus der Rückenlage empor, so dass der kleine Kopf sich den höheren Positionen anpassen kann.

Variation: Mit einer Hand und Arm stabilisieren die Eltern den oberen Rumpf des Kindes. Die andere Hand legen sie wie eine Sitzfläche unter das Gesäß und geben dem Becken mit einer kleinen Kippbewegung einen Impuls nach vorne für die Vorbereitung zum Sitzen. Das Hochheben des Kindes auf der Handfläche kostet viel Kraft und ist eher Vätern zu empfehlen. Naturvölker stimulieren beim traditionellen Tragen mit vibratorische Berührung die Sitzbeine ihrer Säuglinge unter dem Gesäß.

Beim Hochnehmen, Tragen, Halten und Ausfahren von Kindern mit Muskelhypotonie müssen Eltern und Betreuer auf eine symmetrische Haltung von Kopf und Rumpf und auf besonderen Gelenkschutz der Gliedmaßen achten.

4.4. Handling bei der Körperpflege

Kleine Rituale, die den Muskeltonus stimulieren, lassen sich spielerisch in die tägliche Körperpflege einbeziehen. Waschen und festes Abreiben mit einem Waschlappen und Abtrocknen mit nicht zu weichen Tüchern vitalisiert die gesamte Muskulatur. Nach dem Waschen und Baden wird das hypotone Kind eng in zwei Handtücher eingewickelt und spürt eine Weile festen Halt.

Beim Wechseln der Windeln sind die Hüftgelenke frei beweglich. Diese Situation können Eltern mehrmals täglich nutzen. Die Beine des Kindes werden mit elterlicher Hilfe etwa 90 Grad gebeugt und festgehalten, um das Absinken zu verhindern. Nun kann das liegende Kind seine Füße in den Blick nehmen und Berührungsspiele genießen - visumotorische Erfahrungen, die Säuglinge ohne Entwicklungsstörungen selbsttätig machen.

Die Eltern reiben die Fersen und die Innenseiten der Kinderfüße, sowie die Großzehenballen kräftig gegeneinander. Die Zehen werden beugend und streckend auf und ab bewegt. Beim Zehenspreizen kann man mit einem Bändchen den empfindlichen Zehenzwischenraum stimulieren. Fußwahrnehmung sensibilisiert und weckt die Körpersinne von unten nach oben. Jeder kennt dieses wohlige Kribbeln, wenn die Fußzehen liebkost werden.

Auf natürliche Weise baut sich der Muskeltonus durch die Wahrnehmung von Widerständen auf. Mit geführten Beinbewegungen in der oben genannten Beugehaltung lässt man das Kind gegen den Oberkörper der Eltern stoßen. Diese Bewegung machen gesunde Babys von sich aus gern und häufig. Sie suchen Widerstand mit den Füßen und lernen spielerisch beim Stoßen, die Beine gegen die Schwerkraft in der Luft zu halten. Kinder mit hypotoner Muskulatur müssen zu natürlichen Körperwahrnehmungen hingeführt werden. Die Eltern halten die Beine ihres Kindes in 90-Grad-Beugung mit wippendem Druck gegen ihren Körper. Es kann Monate dauern, bis Kinder mit Muskelhypotonie selbst aktiv zu ausdauernden Fußspielen in der Lage sind.

Diese kleinen, gut in den Alltag integrierbaren Übungen helfen, ungeschicktes Gehen und Stolpern auf unebenen Böden zu verhindern. Auf

Stufen und Podeste steigen, sowie Klettern gelingt eher, wenn das kleine Kind lernt, die Beine in Rückenlage gegen die Schwerkraft zu stabilisieren. Falls Kinder mit Muskelhypotonie bereits tollpatschig gehen, verbessern Fußübungen in Rückenlage nachträglich die Sicherheit beim Gehen. Auch ältere Kinder, die sich zu schnell, unruhig und unvorsichtig bewegen dürfen „Fahrradfahren“, „Klammeraffe“ und „Klappkerze“ in der Rückenlage“ einüben.

5. In Bauchlage im Gleichgewicht

Neugeborene können in Bauchlage den Kopf kurz gegen die Schwerkraft anheben und zur Seite ablegen. Wenn sich ihre Hände auf der Unterlage dem Gesicht nähern, saugen sie daran. Der Hand-Mund-Kontakt gelingt Neugeborenen in der Bauchlage eher wie auf dem Rücken, weil das Anheben der Arme entfällt. Viele Säuglinge fühlen sich auf dem Bauch liegend wohl, weil sie ihren Körper und auch das Gesicht spüren. Die Arme und Beine strampeln nicht im Leeren wie beim Liegen auf dem Rücken, sondern ertasten den Stoff der Unterlage. Finger und Zehen öffnen und schließen sich - ähnlich wie im Mutterleib.

Im dritten Lebensmonat nimmt die Körperkraft so weit zu, dass der Kopf in der Bauchlage bis 45 Grad angehoben und in der Mitte gehalten wird. Der Kopf stellt sich symmetrisch ein, so dass man zwischen Lippenspalte und Auflage parallele Linien ziehen könnte, auch wenn das Baby zur Seite schaut. Im vierten Monat beträgt die Aufrichtung von Kopf und Oberkörper bereits bis zu 90 Grad.

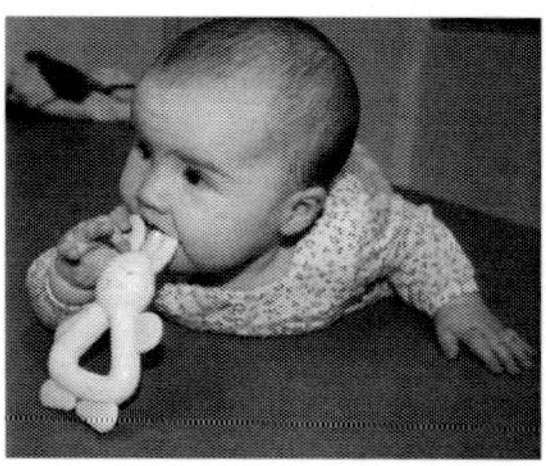

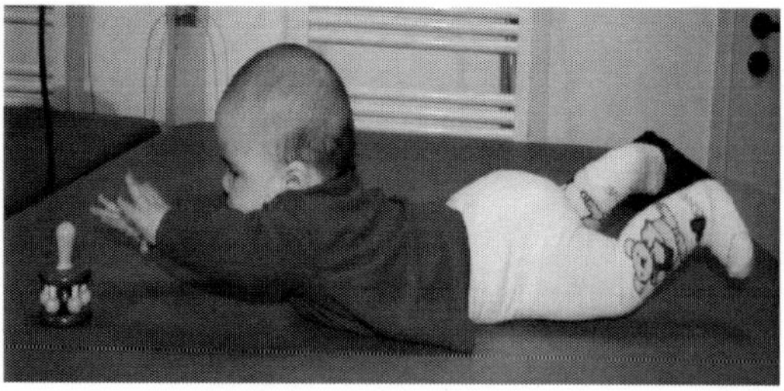

Bauchlage im fünften Monat mit Greifen und Stützen auf einen Arm. Im rechten Bild sind sogenannte Schwimmbewegungen zu sehen bei vollständiger Streckung mit wenig Auflagefläche des Körpers im Beckenbereich.

Hypotone Kinder heben den Kopf nur wenige Zentimeter mühsam hoch. Sie vermeiden die Bauchlage von Anfang an. Sie spielen nicht in dieser Position, denn ihre Rumpf- und Schultermuskulatur ist zu schwach, so dass die Arme nicht zum Greifen frei werden. Oftmals sind die Ellenbogen unter dem Brustkorb eingeklemmt oder liegen gestreckt auf. Wenn sich der Säugling in der Bauchlage unglücklich fühlt, gehen viele Eltern darauf ein und geben dem Quengeln nach. Mit ständiger Rückenlage ist Kindern mit Muskelhypotonie jedoch nicht geholfen. Hypotone Kinder sind zufrieden zu stellen, wenn sie in Bauchlage etwas Interessantes sehen dürfen. Man kann sie auf einem Keil oder Stillschlauch mit dem Kopf erhöht lagern und für Raumübersicht auf einer Bank oder einem Tisch sorgen.

Die meisten Säuglinge gelangen ab dem sechsten Monat eigenständig vom Rücken über die Seite auf den Bauch und wieder zurück. Sie lieben es, herum zu kullern. Es bereitet ihnen keine Mühe, den schweren Kopf beim Lagewechsel beständig anzuheben. Sie halten in der Seitenlage inne und spielen dabei mit ihrem Gleichgewicht. Wie kleine Gartenzwerge verweilen sie auf ihrer Körperseite, schauen sich um und betasten die Unterlage bevor sie langsam, ohne zu kippen, auf dem Bauch landen.

Einige Kinder mit Muskelhypotonie lernen verspätet, sich vom Rücken auf den Bauch zu drehen, tun dies jedoch schnell und ruckartig. Sie verharren ungern in der Seitenlage und spielen nicht in dieser Position. Ihre Halsmuskulatur ist zu schwach, der Kopf sinkt nach unten oder hinten ab. Die meisten muskulär hypotonen Kinder vermeiden die Bauchlage. Dazu fehlen ihnen wichtige Voraussetzungen, wie die Stabilisierung der Hals-, Rumpf- und Schultermuskulatur und das Abstützen auf Hände und Füße.

Beim Liegen auf dem Bauch ertasten Säuglinge ohne Entwicklungsprobleme die Umgebung. Bald darauf greifen sie nach Spielzeug. Dabei wird das Gewicht auf eine Körperseite verlagert - eine wichtige und frühe Erfahrung von Balance. Stell- und Gleichgewichtsreaktionen von Rumpf, Armen und Beinen werden besonders in der Bauchlage aktiviert und bereiten die aufrechte Haltung vor. Das ausdauernde Stützen auf die Arme kräftigt die Hände und die gesamte Armmuskulatur. Wenn ein Baby sich vorübergehend auf einen Arm stützt, um mit der freien Hand zu spielen, schult es sein Gleichgewicht. Die Blickwinkel erweitern sich und variieren zwischen oben, unten und seitlich. Augenmotorik und Gleichgewichtsreaktionen stellen sich aufeinander ein, wenn das Kind sich nach Dingen ausstreckt und diese heranholt.

Die Bauchlage ist ein wichtiger Entwicklungsbaustein auf dem Weg zur Vertikalisierung. Für Kinder mit Muskelhypotonie ist sie unerlässlich zur Stabilisierung der Schulter-, Arm-, Hand-, Nacken- und Rückenmuskulatur.

Frühgeborene und Kinder, die wenig Zeit auf dem Bauch verbringen und sich vorschnell in den Stand aufrichten, werden möglicherweise visuell und akustisch überstimuliert. Wenn die Sinne sich vorwiegend in die Ferne ausrichten, kommt es zur Vernachlässigung ruhiger Körperwahrnehmung. Senkrechtstarter sehen und hören vieles in der Umgebung, was sie noch nicht tastend greifen und begreifen können. Diese vorzeitige Reizoffenheit begünstigt motorisch unruhiges und hyperaktives Verhalten im weiteren Verlauf der Kindesentwicklung.

5.1. Erkennen von Muskelhypotonie in Bauchlage

Muskulär instabile Säuglinge und Kinder wollen nicht auf dem Bauch liegen. Wenn man sie in diese Position bringt, lässt sich der Muskeltonus an einigen Kriterien einschätzen:

- Der Kopf wird nur gering und kurzzeitig von der Unterlage angehoben.
- Manchmal wird er ruckartig nach oben gebracht und mit Überstreckung zum Rücken hin (dorsal) aufrecht gehalten (Reklinationshaltung).
- Die Arme sind unbeweglich unter dem Brustkorb eingeklemmt,
- oder breitbasig gestreckt neben dem Körper abgelegt.
- Ein Spielzeug kann nicht ergriffen werden.
- Beim Versuch sich auf einen Ellenbogen zu stützen, kippt das Kind zur Seite.
- Die Balance in der Bauchlage ist wegen der mangelnden Rumpfstabilität nicht ausreichend.
- Die Kinder liegen unbeweglich ohne Körperspannung auf dem Bauch, wobei der Rumpf sich kaum von der Unterlage abhebt.
- Eine flexible Körperstreckung mit seiltlichen Wendungen bleibt aus.

- Bei passiver Kippung zur Seite stellt sich keine Ausgleichsbewegung ein. Die „mondförmige“ Rumpfanpassung fehlt (Lateralflexion).
- Der Kopf sinkt zwischen den Schultern ab und hängt nach unten.
- Freie Bewegungen zu beiden Seiten, um die Umgebung zu betrachten, sind bei der abgesunkenen oder überstreckten Kopfhaltung eingeschränkt.
- Das Einstellen und lockere Halten des Kopfes in der Körpermitte fehlt.
- Der Augenausdruck wirkt nicht wach und lebhaft, sondern ist eher starr, ebenso die Mimik.
- Beim Zurückdrehen von der Bauchlage in die Rückenlage überstreckt sich der Kopf meist nach hinten, so dass die freie Rotation blockiert ist.

Eltern und Berater können spätestens beim sechs Monate alten Säugling muskuläre Abweichungen erkennen. Auffällig ist die mangelnde Aufrichtung vom Kopf und Oberkörper in der Bauchlage. Die Körperstreckung in der Bauchlage ist bei Muskelhypotonie immer eingeschränkt. Die betroffenen Kinder vermeiden diese Lage. Wenn man sie auf den Bauch legt, kippen sie sich mit Schwung, gestreckten Beinen und überstrecktem Kopf auf den Rücken zurück.

Auf dem Bauch liegen hypotone Kinder unstabil. Es fehlt die Kraft zum Aufrichten und Abstützen. Viele Kinder strecken die Arme zu weit nach vorne. Andere klemmen sie unter dem Oberkörper ein, und bringen sie nicht mehr unter dem Rumpf hervor, weil ihnen die Gewichtsverlagerung zum Beckengürtel hin fehlt. Ohne mithelfende Armbewegungen gelingt die Drehung nicht.

Muskulär hypotone Kinder platzieren bei Stützversuchen in Bauchlage die Arme zu weit seitlich und zu wenig vorne. Bei diesem breit basigen Unterarmstütz hängt der Kopf wie eingemauert zwischen dem Schultergürtel. Das Blickfeld ist eingeschränkt, die Kinder sehen weniger. Die Augen haften in Bodennähe, oder schauen angestrengt nach oben. Der Augenausdruck wirkt nicht lebendig und wach. Schnelle Augenbewegungen entwickeln sich nicht. Das starre Blickmuster mit tief liegenden, hohl wirkenden Augen passt nicht zu jungen Kindern. Wir finden es oft bei Muskelhypotonie.

Die visumotorische Koordination bleibt ohne ausreichende Kopf- und Körperdrehung unterentwickelt. Kinder mit vermindertem Bewegungsantrieb sehen und entdecken unter Umständen weniger wie andere. Wenn Eltern ihre Kleinen im Tragetuch oder Tragesack tragen, bedeutet das für die Blickwinkel vielfältige Perspektiven, mehr noch wie beim Ausfahren im Kinderwagen.

Die amerikanische Psychologin Jean Ayres untersuchte Schulkinder mit Lern- und Aufmerksamkeitsstörungen, und beobachtete, dass diese in der Bauchlage die „Streckstellung gegen die Schwerkraft" nicht einnehmen und nicht mindestens 10 Sekunden in koordinierter Körperstreckung verweilen konnten. Die Fähigkeit, Kopf, Schultern, Arme, Beine mitsamt Oberschenkeln vom Boden abzuheben erinnert an die Schwimmbewegungen von Säuglingen im 5. Monat. Kinder mit Muskelhypotonie „kleben" in der Bauchlage am Boden und heben die Arme und Beine nicht frei.

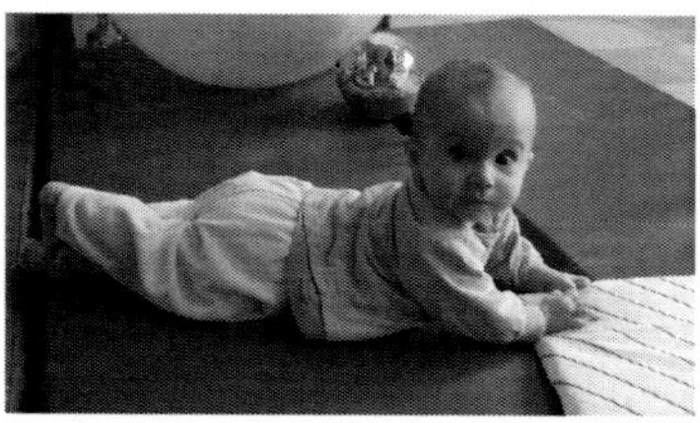
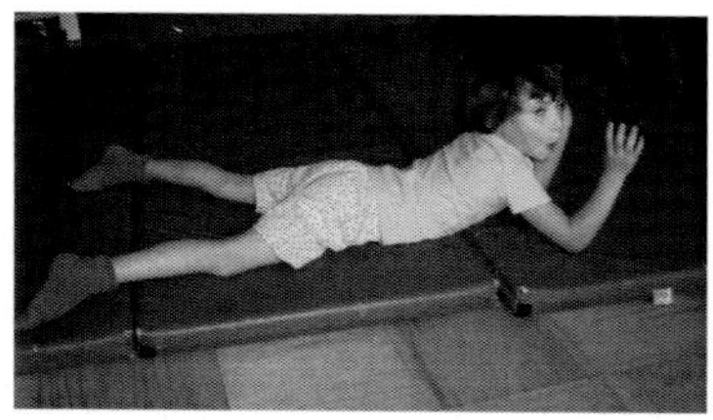

Links: Lockere Bauchlage eines 8monatigen Säuglings mit 90-Grad-Aufrichtung von Kopf und Oberkörper mit Auflagefläche im Beckenbereich. Der Blick ist wach, der Kopf seitlich gewendet. Rechts: Das früh geborene 5jährige Mädchen kann in der Bauchlage weder den Rumpf, noch die Arme und Beine gegen die Schwerkraft anheben. Die koordinierte Körperstreckung fehlt. Der gesamte Rumpf liegt auf der Unterlage. Augenbewegungen und psychomotorischer Antrieb sind eingeschränkt.

5.2. Spielen in Bauchlage - unverzichtbar zum Aufrichten

Hüftstreckung, kräftiger Armstütz, stabile Kopf- und Körperhaltung wird vor allem in der Bauchlage erworben. Kindern mit Muskelhypotonie und genetischen Syndromen, Frühgeborenen und Entwicklungsverzögerten muss diese Position zugemutet werden. Wenn Kinder nicht lernen, sich in der Bauchlage zu bewegen, bildet sich die Tragfähigkeit der Nacken- und Rückenmuskulatur nicht genügend aus. Bauchlage vermindert die Gefahr der Verkrümmung und Skoliose bei hypotoner Muskulatur.

Das Anheben der Arme in der Bauchlage, um etwas zu Greifen ist von großer Bedeutung für die Entwicklung der Armkraft und Handfunktion. Säuglinge erwerben Gleichgewichts- und Stützreaktionen, in dem sie sich wechselseitig auf einen Arm gestützt in der Bauchlage ausbalancieren. Das Gleichgewicht zum Sitzen und Gehen entwickelt sich nachrangig.

Bei hypotonen Kindern ist die Muskulatur des Schultergürtels in Verbindung mit den Rumpfmuskeln unterentwickelt. Der Oberkörper erscheint schmal mit nach vorne gezogenen Schultern und herab hängenden Armen. Die Schulterblätter sind ungenügend muskulär eingebettet, sie stehen nach hinten ab (Flügelschultern). Beim Greifen werden die Oberarme angewinkelt an den Körper gepresst (Henkelstellung). Die schlaffe Muskulatur des Schultergürtels erschwert feinmotorische Geschicklichkeit, ein sauberes Schriftbild und vermindert die Ausdauer bei Arbeiten, die mit Tragen, Heben und Halten verbunden sind.

**Armkraft hängt vom ausreichenden Stützen in der Säuglingsphase ab.
In der Bauchlage wird die Rumpf- und Halsmuskulatur auf höhere Positionen, auf Sitzen und Stehen, vorbereitet.**

Hypotone Säuglinge mögen die Bauchlage nicht, deshalb lässt man sie meist auf dem Rücken liegen und hilft ihnen beim Aufsetzen. Diese Kinder bleiben auf einem Fleck sitzen, weil sie nicht gelernt haben, ihren Körperschwerpunkt in Rücken- und Bauchlage zu verlagern, um ein Spielzeug zu greifen. Den Eltern fällt die Entwicklungsverzögerung auf, wenn ihr Kind weniger wie Gleichaltrige spielt und eher passiv dasitzt.

5.3. Checkpunkt für Therapeuten

In therapeutischen Praxen werden gelegentlich entwicklungsverzögerte Kinder im zweiten Lebensjahr vorgestellt, die bereits gehen können, jedoch die Bauchlage mit den Stützfunktionen ausgelassen haben. Viele dieser Kinder sind motorisch unruhig und weisen eine ungenügende Koordination zwischen Augen und Händen (visumotorische Koordination) auf. Ihre kurze Aufmerksamkeit ist auf flüchtige Entdeckungen beim Laufen gerichtet und fehlt zum ruhigen Spielen.

Das Auslassen der Bauchlage kann bei Kindern mit genetischen Syndromen und Herzfehlern besonders problematisch sein. Am Herzen operierte Kinder verbringen viel Zeit auf dem Rücken liegend. Kräftiges Abstützen in Bauchlage und Bewegungsübergänge zur Seitlage werden nicht geübt. Beim passiven Hinsetzen helfen diese Kinder nicht durch Abstützen auf dem Untergrund mit. Einige wedeln mit den Händen in der Luft, anstatt sich Halt zu suchen. Sie greifen meist nicht kräftig zu, sondern mit losem Handgriff, wobei Sachen entfallen. Der gleichförmige Umgang mit Material verleitet zu der weit verbreiteten Annahme, dass Handlungsstereotypien mit genetischen Syndromen einhergehen. Aufmerksame Therapeuten werden durch das Einüben von Bauch- und Seitlage deutliche Verbesserungen für die Stützreaktionen, Greif- und Feinmotorik schaffen.

Ergotherapeuten kennen zahlreiche Übungen in Bauchlage, die für Kinder im Vorschul- und Grundschulalter geeignet sind. Rollbrett fahren und sich dabei mit den Händen am Boden abstoßen vermittelt Bewegungsfreude. Motorisch antriebsarme Kinder erfahren beim Schaukeln in der Bauchlage schwungvolle Schwerelosigkeit. Das Bauchliegebrett muss schmaler wie die kindliche Rumpflänge sein und Händen und Füßen Bodenkontakt gewähren. Der physiologische Körperschwerpunkt befindet sich in Bauchlage auf dem Beckengürtel, damit der Oberkörper sich aufrichten kann. Eine günstige Gewichtsverteilung in Bauchlage ist beim beliebten Schwingen in der Hängematte nicht gegeben. So lange die Füße im Netz sind und nicht abstoßend die Aufrichtung unterstützen, hängen Kopf und Oberkörper beim Bauchliegen in Hängematten meist ungünstig herab. Man kann die Hängematte zusammengefaltet verwenden, um die Auflagefläche zu verkleinern und um Arm- und Beinfreiheit zu gewähren. Ein in das gefaltete Tuch geschobener Keil verhindert das Abhängen nach vorn und verschiebt den Körperschwerpunkt auf den unteren Bauchbereich.

Kinderfüße brauchen kontinuierlich Widerstand zum Fühlen und Stoßen – auch in der Bauchlage.

Genauso wie die Beine den Boden erkunden, sich in Rückenlage abstoßen und das Gesäß zur Brücke anheben, betasten die geöffneten Hände in der Bauchlage den Untergrund. Die Arme stemmen das Gewicht des Körpers in die Höhe, vorausgesetzt, das Baby liegt auf dem Bauch. Die Stützfunktion der

Arme wird etwa gleichzeitig mit dem Anheben der Beine gegen die Schwerkraft erworben. Diese angeborene und durch Training erhaltene Schutzfunktion führt zum Vorstrecken der Arme bei Stürzen und bewahrt den Menschen zeitlebens davor, beim Stolpern auf das Gesicht zu fallen.

5.4. Die Bauchlage zu Hause einüben

Neugeborene haben entsprechend der Enge im Mutterleib noch gebeugte Gliedmaßen. Im ersten Lebenshalbjahr lernen sie sich ganz auszustrecken. Dazu ist die Bauchlage von großem Nutzen. Zum Erwerb der Aufrichtung gegen die Schwerkraft verhelfen unbewusste Stellreaktionen, die besonders in der Bauchlage aktiviert werden.

Wiegespiele sind der natürliche Weg, die Körperstreckung anzuregen. Gut abgestützt unter dem Beckengürtel und sicher am Rumpf in Schulternähe gehalten, dürfen Eltern mit ihrem hypotonen Kind Fliegerspiele in der Bauchlage wagen. Langsames Drehen im Kreis oder vertikales Auf- und Abschwingen sind wichtige Impulse für das Gleichgewicht. Das Gefühl von Schwerelosigkeit motiviert passive Kinder und weckt den motorischen Antrieb. Für Wiegeübungen mit größeren Kindern kann man eine schmale Hängematte verwenden, die möglichst nur den Rumpf unterstützt. Kopf und Gliedmaßen soll das Kind selbst anheben.

Falls daheim kein Platz zum Anbringen einer Hängematte ist, eignet sich ein großer Gymnastikball zum Einüben der Bauchlage. Die hohe Position ermöglicht eine gute Raumübersicht und findet Akzeptanz bei hypotonen Kindern. Kopf- und Körperstreckung wird wippend angeregt, verbunden mit kräftigem Handwurzelstütz. Bewegen Sie den Ball rhythmisch linear vor und zurück. Sie fördern damit die Stützreaktion der Arme nach vorne.

Wenn Sie anschließend den Ball langsam etwas nach hinten rechts und hinten links rollen, kommt es zur seitlichen Schwerpunktverlagerung. Kopf, Rumpf und Gliedmaßen werden zu ausgleichenden Gegenbewegungen angeregt. Das Kind versucht unbewusst sein verlorenes Gleichgewicht wieder herzustellen. Diese Übung ist sehr wichtig zum Erwerb sicherer Stell- und Gleichgewichtsreaktionen. Die Ballgymnastik soll mehrmals täglich mindesten 5 bis 10 Minuten mit hypotonen Säuglingen und entwicklungsverzögerten Kleinkindern durchgeführt werden. Wenn man den Ball vor einer Couch platziert, kann auf der verlängerten Unterstützungsfläche auch noch ein größeres Kind in Bauchlage spielen.

Die Bauchlage über einem großen Gymnastikball erleichtert Eltern und Kind die Übungen, gibt wenig und doch genug Unterstützung und ermöglicht viele Gleichgewichtsverlagerungen durch das sanfte, langsame Rollen des Balls.

Säuglinge und kleine Kinder gewinnen Spaß an der Bauchlage, wenn sie dabei Körperkontakt erfahren. Die Eltern legen das Kind bäuchlings quer über ihre Beine und erheitern es mit Kniereiterversen. Noch mehr Freude macht es, sich ins lachende Gesicht zu schauen. Das ist möglich, wenn der Erwachsene sich in Rückenlage mit rechtwinklig gebeugten Beinen begibt. Nun kann das kleine Kind bäuchlings auf seinen stützenden Unterschenkeln liegen und ihn ansehen. Durch Bewegungen der Beine wird das Wiegespiel gesteuert, hoch und herunter, vor und zurück, auch seitwärts - ein quietschvergnügliches Looping.

Auch der elterliche Bauch ist als großer Spielberg nicht zu verachten. Das kleine Kind soll versuchen, darauf zu liegen und nicht herunter zu kullern. Ein Kissen kann den Bauch erhöhen: „Kleiner Zwerg auf dem Berg".

6. Die Bedeutung der Körperdrehung

Aus eigenem Antrieb überwinden Säuglinge spielerisch ihre körpereigene Schwerkraft. Dieser Prozess wird durch genetisch angelegte Stell- und Gleichgewichtsreaktionen gesteuert. Kopf, Rumpf und Gliedmaßen passen sich jeder Lageveränderung so fein abgestimmt an, dass der Körper auch bei riskanten Bewegungen das Gleichgewicht nicht verliert. Kopf und Rumpf stellen sich unwillkürlich auf den motorisch sichersten Punkt der Körpermitte ein. Ohne dieses Urgefühl elementarer Balance würde den Menschen die Sicherheit zum Bewegen fehlen.

Das fließende Sichdrehen von Säuglingen gleicht dem Tanz der Delfine im Meer. Delfine gleiten und springen hoch hinaus in die Sphäre außerhalb ihres

Territoriums. Das Ungeborene hat scheinbar mühelose Bewegungen im Fruchtwasser eingeübt und strebt danach, die lustvolle Schwerelosigkeit nach der Geburt erneut zu spüren.

Gleichgewicht erwerben Säuglinge durch Hinwendung zu interessanten Menschen und Dingen in der Umgebung. Auf der Hüfte der Eltern getragene Kinder drehen sich zur Seite, um am Körper des Erwachsenen vorbei zu schauen. Anpassungsfähigkeit und Körperdrehung sind besonders gut ausgeprägt, wenn Naturvölker ihre kleinen Kinder tragen. Der Gleichgewichts- und Bewegungssinn wird ständig beim Gehen angeregt. Derart getragene Kinder bringen ein großes Bewegungsrepertoire mit und entwickeln selber ein geschmeidiges Gangbild.

Für europäische Säuglinge beginnt im 3. bis 4. Monat eine gefährliche Zeit, wenn sie auf dem Wickeltisch liegend nach entfernten Gegenständen greifen wollen. Sie drohen beim noch unstabilen Hinwenden zur Seite herunter zu fallen. Im sechsten Monat gelingt vielen Babys die Drehung nach beiden Seiten mit angehobenem Kopf. Gleichzeitig beugen sich die Beine entgegen der Schwerkraft. Dazu ist eine anhaltende Bauchmuskelspannung erforderlich. Kinder mit Muskelhypotonie können die bauchseitige (ventrale) Muskulatur weniger anspannen und lernen deshalb nicht, sich langsam über die Körperseiten zu drehen. Sie kippen beim Rotationsversuch ohne innezuhalten um.

In der zweiten Säuglingshälfte ist das Drehen von der Rücken- in die Bauchlage und zurück möglich. Zu Beginn des 6. Monats fehlt bei Drehversuchen noch etwas Stabilität und Balance. Durch diese langsamen Rotationsbewegungen bildet sich die schräge Haltemuskulatur von Hals und Rumpf aus. Die Fähigkeit sich umzudrehen wird durch eine angeborene Reaktion gesteuert: die Körperstellreaktion auf den Körper. Diese auf den Rumpf einwirkende Stellreaktion vollzieht sich in einer schraubenförmigen Drehung des Rumpfes um die Körperlängsachse. Dabei kommt es zur elastischen Dehnung und Verschiebung von Becken- und Schultergürtel gegeneinander. Die Schulter- und Hüftachsen stellen sich nach der Drehung wieder parallel zueinander ein.

Die Körperdrehung ist mit sieben Monaten gut ausgebildet. Die Rotation erfolgt nun nicht mehr ruckartig, sondern langsam und fließend. Dabei kann das Baby in jeder Phase des Drehens verweilen. Es kann sich aus Rücken- und Bauchlage heraus drehen und in der Seitenlage mit stabil angehobenem Kopf und gebeugten Beinen mit den Händen spielen. Die bauchseitige Muskelspannung ist vom Hals bis zu den Oberschenkeln gut ausgebildet. Noch bevor Säuglinge selbständig zum Sitzen kommen, üben sie im Liegen diese wichtige Mobilität stabil ein. Damit bereiten sie ihre Muskulatur auf die bevorstehende Aufrichtung zum Sitzen vor.

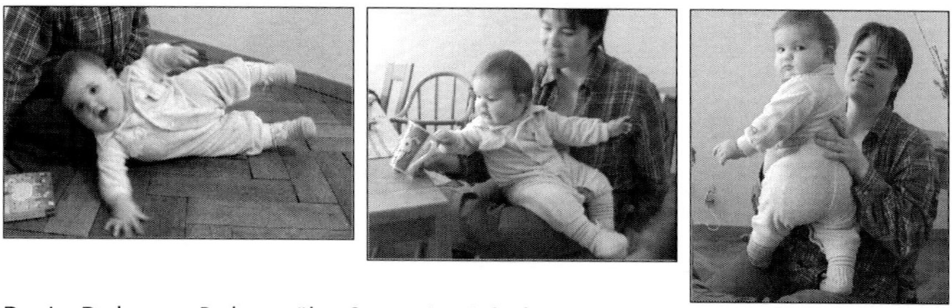

Das im Drehen am Boden geübte 9monatige Baby kann seinen Körperschwerpunkt in jeder Position weit von der Mitte nach außen verlagern – im Gleichgewicht sein.

Geschmeidigkeit beherrscht das Bewegungsbild sich drehender Säuglinge. Wie die Tonfugen in einer Partitur sind feine Zwischenbewegungen möglich. Mit neugierig angehobenem Kopf und Gliedmaßen erkunden kleine Kinder kullernd den Raum. Viele drehen sich gern um ihre Körperlängsachse. Andere rutschen auf dem Bauch im Kreis herum und beobachten so das Umfeld. Dabei stützen sie kräftig auf die Handteller und verschieben den Schwerpunkt zum Beckengürtel hin. Diese Gewichtsverlagerung auf den unteren Bauch (Symphysenstütz) ist für weiteres Aufrichten in den Vierpunktestand und zum Sitzen eine günstige Vorbereitung.

Drehen, Kullern, im Kreis herum rutschen, die Körperposition wechseln, vom Rücken auf den Bauch und zurück zur Rückenlage, oder in der Seitenlage verweilen, um etwas Interessantes anzuschauen, genießen 6 bis 8 Monate alte Säuglinge in vollen Zügen, bevor sie mit dem Krabbeln beginnen. Die Rotation zeichnet sich dadurch aus, dass Säuglinge in jeder Zwischenstufe des Drehens verweilen können. Sie erwerben Haltungskontrolle bei allen Positionswechseln: Stabilität und Mobilität.

Die für das Krabbeln und Sitzen nötige Haltungskontrolle von Kopf, Rumpf und Gliedmaßen wird erworben, bevor Säuglinge sich in diese Positionen aufrichten. Die muskuläre Stabilität geht der Vertikalisierung und Fortbewegung voraus.

6.1. Drehversuche bei Muskelhypotonie

Der Erwerb der Haltungskontrolle gegen die Schwerkraft spielt bei der Aufrichtung eine große Rolle. Ein zu hoher Muskeltonus verhindert Beweglichkeit (Hypertonus). Ein zu niedriger Muskeltonus vermindert Stabilität und Sicherheit bei Bewegungen. Kinder mit ungenügender Anpassung des Muskeltonus entwickeln sich antriebsarm oder motorisch überschießend (hyperkinetisch).

Jede fließende Bewegung erfordert Drehung im Rumpf. Kinder mit Muskelhypotonie drehen sich selten, und wenn sie es verspätet nachholen, fehlt ihnen die spielerische Leichtigkeit. Sie kippen beim Versuch Rücken- und Bauchlage zu wechseln um, wobei der Kopf zur Seite und nach hinten fällt. Feine Zwischenstufen bei Bewegungen fehlen. Die Positionswechsel sehen plump und eckig aus. Sie erfolgen ruckartig und schnell, weil zum langsamen Drehen die musuläre Stabilität fehlt. Hypotone Kinder verändern ihre Lage mit Hilfe der Schwerkraft durch Überstreckung des Kopfes ohne ausreichende Rotation.

Meistens vermeiden muskulär hypotone Kinder Positionswechsel. Sie nehmen die Bauchlage nicht freiwillig ein. Die Seitlage mit seitlichem Anheben des Kopfes ist bei Muskelhypotonie nicht stabil möglich. Bei gesunden Säuglingen entwickelt sich die schräge Hals- und Rumpfmuskulatur während der Körperdrehung unter dem Einfluss von Stellreaktionen. Falls hypotone Kinder mal auf der Seite liegen, stützen sie den Kopf auf - wie ein liegender Gartenzwerg, Gartenzwergstellung.

Die fehlende Rotation bei Positionswechseln ist ein Kernsymptom bei Muskelhypotonie.

Entwicklungsverzögerte und hypotone Kinder lassen einige Positionswechsel mit Schwerpunktverlagerungen aus.

Das motorische Verhalten wirkt ruckartig, eckig, undosiert und überschießend, auch unvorsichtig. Die Bewegungen können nicht ausreichend stabilisiert werden.

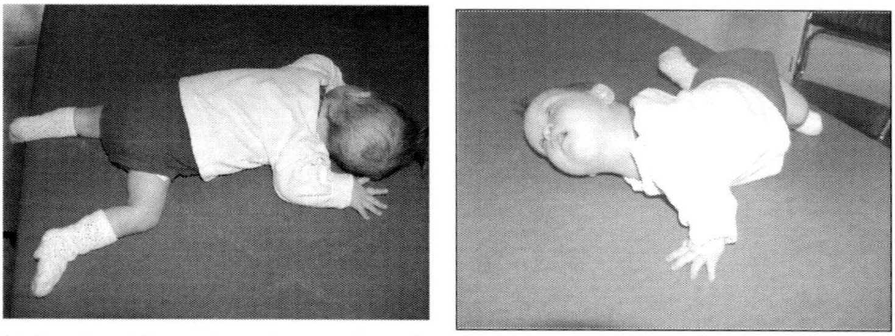

Links: Bauchlage eines 8monatigen Säuglings mit ausgeprägter Muskelhypotonie bei Down Syndrom. Kopf und Oberkörper können nicht angehoben, noch auf die Unterarme gestützt werden. Rechts: Das nahezu bewegungsunfähige Kind entwickelt eine Strategie, sich mit Hilfe der Schwerkraft des Kopfes unter Nutzung der asymmetrischen Haltung umzudrehen. Die vordere Halsmuskulatur wird dabei völlig überdehnt, und der Kiefer öffnet sich. Diese kompensatorische Art sich zu drehen blockiert die Nahrungsaufnahme und die Lautbildung.

Einige hypotone Kinder entwickeln in Bauchlage die Strategie, sich mit Hilfe der Schwerkraft des Kopfes umzudrehen. Sie überstrecken den Kopf nach hinten und überdehnen die Halsmuskulatur. Eine parallele Einstellung von Becken- und Schultergürtel ist bei dieser Art des Drehens nicht gegeben. Asymmetrische Haltungen können sich manifestieren.

Fließende Rotation aus der Bauchlage heraus ist hypotonen Kindern nicht möglich. Meistens überstrecken sie den Kopf, anstatt ihn in Richtung Kinn zu beugen. Beim Drehversuch kippen sie um und landen abrupt auf dem Rücken. Die Beine fallen in Rückenlage gestreckt oder in Froschhaltung auseinander.

7. Motorischer Entwicklungsstand im 6. - 7. Monat - tabellarisch

Beobachtungsposition:	Fähigkeiten des 6./7. Monats:
In Bauchlage	Symmetrische Kopf- und Rumpfhaltung, Streckstütz auf beiden Händen, Gewichtsverlagerung auf einen Arm, Kopfstreckung um 90 Grad
Schwimmbewegungen	Arme und Beine werden gleichzeitig gehoben; kommen häufig vor; ausdauernd, symmetrisch;
In Rückenlage	aktives Kopfanheben und halten! Halten der Beine entgegen der Schwerkraft in 90-90-90°-Stellung der Gelenke; Kurzes Anheben des Gesäßes zur Brücke;
Hand-Knie-Koordination Hand-Fuß-Koordination	Symmetrischer Hand-Knie-Kontakt; Die Füße werden mit Hilfe der Hände Richtung Mund gezogen. Diagonales Greifen über die Körpermitte zum anderen Unterschenkel;
Traktionsversuch	Hilft mit, beugt Kopf zum Brustbein; Arme, Beine und Rumpf bleiben während des Hochziehens gebeugt.
Gehaltener Sitzversuch	Mit noch mangelndem Gleichgewicht. Stützreaktionen der Arme nach vorne und seitlich stellen sich ein.
Sprungbereitschaft	stützt prompt auf die Arme, wenn der Körper sich dem Untergrund nähert, Sturzgefahr droht.
Landau-Reaktion	Die Fliegerstellung in der Luft beginnt sich einzustellen mit Streckung von Kopf, Rumpf und Gliedmaßen. Der Körper wird jedoch noch nicht lange entgegen der Schwerkraft gehalten.
Rotation von Rückenlage in Bauchlage:	Die Drehung kostet noch Mühe, ist jedoch mit Beugung beider Beine und guter Bauchmuskelspannung möglich.
Rotation von Bauchlage in Rückenlage	Noch nicht fließend, noch undosiert, kippt oder rollt zurück auf den Rücken.
Pivoting/Kreisrutschen	Das Baby stützt auf die Hände und schiebt sich mit dem Oberkörper zirkelförmig im Kreis herum. Manche Säuglinge bevorzugen diese Mobilität.
Gleichgewichts-reaktionen	In Rücken- und Bauchlage kann der Säugling Gewichtsverlagerungen gut ausgleichen; im Sitzen gelingt dies noch nicht.
Gelenkstellungen	Alle Gelenke sind frei beweglich mit vielfältigen Wechseln von Beuge-, Streck- und Drehbewegungen.
Muskeltonus	Die Muskelspannung ermöglicht die stabile Haltung des Kopfes und Rumpfes. Die Bewegungen der Gliedmaßen sind seitengleich, symmetrisch, zur Mitte hin und nach außen gerichtet. **Bewegungszwischenstufen beginnen!**

8. Wahrnehmend die Füße entdecken

Jedes neugeborene Kind ist ganz abhängig vom Körpergefühl, von der Art wie es berührt, getragen, getröstet und gebadet wird. Noch bevor Säuglinge selbst ihre Körperteile erkunden können, spüren sie die Hände der Eltern und den wohligen Druck beim Gehalten werden. Ihre Wahrnehmung ist ganzheitlich und subjektiv auf den eigenen Körper bezogen. Den Druck der Gebärmutterwand, von dem Ungeborene im Mutterleib umgeben waren, versuchen Säuglinge „wieder zu erkennen".

Babys möchten am Kopf und Rücken Halt spüren, besonders an den Flächen, die im Mutterleib Kontakt mit der zottigen Schleimhaut hatten. Deshalb pressen viele Kinder Kopf und Gesicht an den Bettrand, was Eltern Sorge bereitet. Kleine Kinder sind am besten in der Enge eines Tragetuches aufgehoben, wie es bei Naturvölker üblich ist. Der intensive Körperkontakt gibt Geborgenheit und stimuliert ständig die Muskulatur. Diese intensive Körperwahrnehmung getragener Babys wirkt sich vitalisierend auf die gesamte Entwicklung aus. Körperkontakt fördert das Taktgefühl und damit auch die Beziehungsfähigkeit. Aufmerksamkeitsdefizite, wie sie in westlichen Kulturen vorkommen, sind bei einigen Völkern unbekannt.

Ich zitiere einen Arzt von der Insel Mauritius während seines Deutschlandaufenthaltes: „Wenn ich in mein Heimatland zurückkehre, werde ich meinen Landsleuten von den vielen unruhigen Kindern, die nicht sitzen bleiben können, berichten. Aber niemand wird mir das glauben, denn bei uns ist solches Verhalten unbekannt."

8.1. Der Mund als erstes Wahrnehmungsorgan

Mit den Sinnen der Hautoberfläche und der Tiefensensibilität der Muskulatur lernen Säuglinge Mensch und Materie, Oberflächen und Tiefen zu unterscheiden. Das erste Lernen erfolgt sensomotorisch über Spüren von Widerständen und deren Differenzierung. Dazu ist der Mund des Säuglings das wichtigste „Diagnoseinstrument". Bereits im Mutterleib gelang es dem

Ungeborenen in enger Beugehaltung, an den Fingern zu saugen. Nicht selten kommen Neugeborene mit Nuckelschwielen an den Händen zur Welt.

Die Hand-Mund-Koordination ist ein frühes angeborenes Verhalten, sich selbst wahrzunehmen. Die Wahrnehmung über die Mundschleimhaut ist vorrangig vor dem Tastvermögen der Finger.

In den ersten Wochen nach der Geburt gelingt der Hand-Mund-Kontakt nur gelegentlich. Die veränderten Schwerkraftverhältnisse außerhalb des Mutterleibes verhindern dies. Neugeborene versuchen ihren Mund mit den Händen zu erreichen, verlieren aber noch den Kontakt. Wenn dies nach vielen Versuchen im zweiten Monat gelingt, so hat sich die Hand-Mund-Koordination mit Saugen und Spielen der Finger am und im Mund als angeborene sensomotorische Fähigkeit wieder entwickelt.

In den beiden ersten Lebensjahren prüfen, ertasten und schmecken alle Kinder jedes erreichbare Körperteil, Stoffe und Dinge mit dem Mund. Der eigene Körper und die Umwelt werden mit der empfindlichen Mundschleimhaut erkundet. Lippen- und Mundschleimhaut sind das wichtigste frühe Wahrnehmungsorgan. Die Sensibilität der Finger verbessert sich mit dem Greifen kleiner Teile erst gegen Ende der Säuglingszeit.

Der Mund ist das erste Greiforgan. Er kann festhalten noch bevor die Hände dazu feinmotorisch in der Lage sind. Der Mundraum dient dem frühen Begreifen und trägt damit zur Begriffsbildung und Sprachentwicklung bei.

Die orale Exploration dauert vom Säuglings- bis ins Kleinkindalter, manchmal bis ins dritte Lebensjahr. Wenn man kleinen Kindern nicht erlaubt, Körper und Umwelt mit Lippen und Zunge zu erkunden, so wird ihnen die wichtigste Wahrnehmungsstufe versagt. Oftmals stehen elterliche Vorstellungen über Hygiene und der Dauergebrauch von Schnullern der natürlichen oralen Exploration kleiner Kinder im Weg.

Kindern mit Muskelhypotonie fehlen die motorischen Voraussetzungen zur Entwicklung der Hand-Mund-Koordination. In Rückenlage ist es für sie besonders anstrengend, die Arme gegen die Schwerkraft zum Mund zu bringen. Eine enge, muldenförmige Lagerung verhilft zum Erfolg. Der Antrieb zur oralen Erkundung ist angeboren und eine wichtige Vorbereitung zum selbstständigen Essen. Wenn diese sensible Phase zum Erlernen der Hand-Mund-Koordination verpasst wird, verspätet sich meist die Sprach- und Essentwicklung. Einen Löffel zum Mund zu führen ist dann schwieriger und kann sich hinauszögern.

Kindern mit Muskelhypotonie ohne orale Tasterfahrungen fehlt die zum Essen erforderliche Geschicklichkeit des Mundes. Ihre Lippen schließen nicht fest genug. Die Zunge verteilt die Nahrung im Mund ungenügend. Sie essen und trinken hastig, kauen zu wenig, schlucken Nahrungsbrocken herunter, verschlucken und verschmieren sich. Mit eingeschränkter Mundmotorik ist Sprechen lernen nicht einfach. Die Sprachentwicklung kann sich verspäten. Die Schwierigkeiten beim Essen und Sprechen fallen den Eltern meist eher auf, wie das verminderte in den Mund nehmen von Gegenständen oder andere Probleme bei Muskelhypotonie.

Das Ausbleiben der oralen Erkundungsphase kann Essstörungen und Artikulationsprobleme nachsichziehen. Manchmal verzögert sich die Sprachentwicklung um Jahre.

Entwicklungsverzögerte Kinder sollen Wahrnehmungserfahrungen mit dem Mund unabhängig von ihrem Alter nachholen.

8.2. Der weite Weg zum Fuß-Mund-Kontakt

Jede Mutter weiß, wie gern ihr Baby mit seinen Füßen spielt. Immer wieder streckt es ihr beim Windeln wechseln die nackten Füße entgegen. Die Eltern erwidern diese Aufforderung mit freundlichem „Knabbern" an den leckeren Babyfüßchen. Dabei quietscht das Kleine vor Vergnügen. Mit nackten Zehen kann es genussvoll sich selbst wahrnehmen. Die Füße von Säuglingen sind mit Fühlern vergleichbar, die sich nach außen orientieren und berührend Widerstände suchen. Eltern streicheln die kleinen Füße, küssen und liebkosen sie. Babys strecken den Eltern nicht nur die Ärmchen, sondern auch die Füße entgegen. Die nachwirkende gebeugte Haltung im Mutterleib erlaubt Neugeborenen noch keine volle Streckung der Beine. Dieses Anheben der Kinderbeine wird von Erwachsenen als Aufforderung zur Kommunikation verstanden.

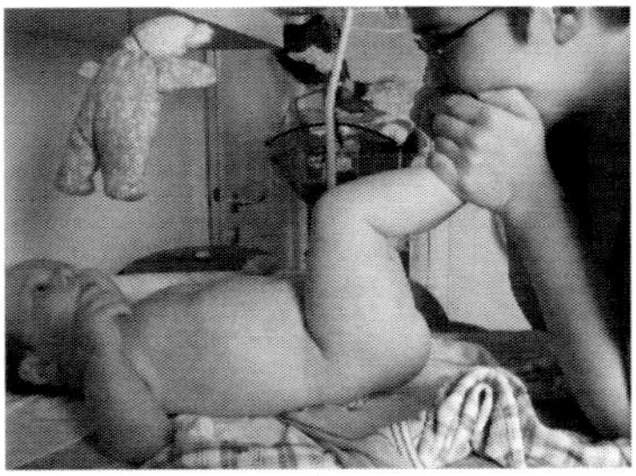

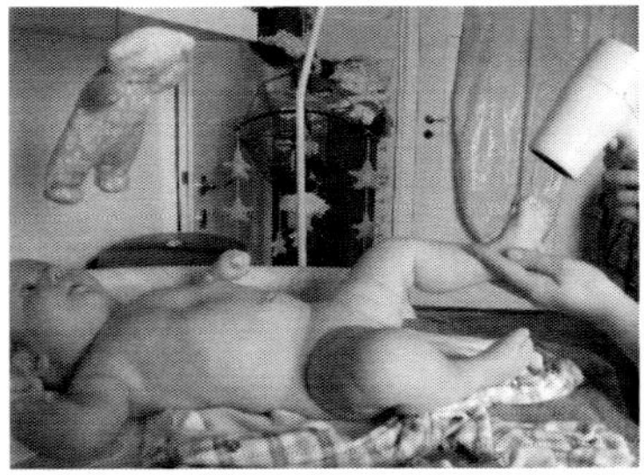

Bereits in den ersten Lebenstagen und Wochen spüren Neugeborene, dass die Füße ein schönes Mittel zur Kontaktaufnahme sind, wenn die Eltern gerne die Füße berühren. Solche genussvollen Wahrnehmungen erfahren Kinder mit Muskelhypotonie selten. Ihre gestreckt oder in Froschhaltung aufliegenden Beine fordern niemanden zum Berühren auf. Die Geste des Entgegenhaltens der Füße entfällt. Mit mangelnder Stimulierung fehlt ein wichtiger Bereich ganzheitlicher Körperwahrnehmung.

Im dritten Lebensmonat gibt die Muskulatur gesunden Säuglingen so viel Halt, dass sie stabil auf dem Rücken liegen und mit locker geöffneten Händen ihren Rumpf befühlen. Die Beine werden mit bis zu 90 Grad gebeugten Hüft-, Knie- und Fußgelenken gegen die Schwerkraft angehoben. Dabei berühren sich die Füße an den Fersen.

Im 3. Monat beginnt der Fuß-Fuß-Kontakt an den Fersen.
Im 4. und 5. Monat begreifen die Füße sich gegenseitig: Fuß-Fuß-Koordination.
Die Greifentwicklung von Händen und Füßen verläuft gleichzeitig.

Im vierten und fünften Monat „begreifen" Babys ihre Beine, in dem sie mit den Fußgewölben wechselseitig an den Beinen entlang streichen. Die Wahrnehmungen dieser entfernten Körperteile können sie noch nicht mit den Augen verfolgen. Das Spüren der Beine ist wohltuend und wird oft wiederholt. Die Hände hantieren bereits mit einem Gegenstand. Zeitgleich mit der Entwicklung der Hand-Hand-Koordination „greifen" die Füße tastend ineinander (Supinationsgreifen).

Die Koordination beider Beine nimmt zu und findet im Fußgreifen einen Höhepunkt. Säuglinge können einen Gegenstand mit ihren Füßen geschickt fest halten. Ihre Bein- und Fußbewegungen steuern sie gezielt. Bei der ausdauernden Beinaktivität gegen die Schwerkraft, ohne Aufliegen der Beine, verbessert sich der Muskeltonus der Hüftgelenke. Die Stabilität des unteren Körpers zeigt sich im Brückemachen, das Gesäß anheben können. Diese Entwicklung findet statt, bevor Säuglinge krabbeln, sitzen, aufstehen und zu gehen beginnen.

Im fünften Monat beginnen Babys damit, beim Fußspiel den Kopf zu heben, um nach den Füßen zu schauen. Das regt die Hals- und die Bauchmuskulatur an. Im sechsten bis siebten Monat ist die Muskulatur der Bauchseite (ventrale Muskelkette) so weit aktiviert, dass auch das Becken gegen die Schwerkraft angehoben werden kann. Endlich kommen die Beine ins Blickfeld!

Neugierig betasten Säuglinge die Außenseite ihrer Oberschenkel mit den Händen und danach die Innenseite des Knies derselben Körperseite. Das diagonale Greifen über die Körpermitte zur gegenüber liegenden Beinseite entwickelt sich anschließend.

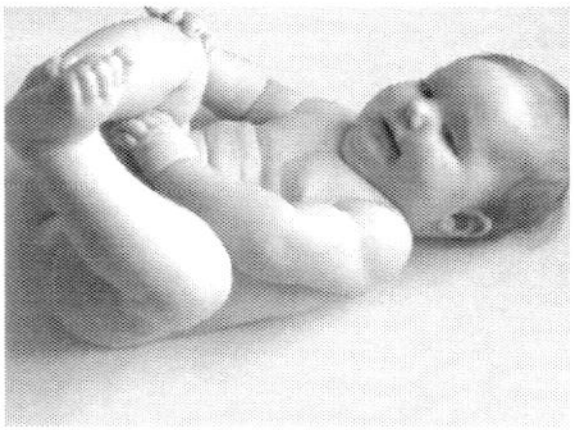

Körperwahrnehmung: Betasten der Beine mit 6 Monaten.

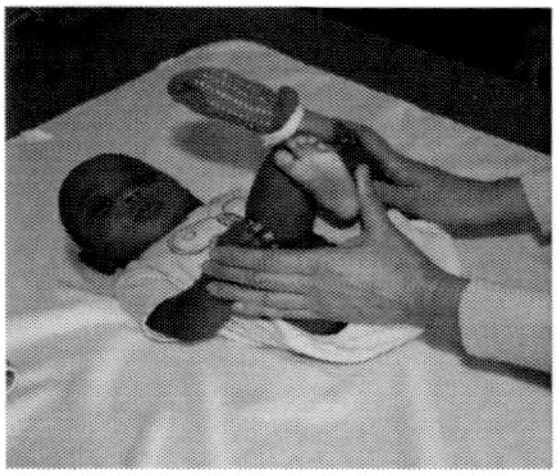

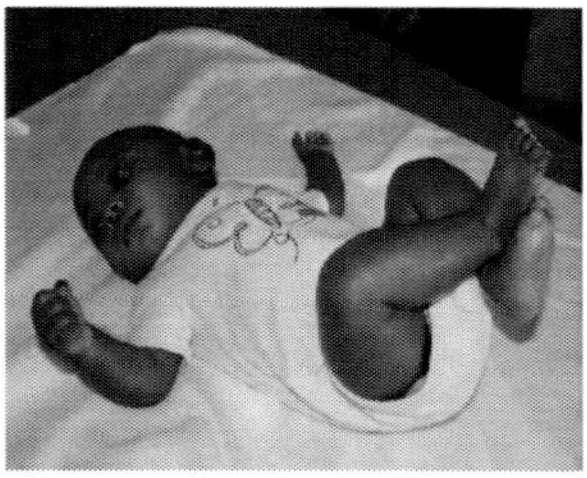

Geführtes Zusammenbringen der Gliedmaßen bei Frühgeburt.

Im 6. bis 7. Monat berühren die Hände die Knie: Hand-Knie-Koordination; bald danach zieht die Hand einen Fuß Richtung Mund: Hand-Fuß-Koordination.

Ein frühes Körperschema, ein gefühltes Wissen über die Körperteile, hat sich bereits im Mutterleib eingeprägt. Säuglinge möchten ihre Füße wieder erkennen. Sie werden mit dem Antrieb geboren, bekannte Wahrnehmungen zu wiederholen. Auf dem Hintergrund der vorgeburtlichen Erfahrungen ist die Suche nach den Füßen zu verstehen. So bald Babys ihre Beine mit den Händen erreichen, ziehen sie einen und auch beide Füße zum Mund. Die empfindliche Mundschleimhaut erforscht ab dem siebten bis achten Monat auch die Füße.

Im 7. bis 8. Monat ist die Hand-Fuß-Mund-Koordination ein wichtiges Reifezeichen für die sensomotorische Wahrnehmung aller Körperteile.

8.3. Die Entwicklung der Koordination im ersten halben Lebensjahr - tabellarisch

1. Monat	**Hand-Mund-Kontakt**	Abhängig von der Seitenlage des Kopfes, zufällige Berührung
2. Monat	**Hand-Mund-Koordination**	In der noch unstabilen Rücken- und Bauchlage werden immer wieder die Hände zum Mund geführt.
3. Monat Ende des 3. Monats ist die **Haltung symmetrisch.**	**Hand-Mund-Koordination** **Hand-Hand-Koordination** **Fuß-Fuß-Koordination** **Haltungskontrolle d. Beine**	In Rücken- und Bauchlage gelangen beide Hände sicher in den Mund. Der Säugling erreicht die Körpermitte, Symmetrie. Die locker geöffneten Hände spielen miteinander, betasten den Körper und das Gesicht. Die Füße berühren sich an den Fersen. In 90°-Beugung von Hüft-, Knie- und Fußgelenken werden die Beine gegen die Schwerkraft angehoben.
Prüfung des Muskeltonus Ende 3. Mon.	3. Monat: Haltungskontrolle der Beine in 90/90/90 Stellung - Widerstandsprüfung durch Pushen! 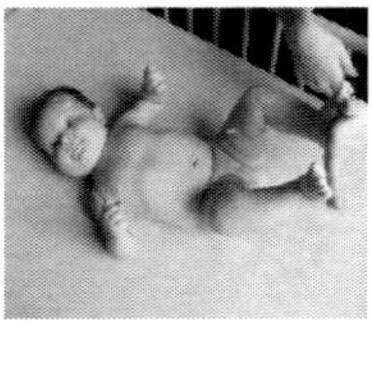	**Beim Pushen gegen die Fußsohlen bleibt der Muskeltonus der gebeugten Beine in der vorhandenen Gelenkstellung erhalten. Der Säugling weicht dem Widerstand nicht aus, sondern sucht und erwidert ihn über Tonusregulierung.**

3. -5. Monat	**Hand-Auge-Koordination** **Fuß-Fuß-Koordination** **Hand-Körper-Koordination**	Der Säugling spielt mit den Fingern vor den Augen, greift nach gesehenen Dingen, Haaren der Mutter.... Die Innenseiten der Füße berühren sich. Das Fußgreifen bei angehobenen Beinen verbessert den Hüfttonus. **Das Greifen der Hände wird vom „Greifen" der Füße begleitet.** Bauch u. Oberschenkel werden betastet.
6. - 7. Monat	**Hand-Knie-Koordination** **→ Kreuzen der Mittellinie**	Zuerst betastet das Baby die Außenseite der Oberschenkel, danach die Innenseite der Knie der gleichen Körperseite. Das **diagonale Greifen** über die **Körpermitte** zur gegenüber liegenden Beinseite entwickelt sich anschließend.
6. - 7. Monat	**Visumotorische Koordination mit den Füßen =** Hand-Fuß-Augen-Koordin. **Fußgreifen im Blickfeld**	Die Beine und Füße werden ins Blickfeld gehoben und gezogen. Dabei wird das Becken gegen die Schwerkraft unter Beteiligung der Bauchmuskulatur gebeugt. Die ventrale (bauchseitige) Muskelkontrolle ist aktiviert bevor sich das Kind zum Sitzen aufrichtet. **Fußgreifen kräftigt die Hüftmuskulatur.**
6. - 7. Monat	**Hand-Fuß-Mund-Koordination =** **orale Fußkoordination → ermöglicht Körperschema**	Die Fußzehen werden mit der Mundschleimhaut ertastet. Das freie Anheben des Beckens ist die Voraussetzung, um die Füße am Mund zu spüren. Über die sensiblen Information mit dem unteren Körperbereich vervollständigt sich die Sinneswahrnehmung.
6. - 7. Monat	**Visomotorische Koordination über die Körpermitte →funktionelle Asymmetrie, Koordination in jeder Lage, Haltung und bei Positionswechseln.**	Bei ausreichender Haltungskontrolle des Rumpfes greift das Kind über die Körpermitte und holt sich seitlich Spielzeuge heran, um sie ausdauernd mit beiden Händen, dem Mund und Füßen zu untersuchen.

8.4. Wahrnehmungsverlust durch auseinander fallende Gliedmaßen

Kinder mit Muskelhypotonie können nicht kräftig mit den Füßen stoßen, weder ihren Muskeltonus noch die Körperwahrnehmung auf diese Weise stimulieren. Die Erkundung der Umgebung durch Widerstandswahrnehmung geht verloren. Ihre Vorstellung über Bodenflächen, Ritzen und Kanten ist abgeschwächt. Beim Gehenlernen fehlen diese frühen Sinneseindrücke. Wenn der Fußboden weniger ertastet wird, erhöht sich die Gefahr zu stolpern.

Kinder mit Muskelhypotonie spüren die eigenen Füße nicht am Mund. Einigen gelingt mit Mühe das Anheben der Beine ins Blickfeld. Dann strecken sich die Beine kerzengerade, aber die Füße lassen sich nicht begreifen. Nach kurzer Zeit sinken die Beine ab, - die sensomotorische Wahrnehmung geht abrupt verloren. Zur Beinbeugung gegen die Schwerkraft, die Säuglinge im dritten Lebensmonat erwerben, fehlt bei hypotoner Muskulatur Kraft und Ausdauer.

Nicht immer entwickeln hypotone Kinder Strategien, sich trotz schwacher Muskulatur zu bewegen und wahrzunehmen. In Rückenlage liegen die Beine meist gestreckt und nach außen gedreht auf der Unterlage. Die Außenrotation geht von den Hüftgelenken aus und setzt sich bis zu den Füßen fort. Bei dieser Bein- und Fußhaltung ist der Fuß-Bodenkontakt nicht möglich. Die Zehen tasten nicht. Die Großzehen überstrecken sich nach oben ins Leere, anstatt sich nach unten zu orientieren.

Wenn Kinder mit Muskelhypotonie versuchen ihre Beine anzuheben, tritt die so genannte „Froschhaltung" auf: die Knie winkeln sich an, wobei die auseinander fallenden Beine auf der Unterlage hin und her rutschen. Das Anheben der Beine gegen die Schwerkraft gelingt vielen hypotonen Kindern nicht.

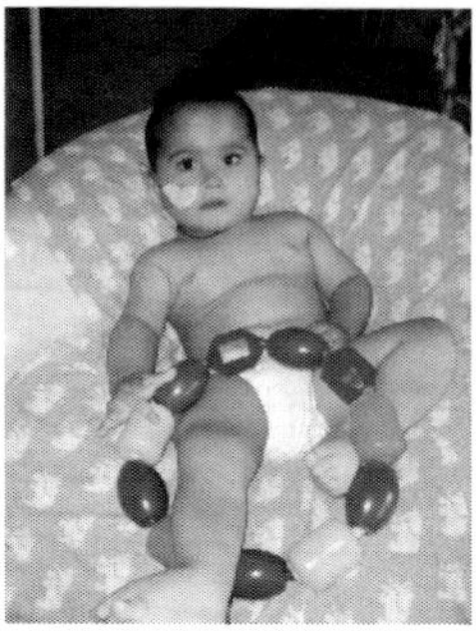

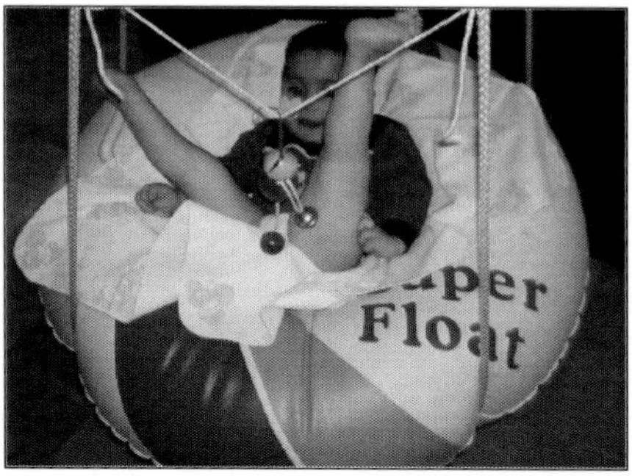

Im Bild links liegt ein 2jähriger Junge mit Muskelhypotonie in einem Reifen: das rechte Bein ist gestreckt und nach außen rotiert. Das linke Bein gerät beim Versuch, es zu bewegen, in eine Froschhaltung mit Beugung ohne Anhebung. Fersen und Zehen beider Füße können sich nicht berühren. Im Bild rechts gelingt es demselben 3jährigen Jungen, gelagert in einem Ring, die Beine gestreckt hochzuheben. Das Zusammenbringen der Beine ist ohne Beugung nicht möglich.

Die Wichtigkeit des aktivierenden Lagerns bei Muskelhypotonie wird in Kapitel 9 beschrieben. Nicht immer brauchen entwicklungsverzögerte Kinder eine muldenartige Lagerung, um ihre Füße ins Blickfeld zu bekommen. Das Auseinanderfallen der Gliedmaßen kann durch achtförmiges Einbinden der Oberschenkel in Tücher oder breite elastische Binden verhindert werden. Diese Maßnahme eignet sich auch für die Nachtlagerung.

8.5. Frühe Symptome für Muskelhypotonie an Füßen und Beinen

Frühe Hinweise auf eine muskuläre Störung gibt es bereits vor dem 6. Monat, bevor sich betroffene Säuglinge zum Sitzen und Stehen aufrichten. Wenn die Fußspiele, die vom Anheben der Beine gegen die Schwerkraft abhängig sind, fehlen, so hat das nicht nur Folgen für die Körperwahrnehmung, sondern ebenso für die Beweglichkeit der Gelenke.

1. Die sich wenig bewegenden Säuglings- und Kinderfüße sind auffallend kalt und steif. Sie schmiegen sich nicht in die Hand des Erwachsenen und erwidern keinen Druck.

2. Die Füße finden sich nicht zum Berührungskontakt in der Körpermitte. Sie betasten sich nicht gegenseitig und nicht die Unterlage.

3. Das Anbeugen und Halten der Beine in der günstigen Gelenkstellung von 90 Grad bleibt aus.

4. In den Fußgelenken zeichnen sich erste Gelenkfehlstellungen ab: Die Sprunggelenke sind mehr wie 90 Grad gebeugt, was eine Hackenfußstellung begünstigt. Die Vorfüße sind nach außen gewendet (Eversionshaltung). Diese Fehlhaltung macht Tasten mit den Füßen nahezu unmöglich.

5. Die Großzehen bewegen sich nicht fühlend zur Unterlage hin, sondern ziehen sie sich nach oben zum Fußrücken ohne Wahrnehmungsfunktion.

6. Alle Zehen sind inaktiv, strecken, beugen und tasten nicht. Die Fußmuskulatur bildet sich nicht deutlich aus. Manche mittleren Zehen haben keinen Platz und sind übereinander gelagert.

7. Der Fußrücken ist nicht sehnig schlank, sondern fleischig, weich und dick.

8. Die Greiffunktion der Füße, die mit dem Greifen der Hände einhergeht, fehlt.

9. Es kommt zu Bewegungseinschränkungen des gesamten Fußes, des oberen und unteren Sprunggelenkes, des Mittelfußes und des Vorfußes mitsamt den Zehen. Die lockere Beweglichkeit der Füße fehlt.

10. Die Fersen und Vorfüße werden nicht auf die Unterlage gestemmt. Mit Hilfe des Fußdrucks das Gesäß anzuheben, eine Brücke machen, bleibt aus.

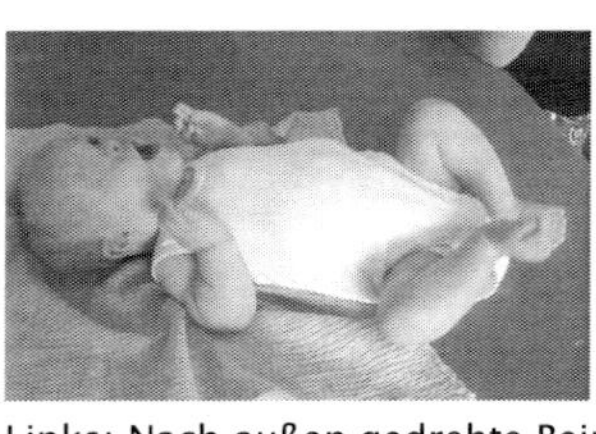
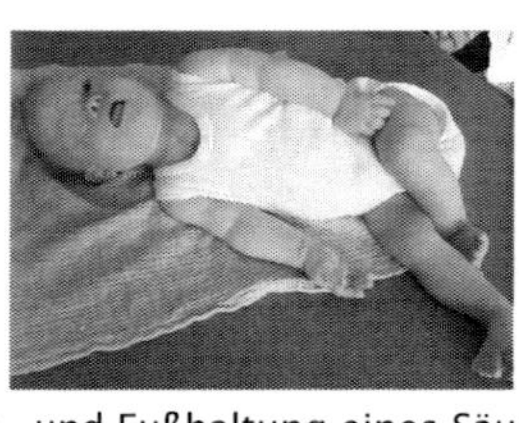
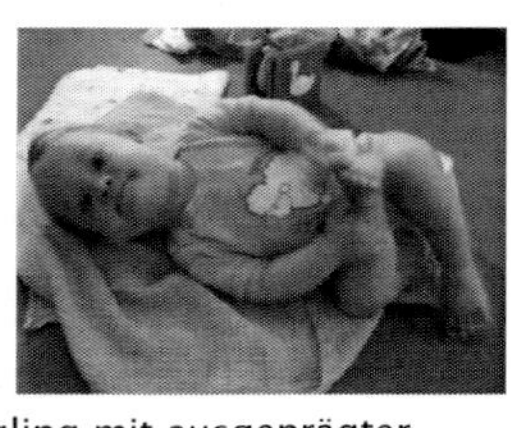

Links: Nach außen gedrehte Bein- und Fußhaltung eines Säugling mit ausgeprägter Muskelhypotonie bei Down Syndrom. Mitte: beginnender Fuß-Bein-Kontakt bei asymmetrischer Körperhaltung. Rechts: Heranziehen des Fußes mit aufliegendem Oberschenkel ohne visuelle Kontrolle und Abstoßen auf der .

Das Ausbleiben der Hand-Fuß-Mund-Koordination ist ein sicheres Zeichen für die ungenügende Muskelspannung der Beine und der bauchseitigen Muskulatur.

Die visumotorische Koordination, die neuronale Vernetzung zwischen Augen und Füßen, entsteht während der Körperwahrnehmung im Säuglingsalter.

Die verminderte Erkundung des Körpers und Umgebung verringert die Sinnesinformationen im Gehirn. Deren Einfluss auf die Entwicklung der Persönlichkeit ist wenig erforscht. Aus fehlender Sinneswahrnehmung und Körperberührung kann ein schwaches Selbstbewusstsein resultieren.

Dass sich Wahrnehmungsdefizite auf die Persönlichkeitsreifung auswirken, ist anzunehmen. Beim Erkunden ihrer Körperteile lernen Säuglinge und Kleinkinder sich selbst wahrzunehmen. Die Fähigkeit die Aufmerksamkeit zu fokussieren, sich auf Wichtiges zu konzentrieren und Nebensächliches auszublenden, wird vermutlich früh erworben. Zum Lernen ist es erforderlich, sich ausdauernd mit einem Fokus zu befassen. Bei motorisch instabilen und unruhigen Kindern bleiben Defizite in der Sinneswahrnehmung nicht aus. Dieser Mangel begünstigt Aufmerksamkeitsprobleme, und manchmal ist die Ursache eine unerkannte, ungeklärte Muskelhypotonie.

8.6. Checkpunkt für Therapeuten

Erfahrene Therapeutinnen, die mit Kindern arbeiten, messen ihre ersten Therapieerfolge daran, dass die kleinen Patienten Selbstbewusstsein, Antrieb und Motivation entwickeln. Bei neurophysiologischen und sensomotorischen Therapien ist eine deutliche Auswirkung auf das seelische Wohlbefinden zu erwarten. Köperorientiertes Behandeln muss an eine positive Beziehung zum Patienten gekoppelt sein. Jede manuelle Therapie erfordert Achtsamkeit und Achtung.

Der tonische Dialog, das Anpassen der Muskulatur an wechselnde Körperhaltungen und Bewegungen, beginnt am sinnvollsten an den Füßen. Säuglinge und Kinder mit Muskelhypotonie sollen motiviert werden, ihre Beine gegen die Schwerkraft anzuheben. Ein tägliches Wechselspiel zwischen dem Körper der Eltern und den Füßen des Kindes, das Suchen des Widerstandes und das erneute Entgegenstrecken der Beine kennzeichnen den Erfolg elterlicher und therapeutischer Bemühungen.

8.7. Fragen zu Wahrnehmungs- und Koordinationsstörungen

Mit dem Rückblick auf die Frühentwicklung der Koordination in der Säuglingszeit ergeben sich Fragestellungen. Sie sind Teil des Befundes, den die Therapeutin erhebt, unabhängig vom Alter des Patienten. Zuerst werden Fragen an die Eltern zur Vorgeschichte gestellt. Ergänzend dazu geben Fotos des Patienten als Säugling der neurophysiologisch geschulten Therapeutin zusätzliche Informationen über ausgelassene Entwicklungsschritte. Die folgenden Fragen beziehen sich auf die Qualität der muskulären Kontrolle.

1. Hob der Säugling den Kopf aus der Rückenlage an, um seine Beine mit den Händen zu berühren?
2. Brachte das Baby die Fersen und die Fußinnenseiten aneinander?
3. Bewegte das Kind tastend die Zehen mit spreizen, strecken, beugen?
4. Hob das Kind die Beine gebeugt oder gestreckt hoch?
5. Brachte es die Füße in Gesichtsnähe?
6. Konnte der Säugling das Becken gut anheben, oder lagen Kopf Schulter- und Beckengürtel beim Fußspiel auf der Unterlage auf?
7. War die mit den gebeugten Beinen verbundene Hand-Fuß-Koordination andauernd, oder eher kurzzeitig?
8. Drehte sich der Säugling zwischen 4. bis 6. Monat in die Seitlage und Bauchlage?
9. Ergriff das Kind die Beine auch in der Seitlage?

10. Stieß sich das Kind mit den Füßen auf der Unterlage oder gegen die Wand ab?

11. **Wurde das Kind passiv hingesetzt und ab welchem Monat?**

Mit dem gut gemeinten passiven Aufsetzen des Kindes von Seiten der Eltern wird meist das Üben der komplexen Koordinationen in Rückenlage, in der wichtigsten Phase für den Aufbau der haltenden Muskulatur, abrupt unterbrochen.

* Nach den Forschungen der verstorbenen ungarischen Kinderärztin Emmi Pikler „erwartet das Kind vom Erwachsenen nicht, dass er es aufsetzt und aufstellt, so lange es diese Positionen nicht kennt". Die Betreuer im Kinderheim Loczy in Ungarn setzen und stellen die Säuglinge nie auf, bevor diese es nicht selbst tun, nicht einmal während er Pflege und auch nicht, beim Gehaltenwerden im Arm. Zitiert aus Pikler, Emmi: Lasst mir Zeit. München: Pflaum, 2001.

8.8. Die Füße wahrnehmen lernen

Kindern mit Muskelhypotonie muss durch spielerische Übungen vermittelt werden, dass sie mit ihren Füßen etwas spüren, erreichen, greifen, halten und heranziehen können. Mit deutlichem Druck halten und rubbeln die Eltern die Fußsohlen des Kindes aneinander. Dabei benötigen die Fersen und Großzehenballen als Belastungspunkte der Füße in der Vertikalen besonders kräftige Reibung. Auch die äußeren Fußränder gehören im Stand zu den Tragflächen. Sie werden durch Berührung, Druck und Reibung auf die Wahrnehmung des Bodens vorbereitet, sozusagen vorgewärmt.

Zur Übung des Fußgreifens hält man eine runde Lotionflasche oder Dose über das auf dem Rücken liegende Kind und führt die Füße so, dass der Gegenstand mit den Füßen umschlossen wird. Viele Eltern pressen gerne liebevoll die kleinen Kinderfüße seitlich an ihren Hals – eine Wahrnehmung für die Fußgewölbe.

Kleine Fang- und Angelspiele mit den Füßen sind lustig, wenn die Eltern die Beinbewegungen unterstützen. Ein Teddybär oder Kuscheltier eignet sich zum Fangen. Ringe und kleine Reifen kann das Kind mit den Füßen „angeln".

Backe-backe-Kuchen lässt sich mit Elternhilfe ebenso mit den Füßen spielen. Beim kräftigen Klatschen und Patschen wird Wahrnehmung, Koordination und Sprachverständnis gefördert. Die Eltern achten darauf, dass die Oberschenkel nicht auseinander fallen, sondern führen sie immer wieder zur Körpermitte.

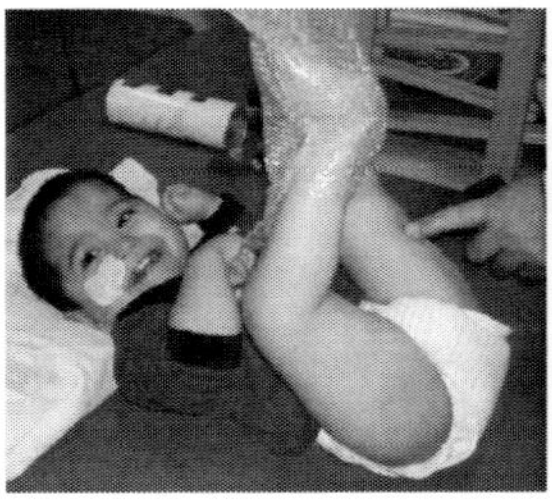

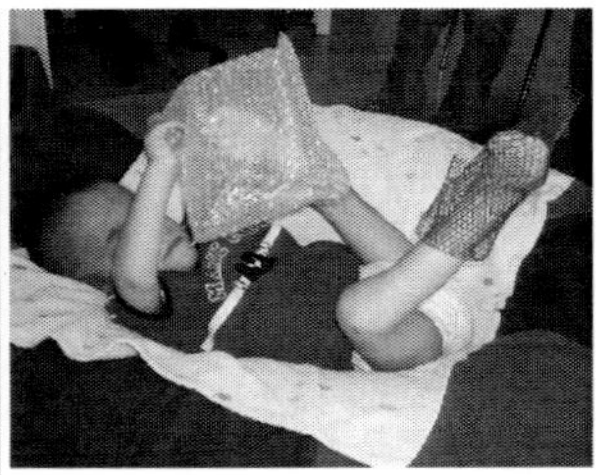

Versteckspiele mit den Füßen in einer Knistertüte, Bäckertüte, einem Strumpf oder Behälter fördern den Augenkontakt mit den Füßen, die visumotorische Koordination mit den sonst unsichtbaren Körperteilen. Man kann die Füße des Kindes in eine enge Tüte stecken und das Kind auffordern, sie herauszuwinden. Dabei kommt es zum Anbeugen der Beine, eine Bewegung, die Kindern mit Muskelhypotonie schwer fällt.

Häufig streifen unsere Füße im Alltag etwas ab, zum Beispiel die Schuhe und Strümpfe. Als Übung kann ein Fuß am gegenüberliegenden Bein Creme verreiben oder mit einem übergestülpten Waschhandschuh das andere Bein waschen und trocken reiben. Diese Fühl- und Streifbewegungen kommen den Fußbewegungen der Säuglingszeit am nächsten. Sie bereiten das Fußgreifen vor und kräftigen die Fußgewölbe.

Wenn Kinder mit Muskelhypotonie noch nicht selbst Bewegungen mit den Füßen gelingen, vermitteln die Eltern bei der Körperpflege diese wichtigen Sinneseindrücke. Die Fußsohlen und Fersen reibt man mit intensiven Druck aneinander. Die Handflächen dürfen in das stimulierende Reiben einbezogen werden.

9. Aktivierende Lagerung zur Fußwahrnehmung

Um sensorische Aktivitäten unabhängig vom Alter muskulär hypotoner Kinder nachreifen zu lassen, sind spielerische Anreize gefragt. Mit kleiner Unterstützung lässt sich die Schwerkrakt der Arme und Beine mildern. Die Hilfsmittel sollen nicht die Passivität, sondern die aktive Aufrichtung der hypotonen Gliedmaßen fördern. Greifen mit den Händen nach den Füßen und Sichtkontakt muss gewährleistet sein.

Deshalb spreche ich von aktivierender Lagerung, welche die Eigenaktivität, Körperwahrnehmung und Koordination entwicklungsverzögerter Kinder mit Muskelhypotonie anregt. Die hier empfohlene Lagerung erhebt nicht den Anspruch der Korrektur von Fehlhaltungen. Sie soll die rumpfnahen Gelenke von Schultergürtel und Hüften unterstützen und das Anheben von Kopf und Gliedmaßen erleichtern. Um gezielte Bewegungen von Armen und Beinen zu ermöglichen, muss der Körper auf einer Unterstützungsfläche Halt und Sicherheit haben.

Muskelaufbau und Tonusregulation wird über die Wahrnehmung von Druck und Widerständen erworben. Dazu ist ein stabiler Haltungshintergrund unabdingbar. Bei der Therapie hat sich die Lagerung von motorisch unruhigen Kindern in einem mit Sand gefüllten Knautschsack bewährt. Mit Styroporkügelchen gefüllte Stoffsäcke geben nicht den erforderlichen Halt. Die an die Körpergröße des Kindes anformbare Sandkuhle verändert sich weniger wie das raschelnde Nest im Dinkel- oder Styroporkissen. Styropor hat erfahrungsgemäß einen Feinstaubabrieb, der sich in den Atemwegen festsetzen könnte. Große Lagerungssäcke für das Vorschul- und Schulalter findet man bei einer Firma für Tauchbedarf.

Für Säuglinge und Kleinkinder können die Eltern ein Lagerungsnest aus dichten Stoffschläuchen nähen und mit einem Gemisch aus Sand und Raps füllen. Die Behandlung auf dem Schoß oder zwischen den Beinen der Eltern ist jedem Hilfsmittel vorzuziehen. Wenn Lagerungsmaterial verwendet wird, so soll diese Unterstützung immer die Eigenaktivität des Kindes fördern mit dem Ziel, die Haltungskontrolle gegen die Schwerkraft zu erwerben.

Alle Übungen zur Fußwahrnehmung sollen in der Rückenlage mit angehobenen Beinen erfolgen zur Kräftigung der Bein-, Bauch- und

Beckenmuskulatur. Zur Unterstützung der Hüftbeugung wird der Beckenbereich in Kippstellung gebracht. Dann gelingt das Anheben der Beine gegen die Schwerkraft leichter. Der Kopf und Schultergürtel darf erhöht liegen, um die Beine zu sehen und zu berühren.

Für Bezugspersonen wie Eltern oder Therapeuten ist die Rückenlagerung die beste Position, um mit dem Kind im Kontakt zu sein. Mit liebevoller Fantasie können Eltern abwechslungsreiche Fußspiele in die tägliche Körperpflege einbeziehen. Ohne Windeln lassen sich die Hüftgelenke zum Bauch hin beugen. Bei jedem Wickeln hilft man dem Kind die Füße zum Gesicht des Erwachsenen zu strecken. Die Kinderfüße dürfen in den Mund der Eltern gesteckt werden, die Zehen abgelutscht, "beknabbert" und dabei einzeln wohlig gespürt werden.

Anschließend lässt man das Kind gegen den Oberkörper der Eltern stoßen. Diese Bewegung machen Babys ohne Entwicklungsverzögerung gern und häufig von sich aus. Sie suchen Widerstände mit den Füßen und lernen dabei spielerisch, die Beine gegen die Schwerkraft zu halten. Das muskulär hypotone Kind muss zu solchen Körperwahrnehmungen geführt werden. Die Eltern halten die gebeugten Beine des Kindes wippend mit Fußdruck gegen ihren Körper. Es kann Monate dauern, bis Kinder mit Muskelhypotonie selbst dazu in der Lage sind.

Widerstandserfahrungen für die Füße und Beine sind von großer Bedeutung für die Körperwahrnehmung und Muskelkräftigung und sollen in die tägliche Pflege einbezogen werden.

Gesunde Babys strecken den Eltern ihre Füße zum Liebkosen ins Gesicht. Das hypotone Kind braucht Unterstützung, um die Beine aus der Rückenlage anzuheben. Ein schräger Keil unter dem Gesäß verhilft, die Beine ins Blickfeld zu bringen. Am meisten kräftigt wechselndes Abstoßen die Beine. Jedoch sind hypotone Kinder zum koordinierten Beugen und Strecken noch nicht fähig. Das Hochheben der Beine ist schwierig und benötigt haltende Hände.

Bringen Sie die Fußsohlen des Kindes mit Ihrem Oberkörper in Kontakt. Zeigen Sie Ihrem Kind wie es dagegen stoßen darf, in dem Sie seine Beinchen anfangs gestreckt hochhalten und Sie sanft mit dem Schultergürtel dagegen wippen. Keine Sorge, das Baby will nicht gegen Ihre Brust treten. Es braucht einen festen Widerstand, um seine Bein- und Beckenmuskulatur zu kräftigen. Wenn das Kind die Beine selbst hochheben kann, versuchen Sie die gleiche Übung mit im Kniegelenk gebeugten Beinen durchzuführen.

Gerne liegen gesunde Säuglinge und Kleinkinder mit angehobenen Beinen zur Wand und erkunden mit den Füßen den Raum. Verbieten Sie Ihrem Kind diese sinnvollen Erkundungen nicht. Lassen Sie es barfuß gewähren. Je differenzierter Bein- und Fußbewegungen im Liegen geschult werden, desto sicherer gelingt das Gehen.

Kinderbeine brauchen kontinuierlich Widerstand, um sich kräftig zu entwickeln. Kinderfüße müssen tasten, um sicher zu gehen.

Lassen Sie oft die Schuhe weg, damit das Kind seine Fußzehen spürt und bewegt. Im Sandkasten sollte es immer barfuß sein, mit Händen und Füßen buddeln und wühlen, Sand mit bloßen Füßen bewegen, Sand durch die Zehen rieseln lassen, Stöckchen und Steinchen mit den Zehen aufheben, Sand fest klopfen und stampfen. Denken Sie an die Körperspiele Ihrer eigenen Kindheit oder an den Urlaub am Meer und ermöglichen Sie Spüren mit nackten Füßen im Garten und auf dem Spielplatz.

9.1. Aktiv im Ring

Neugier veranlasst Säuglinge mit einem halben Jahr den Kopf zu heben und umher zu schauen. Hypotonen Kindern gelingt dies auf dem Rücken liegend nicht. Deshalb bevorzugen sie aufrechte Haltungen, auf dem Schoß sitzen oder auf starken Armen getragen werden. Die meisten Babys mögen auf der Wippe liegen, im Autositz oder im Buggy oder der Karre sein. In dieser schrägen Haltung sehen sie bequem in die Umwelt. Dabei bleibt ihre angeborene Bereitschaft zum selbständigen Emporkommen ungenutzt. Passive Aufrichtung verstärkt die motorische Antriebsschwäche hypotoner Kinder. Wegen der Instabilität rutschen sie auf einer schrägen Fläche in eine asymmetrische Haltung, in der sie sich selbst nicht stabilisieren können. Die Wirbelsäule ist bei zu früher Aufrichtung für Verkrümmungen wie Skoliose gefährdet.

Muskulär hypotone Kinder sollen nicht lange auf eine Wippe gelegt werden.

Sie benötigen einen sicheren Hintergrund, der Halt und Widerstand bietet.

Ein zum Oval geformter prall gefüllter Stoffschlauch ermöglicht eine Lagerung mit angehobenen Beinen und höher gelegtem Kopf. Im Halsbereich soll der Schlauch flach geformt sein, um ein Abknicken des Nackens zu vermeiden. Die selbst genähte Schlauchhülle kann man mit Stoffflicken ausstopfen. Das gibt ringsherum Körperhalt. Die Flicken lassen sich nach den individuellen Erfordernissen des Kindes fest oder etwas weicher stopfen. Sie haben gegenüber anderem Füllmaterial wie Raps oder Dinkel den Vorteil, dass sie kaum verrutschen.

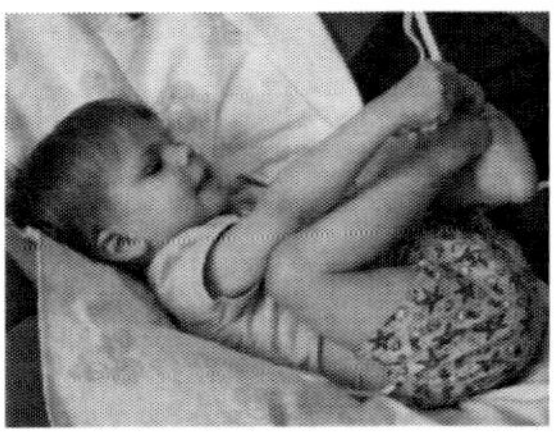

Die Lagerung in der Mulde eines Schwimmrings verhilft Säuglingen zum Erreichen der Füße. Achten Sie darauf, dass der Kopf darin nicht zu stark gebeugt wird. Wasserspielgeräte sind laut Untersuchung von Stiftung Warentest nicht giftstofffrei! Ein mit Luft aufgeblasener Rodelschlitten ist etwas größer und für Kleinkinder geeignet. Die Bespannung in der Ringmitte verhindert das Durchhängen des Körpers. Solche Schlitten bieten mehr Sicherheit wie Schwimmringe. Für kleine Kinder kann man sie nicht nur als Mulde zur aktivierenden Lagerung, sondern auch als ungefährliches Planschbecken zur Wassergewöhnung verwenden. Im Sommer ist der Schlitten zusätzlich als Boot verwendbar.

Am angenehmsten ist die Rückenlage auf dem Schoß der Eltern, solange das Kind klein ist. Stellen Sie dazu Ihre Füße auf eine Fußbank, damit der Kopf des Babys etwas erhöht auf Ihren Knien liegt. Die Beine richten Sie an Ihrem Körper auf. Jetzt können Sie liebevolle Kribbel-Krabbel-Spiele machen. Führen Sie die Arme und Beine Ihres Kindes spielerisch in der Mitte zusammen. Helfen Sie dem Kind, seine Beine und Füße zu berühren und in die Nähe des Mundes zu bringen. Eine Rassel oder ein Schellenband am Fuß fordert zum Greifen und Heranziehen zum Mund auf. Wenn Sie die Schultern Ihres Babys unterstützend nach vorne halten, gelingt es ihm leichter, Kopf und Füße anzunähern. Auf dem Schoß der Eltern fühlen sich Kinder ohne Haltungskontrolle am sichersten.

Auch nachts ist das Spüren von Halt und Enge wichtig. Lassen Sie Ihr Kind in einem gepolsterten Nest schlafen, so dass Kopf und Füße Begrenzung und sanften Widerstand spüren. Kinderbetten werden zum Hineinwachsen gekauft und sind meist zu groß. Man kann sie mit selbst zugeschnittenen Schaumstoffblöcken am Kopf- oder Fußende verkleinern. Mit einem elektrischen Fleischmesser lassen sich von einer Schaumstoffmatratze passende Stücke abteilen.

9.2. Aktivierung beim Transport

Die aktivierende Lagerung mit in etwa 90 Grad gebeugten Hüft- und Kniegelenken als wahrnehmungsfördernde Maßnahme soll beim Ausfahren im Kinderwagen oder Karre und beim Transportieren im Autositz beibehalten werden. Das Auseinanderfallen der Gliedmaßen wird durch enge seitliche Begrenzungen vermieden. Kleine Polster neben die Hüften und Oberschenkel gesteckt verschmälern die Breite des Transportgefährtes.

Damit Säuglinge mit Muskelhypotonie beim Ausfahren in Berührungs- und Sichtkontakt mit ihren Beinen gelangen erhöht man die Unterschenkel auf einem Schaumstoffblock. Die Füße sollen am Fußende des Kinderwagens auf Widerstand stoßen und sich anstemmen können. Mit Hilfe dieser Lagerung kommt es beim Ausfahren zur vibratorischen Druckstimulierung. Der gesamte Muskeltonus wird auf natürliche Weise aktiviert, besonders beim Fahren über holperige Pflastersteine und unebene Wege. Eltern wissen, dass ihre kleinen Kinder gerne lautierend ihre Stimme mitvibrieren lassen.

Beim Ausfahren in der Karre dürfen die Beine von hypotonen Kindern niemals herunterhängend baumeln. Ein breites, rutschfestes Fußbrett ist für Kleinkinder in Sportkarren erforderlich. Der Fußgurt im Buggy scheidet aus. Das Fußbrett muss "mitwachsen", höhen- und winkelverstellbar sein und 90-Grad-Winkel für Hüft-, Knie- und Fußgelenke garantieren. Ein Bügel oder breites Band vor den Unterschenkeln verhindert das Abrutschen vom Brett nach vorne, eine kleine Leiste hinter den Fersen das Abgleiten nach hinten.

Hypotone Kinder sollen nicht in die Karre „hineinwachsen", sondern Muskeltonus aktivierenden Widerstand vom Fußbrett aus spüren.

Ohne sicheren Fußkontakt zu einer festen Unterlage ist die symmetrische Körperaufrichtung nicht möglich und Verformungen des Rückgrates wird Vorschub geleistet. Beim Sitzen in der Karre muss auf eine gerade Haltung mit Stimulierung der Sitzbeinhöcker geachtet werden. Wenn die Wirbelsäule in der Stoffbespannung eines Buggys durchhängt, ist die Aufrichtung nicht mehr möglich. Kleinkinder müssen nicht angelehnt sitzen, sondern dürfen sich frei sitzend ohne Rückenabstützung ausbalancieren. Dabei kommen die Sitzbeinhöcker, kleine rollhügelartige Knochen im Gesäß, zum Einsatz.

Heutzutage werden Säuglinge in abenteuerlich aussehenden Buggys zu früh aufgerichtet, bevor sie genügend Sitzbalance auf dem Schoß der Eltern erwerben. Das von Industriezweigen eingeführte Ausfahren in geländegängigen Sportfahrzeugen, abgewendet vom Gesicht der Eltern, entspricht weder dem kindlichen Bedürfnis nach Blickkontakt, noch baut es die Muskulatur ausreichend auf. Nach meiner Auffassung begünstigt es schlaffe Haltungen bereits im frühen Kindesalter.

Fahrten im Auto eignen sich gut für die Fußarbeit der Kleinen. Die enge Begrenzung im Autositz und die Halbschräglage lässt sich zum Fuß-Fuß-Kontakt nutzen. In erreichbarer Nähe für die Füße wird rasselndes Spielzeug so angebracht, dass es zum Berühren und Bewegen mit den Füßen auffordert.

Fuß-Bein-Begrenzung fördert den Kontakt der Füße mit dem Umfeld und kräftigt die Muskulatur von Beinen, Hüften und Bauch.

9.3. Wickelempfehlung bei auseinander fallenden Gliedmaßen

Damit die Beine von Kindern mit Muskelhypotonie nicht in Froschhaltung auseinander fallen, genügt oft ein langer Schal oder eine breite elastische Binde, die achtförmig um die Oberschenkel geschlungen wird. Die Unterschenkel und Füße sollen Bewegungsfreiheit haben. Durch die Annäherung der Beine kommt es zum wichtigen Fuß-Fuß-Kontakt. Für

Säuglingsbeine reicht ein Stirnband oder eine kleine elastische Binde aus. Diese einfache Wickelmethode zielt darauf ab, dass die Füße sich berühren und spüren und die Fersen auf die Unterlage gestemmt werden können.

Wenn hypotone Beine ausgestreckt mit nach außen gedrehten Fußspitzen reglos auf der Unterlage aufliegen, ist eine stabilere Wickelmethode wie oben beschrieben erforderlich. Da die Außendrehung an den Hüftgelenken beginnt, müssen diese in das Wickeln einbezogen werden. Man benötigt ein quadratisches dünnes Baumwoll-, Seiden- oder Leinentuch, das zum Dreieck gefaltet wird. Die Spitze zeigt nach unten. Legen Sie das Baby oder Kleinkind mit dem Beckenkamm an den oberen Rand des Tuches. Die langen Enden des Dreiecks werden über der Körpermitte gekreuzt, von innen nach außen um die Oberschenkel geschlungen, danach von außen zur Mitte geführt und dort verknotet.

Die Breite des Dreieckstuches muss zweimaliges Umschlingen der Oberschenkel ermöglichen. Für Frühgeborene und junge Säuglinge reichen Mullwindeln aus, für ältere Kinder ein zu ihrer Größe passendes Baumwoll- oder Leintuch. Achten Sie auf fein gewebte Naturmaterialien, um die Regelung der Körpertemperatur zu unterstützen. Das Wickeln staut die Körperwärme. Ihr Kind sollte im unteren Bereich nackt oder nur dünn bekleidet sein. Die Fußzehen müssen frei sein zum Spüren. Zu warmes Einpacken senkt den Muskeltonus, und die gewünschte sensomotorische Aktivierung bleibt aus.

Nur die Muskulatur von Hüften und Oberschenkeln wird vom Tuch umschlossen, wobei Knie, Unterschenkel und Füße frei bleiben. Die Oberschenkel werden auf Hüftbreite angenähert, so dass die Füße sich im Freiraum berühren. Die Beugung der Beine zum Bauch hin gelingt auch hypotonen Kindern mit dieser Wickelmethode. Mit den Füßen im Blickfeld wird Körperwahrnehmung und visumotorische Koordination ermöglicht.

Um die Hände in der Körpermitte zusammen zu bringen, benötigen einige schwer betroffene Kinder mit Muskelhypotonie eine besondere Lagerung und spezielle Hilfestellung. Greifen und Spielen wird mit einem *Schultertuch unterstützt. Man legt ein zum Dreieck gefaltetes Tuch unter den Schultergürtel und um die Schultergelenke herum. Die langen Zipfel führt man über den Brustkorb des Kindes zum anderen Arm. Ähnlich wie beim

Umwickeln der Oberschenkel werden die Oberarme von innen nach außen und zur Körpermitte hin mit den gekreuzten Tuchzipfeln achtförmig umschlungen. Die Unterarme und Hände bleiben zum Erkunden des Körpers und zum Spielen frei. Dieses Wickeln unterstützt das Anheben der Arme gegen die Schwerkraft, indem es die Schultern nach vorne bringt und das Absinken der Oberarme verhindert.

Da Körperkontakt ein ständiges Bedürfnis von Säuglingen und Kleinkindern ist, soll vor allem während der wachen Tageszeit eigenes Berühren unterstützt werden. Doch auch beim Schlafen verhindert das Wickeln der Gliedmaßen zur Körpermitte hin ihr Auseinanderfallen. Bei ausgeprägter Muskelhypotonie ist es empfehlenswert, das Wickeln nachts beizubehalten als Ergänzung zur engen Lagerung. Auf diese Weise können hypotone Kinder sich selbst durch Hand-Mund-Kontakt beruhigen. Möglicherweise verringert das Wickeln der Beine die Gefahr von Fehlstellungen der Hüftgelenke, wie sie bei ausgeprägter Muskelhypotonie vorkommen können.

* Eine erweiterte Beschreibung über das Schultertuch mit grafischer Darstellung und Fotos gibt die Physiotherapeutin Renate Holtz in ihrem Buch: Therapie- und Alltagshilfen für zerebralparetische Kinder, erschienen im Pflaum Verlag München 2004. Auf diese Quelle nehme ich Bezug.

10. Vom Tragling zur tragfähigen Muskulatur

Das Wohlbefinden von Neugeborenen und Säuglingen hängt wesentlich davon ab, wie umfassend sie Körperkontakt erfahren. Wenn sie von liebevollen Händen unterstützend hochgenommen und auf dem Arm gehalten werden, so fühlen sie sich geborgen. Noch bevor sie sich selbst aktiv bewegen können, lernen Babys, sich an Bewegungen von Erwachsenen anzupassen. Innerhalb weniger Monate verbessert sich ihre aufrechte Kopf- und Rumpfhaltung beim Anlehnen und Tragen. Die Handhabung von Säuglingen erleichtert sich in dem Maße, wie sie mithelfen, sich entgegenstrecken und anspannen. Beim Getragenwerden üben sie die aufrechte Haltung ein. Halt geben und Widerstände am Körper spüren wirkt sich rückkoppelnd auf den Muskeltonus aus.

Bei Säuglingen und Kindern mit motorischen Entwicklungsverzögerungen ist Vorsicht beim Hochnehmen geboten. Sie können sich selbst nicht ausreichend stabilisieren, den Kopf beim Aufrichten ausbalancieren und den Rumpf nicht in der Mitte halten. Der Kopf hängt meist nach hinten und der Körper überstreckt sich. Die Arme sind gestreckt anstatt angebeugt. Beim Ziehen an den Händen sind die Gelenke ungenügend geschützt und gefährdet für Gelenkschädigung durch Überstreckung. Kinder mit muskulärer Hypotonie dürfen nie ruckweise nur an den Händen hoch gezogen werden, sondern benötigen rumpfnahe Unterstützung. Diese Kinder können so zu sagen nicht mithelfen.

Jedes Wickeln, Anziehen und Herausnehmen aus dem Bett und Kinderwagen kann mit einer Stabilisierungsübung verbunden werden. Sorgen Sie für eine Beugehaltung des Kopfes mit einem Keilkissen oder Ihren unterstützenden Händen, bevor Sie das Kind aufnehmen. Wenn Sie zusätzlich den Schultergürtel eng umfassen, erleichtern Sie dem unsicheren Kleinen die enorme Schwerarbeit, den Kopf in der Körpermitte zu balancieren. Zur Vorbereitung des Hochnehmens können Sie die Bauchmuskeln an den unteren Rippenbögen beginnend mit flächigem Händedruck Richtung Schambein vibrierend stimulieren. Das erleichtert hypotonen Säuglingen den Kopf für kurze Zeit gebeugt zu halten. Das Auseinanderfallen der Beine verhindert man durch Aufstellen der Fersen auf die Unterlage oder gegen den Körper der Eltern. Probieren Sie aus, welche Unterstützung Ihrem Kind die meiste Eigenaktivität ermöglicht.

Je sicherer sich instabile Kinder in Rückenlage bei erhöhter Kopflagerung fühlen, desto eher werden sie beim Hochnehmen mithelfen.

Plötzliches Hochnehmen verunsichert unsichere Kinder zusätzlich.

Ruckartiges Ziehen an den Armen schadet den Gelenken hypotoner Kinder.

Bereits in der zweiten Säuglingshälfte bis ins Grundschulalter hinein empfindet der tragende Erwachsene nicht das volle Gewicht des Kindes, dessen Muskulatur ausdauernd spannungsfähig ist.

Säuglinge und Kinder mit hypotoner Muskulatur fühlen sich ungewöhnlich schwer an. Ihre Arme und Beine „hängen“ am Körper der Eltern herab wie bei einer biegsamen Puppe. Sie klammern sich nicht mit den Armen fest und pressen die Beine nicht um den Körper des Erwachsenen. Sie drohen herabzurutschen, weshalb man beide Hände braucht, um sie zu stabilisieren.

In der westlichen Zivilisation werden kleine Kinder getragen, ohne dass sie wesentlich dabei mithelfen. Tragegestelle haben einen Anteil daran, sie vermindern das eigenständige Aufrichten des Kindes am Körper der Eltern. Viele Kleinkinder lassen sich genießend hängen, wenn der Vater sie trägt. Aktives Festhalten darf vom Einjährigen und älteren Kind verlangt werden. Gesunde Kinder sitzen mit acht Monaten gerne auf der Hüfte der Eltern oder auf deren Schultern und lernen, sich im Schritttempo auszubalancieren.

Kinder mit Muskelhypotonie fühlen sich beim Tragen schwer an, weil sie ihre Beine nicht an den Körper des Erwachsenen pressen und sich nicht dem Bewegungsrhythmus anpassen können. Sie brauchen Unterstützung, damit ihre Gliedmaßen nicht passiv herunterhängen. Günstig ist das enge Tragen am Körper der Eltern mit gut abgestützter Wirbelsäule und in Mittelstellung gehaltenen Armen und Beinen.

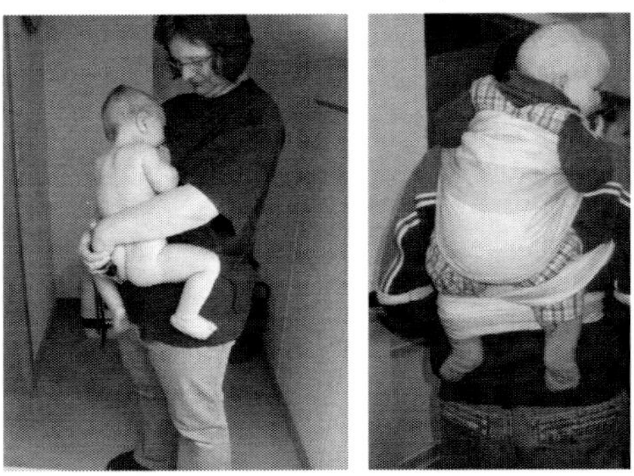

Linkes Bild: Säuglinge ohne Entwicklungsstörungen stabilisieren sich in jeder Haltung. Sie fühlen sich nicht schwer an und benötigen wenig Unterstützung. Rechts: Das Tragetuch oder der Sitzsack soll den Rumpf unter den Sitzbeinhöckern stabilisieren, ähnlich einer haltenden Hand. Die langen Enden des schmalen Tuches werden nach dem Castillo-Morales-Konzept um die Beine "geflochten", um das Herabhängen der Gliedmaßen zu verhindern.

Das enge Tragen ist eine sinnvolle Maßnahme zur Gleichgewichts- und Körperwahrnehmung bei Kindern mit Muskelhypotonie. Das Tragetuch soll mindestens 5 bis 7 m lang sein, damit man es mehrmals um den Körper und zusätzlich um die Beine des Kindes schlingen kann.

Bevor man ein hypotones Kind ins Tragetuch legt, kann man es in eine kleine Decke einpucken, so wie es in den meisten Kulturen vor der Verbreitung des Kinderwagens üblich war. Dann spürt es den doppelten Halt und bekommt Impulse für Wahrnehmung und Bewegungssinn.

Auch die Känguruh-Trage-Haltung ist bei hypotoner Muskulatur möglich, denn die Anlehnung an den Rücken der Eltern und der Blick über deren Schultern fördert die aufrechte Haltung des Kindes. Das Tuch oder der Sitzsack muss stützend unterm Gesäß anliegen. Durch den Impuls unter den Sitzbeinhöckern kann sich die Wirbelsäule gerade aufrichten.

Das Tragen von Kindern auf der Hüfte wird bei Naturvölkern viel praktiziert. Das Kind ist dabei aufgefordert sich an die Körperseite der Mutter zu klammern, ein gutes Muskel- und Gleichgewichtstraining! Nur ein schmaler Tragegurt unterstützt das Gesäß, damit der Erwachsene die Hände frei hat. Hierzulande können Eltern eine sattelartige Hüfttrage erwerben, Easy Rider genannt, worauf das Kleine sicher im Reitsitz ist. Diese Unterstützung ist für hypotone Kleinkinder empfehlenswert und verhindert das Herabrutschen, und beim Erwachsenen bleibt die Wirbelsäule gerade.

Hypotone Kinder fühlen sich beim Tragen schwer an und drohen beim Verlust der Unterstützung herunterzufallen (Mehlsack-Syndrom).

Ein stabiler Sitzsack oder ein doppelt angelegtes Tragetuch geben genügend Halt.

11. Die Bedeutung des Krabbelns für die Koordination

Die meisten Säuglinge beginnen ab dem achten Monat mit den ersten Krabbelversuchen, wenn sie genügend muskuläre Stabilität zur Aufrichtung auf alle vier Gliedmaßen erworben haben. Anfangs krabbeln sie langsam mit noch wenig Gewichtsverlagerung, um die Rumpfbalance nicht zu gefährden. Nach ein- bis zweimonatigen Üben kosten sie die neue Fortbewegungsart voll aus. Sie krabbeln schnell und sicher mit fließenden Bewegungen der Gliedmaßen. Zwischen dem Schulter- und Beckengürtel stellen sich kleine, gegenläufige Bewegungen ein, die als Rotation oder Stellreaktionen bezogen auf Veränderungen im Rumpf bezeichnet werden.

Wie kleine Athleten kriechen die meisten Kinder gegen Ende der Säuglingsphase unter und auf Möbel, erkunden Podeste und Hindernisse. Mit dieser schnellen und sicheren Fortbewegung erobern Krabbelkinder alle Räume drinnen und draußen. Die Stufen im Treppenhaus oder vor der Haustür werden abwärts krabbelnd überwunden. Vorsichtig tasten sich die Füße nach unten. Nur ganz selten passiert dabei ein Ausrutscher. Beim Krabbeln lernen kleine Kinder Tiefen und Höhen optimal einzuschätzen. Die räumliche Wahrnehmung kommt in der Krabbelphase auf einen Höhepunkt, der im Laufalter nicht mehr erreicht wird.

Die meisten Babys robben und krabbeln zwischen dem 7. bis 12. Monat bevor sie selbstständig sitzen und laufen lernen. Nur ein kleiner Teil der Säuglinge lässt die Fortbewegung auf allen Vieren aus, rutscht im Sitzen auf dem Gesäß (Porutscher), oder zieht sich von der Bauchlage direkt in den Stand.

11. 1. Krabbeln fördert viele Fähigkeiten:

- die komplexe Koordination aller Gliedmaßen
- vielfältige Gewichtsverlagerungen
- variantenreiche Erfahrungen mit der Balance
- Geschicklichkeit beim Transportieren von Gegenständen
- motorisches Planen beim Überwinden von räumlichen Hindernissen
- Lernen an Unebenheiten und Widerständen auf dem Weg
- räumliche Vielfalt entdecken mit Ansichten der unteren Raumwelt
- Perspektivenwechsel für die visuelle Wahrnehmung
- Erweiterung der Blickwinkel und Augenmotorik

Koordiniertes Krabbeln fördert die neuronale Verknüpfung der Hirnareale für Wahrnehmung und Motorik. Mit räumlichen und örtlichen Erkundungen verbessern sich Geschicklichkeit, Orientierung und das Bewegungstempo.

Säuglinge, die eine Treppe vorsichtig abwärts krabbeln, fallen dieselbe nicht hinunter. Sie gewinnen sensorische Eindrücke über räumliche Tiefen. Zeitlebens verlässt man sich auf diese in der frühen Kindheit erworbene

Tiefensensibilität. Unebene Böden untersuchen wir nicht bewusst mit den Augen, sondern bewältigen sie durch motorische Anpassung. Auch Treppenstufen gehen wir nicht mit gesenktem Kopf hinunter, sondern schauen geradeaus. Vielfältiges Überwinden von Hindernissen im Kindesalters, sowie Klettern auf Turngeräte, Leitern und Bäume fördern Bewegungsfreude und Sicherheit. Solche Erfahrungen verringern die Unfallgefahr.

Kinder, die Krabbeln auf allen vier Gliedmaßen auslassen und mit verminderter räumlicher Orientierung zum Gehen kommen, sind mit Stufen und Absätzen unerfahren. Ihnen fehlt buchstäblich die Rücksicht, die rückwärts gerichtete Umsicht. Senkrechtstarter und kleine Schnellläufer bewegen sich unbedacht. Wenn Kinder nicht inne halten lernen, prägt sich die motorische Impulskontrolle weniger aus. Waghalsigkeit bringt Sturzgefährdung mit sich. Ohne ausreichende innere Bremse stoßen Kinder an Kanten, stolpern oder rennen etwas um. Es lohnt sich nachzufragen, ob ein „aneckendes“ Kind vorsichtig rückwärts gekrabbelt ist.

Mit dem Tastsinn des Körpers wird die Umwelt genauestens erkundet. Das Spüren erfolgt mit langsamen, vorsichtigen Bewegungen. Bei schnellem Tempo fühlt man weniger intensiv. Wenn Säuglinge und Kleinkinder in einer anregenden Umgebung viel Zeit auf dem Boden verbringen, die Wohnung, den Garten, den Sandplatz krabbelnd erobern, empfangen sie über Handteller und Fußrücken, Finger und Zehen wertvolle sensible Informationen.

Beim Krabbeln im Vierpunktegang werden die Gelenke der Arme und Beine im Wechsel von Beugung und Streckung gleichmäßig belastet. Die Kontrolle und Koordination aller Gliedmaßen wird besonders geschult. Die wechselnde Belastung von Hand-, Ellbogen- und Schultergelenken stimuliert die Muskulatur der Arme und des Oberkörpers. Der Schultergürtel gleicht den Belastungsdruck durch feine Gegenreaktionen aus. Mit der Stabilisierung des Schultergürtels wird der Körper auf jene Kraft vorbereitet, die man zu ausdauernden Tätigkeiten braucht.

Mit den langsamen, gleitenden Bewegungen der Beine stellen sich die Hüftgelenke auf das Gehen ein. Sie sind in Beziehung zu den Bewegungen der Arme nicht seitengleich, sondern über Kreuz koordiniert. Das beim

Krabbeln erworbene Zusammenspiel aller vier Gliedmaßen wirkt sich auf die Geschmeidigkeit des Gehens aus und ist am Gangbild wieder zu erkennen.

Um die körpereigene Schwerkraft zu überwinden benötigen gesunde Säuglinge mindestens 10 bis 12 Monate und entwicklungsverzögerte Kinder mit Muskelhypotonie etliche Monate länger. Der Mensch ist sozusagen ein Emporkömmling. Der Begriff „empor kommen“ steht für Erfolg, hinter dem Leistung und Anstrengung steckt. Säuglinge, die man zu früh passiv aufrichtet und an der Hand oder im Gehfrei laufen lässt, bleiben in der Ausreifung ihrer Koordination zurück. Sie zeigen weniger Interesse für räumliche Erkundungen in niedrigeren Positionen. Das Fortbewegen auf allen Vieren erfordert mehr muskuläre Anstrengung und komplexere Balance wie bei vertikaler Aufrichtung.

Viele Kinder, die ohne eigene Anstrengung Zugriff auf die obere Welt von Tischen, Stühlen und Regalen erhalten, sind nicht selten sensorisch überreizt. Sie wollen alles auf einmal, halten bei keiner Entdeckung inne und sind unter Umständen motorisch unruhig. Wenn sie den Erwachsenen perspektivisch näher kommen, vermissen sie eventuell Bodenhaftung. Sie suchen weniger wie andere Säuglinge Krümel und Fusel vom Boden auf. Den Eltern ist das meist recht, weil Ungenießbares nun nicht in den Kindermund gelangt. Das Finden und Aufheben kleiner Teilchen schult Zeigefinger und Daumen -, ein Schritt zum Begreifen und zur Entwicklung der Handmotorik! Fehlende sinnliche Erfahrungen des Greifens wirken sich nicht nur auf die Feinmotorik aus, sondern möglicherweise auf Begriffsbildungen, wie der Name sagt.

11.2. Wenn entwicklungsverzögerte Kinder nicht krabbeln ...

Viele entwicklungsverzögerte Kinder mit Muskelhypotonie überspringen die Krabbelphase. Ihre Kraft reicht zum Spielen am Boden nicht aus. In niedriger Haltung sehen sie wenig. Den Kopf in Verlängerung der Wirbelsäule einzustellen fällt ihnen im Vierpunktestand besonders schwer. Deshalb überstrecken hypotone Kinder den Kopf nach hinten, um ihr Blickfeld zu erweitern. Dabei nimmt die Überdehnung der vorderen Halsmuskulatur noch zu. Diese auf Muskelhypotonie hinweisende Kopfhaltung nennt man im therapeutischen Sprachgebrauch Reklination.

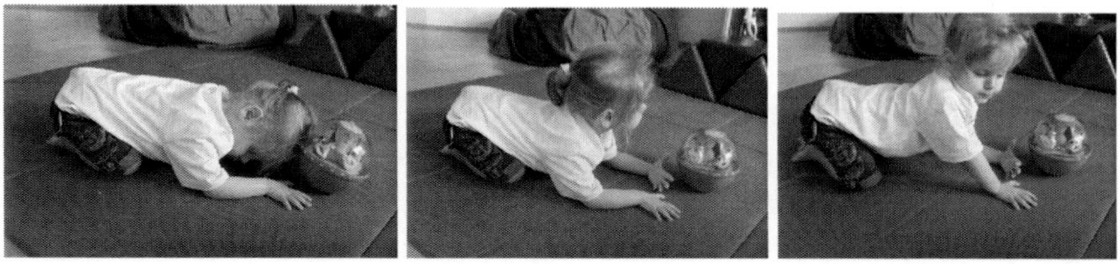

Die Bildreihe zeigt den Versuch eines 3jährigen Mädchens mit Muskelhypotonie, sich in den Vierpunktestand aufzurichten. Das Gesäß bleibt in Bodennähe, der Rücken hängt durch und der Kopf wird überstreckt (mittleres Bild). Freies Krabbeln ist nicht möglich.

Hypotone Kinder, die das Krabbeln überspringen, ziehen sie sich an der Kleidung der Eltern und an Möbeln in den Stand hoch. Bei diesem plötzlichen Emporkommen fehlt noch Gleichgewicht. Freies Stehen lässt auf sich warten. Beim hastigen Hochziehen wird die notwendige Feinabstimmung des Körperschwerpunktes nicht eingeübt. Wir kennen Gewichtsverlagerungen vom Standbein zum Spielbein. Positionswechsel, die zur Aufrichtung erforderlich sind und bei Muskelhypotonie ausbleiben, beeinflussen die Motorik zeitlebens. Sobald sich die Mitte des Rumpfes verschiebt, fehlt ausgleichende Balance. Die Kinder fühlen sich verunsichert. Ihre Bewegungen wirken eckig und abrupt ohne Geschmeidigkeit. Wenn die Krabbelphase ausbleibt, kommt es weniger zur Stimulierung der Muskulatur der Gelenke des Schulter- und Beckengürtels. Schlenkernde, hyperkinetische Bewegungen prägen das Erscheinungsbild. Bei Tätigkeiten fehlt das Gefühl für Kraft und Druck.

Aus hypotonen Kindern werden vermutlich keine genialen Fußballspieler, denn ihre Auge-Fuß-Koordination ist unzureichend. Sie lassen sich beim Ballspiel unangemessen häufig auf die Knie oder der Länge nach auf den Boden plumpsen. Gerne imitieren sie Fußballer, deren Verhalten sie im Fernsehen beobachten. Das gewagte Fallen der Kinder ist jedoch kein Zeichen für Mut oder Geschicklichkeit, sondern kennzeichnet die muskuläre Instabilität bei Positionswechseln. Häufiges Fallen auf Knie und Kopf ohne Abstützen weist auf mangelnde Haltungskontrolle hin und kann die Gelenke nachhaltig schädigen.

Wenn Kinder mit Muskelhypotonie nicht krabbeln, fällt bei der Beobachtung der Motorik (Motoskopie) im frühen und vor allem im späteren Kindesalter Folgendes auf:

- Der Kopf wird nicht ausreichend stabilisiert, sondern überstreckt oder seitlich geneigt.

- Eine nicht früh behandelte asymmetrische Kopfhaltung kann zur Entstehung eines Schiefhalses führen.

- Die Rumpfaufrichtung ist häufig nicht seitengleich, sondern in den Achsen von Schulter- und Beckengürtel leicht verschoben.

- Die Seitneigung des Rumpfes aus der Mitte heraus wird vermieden.

- Hypotonen Kindern fällt es schwer, etwas vom Boden aufzuheben.

- Zur Schwerpunktverlagerung fehlt die erforderliche Balance.

- Die Kinder sitzen ohne ausreichende Aufrichtung der Wirbelsäule mit rundem Rücken. Kyphosen und Skoliosen können sich ausprägen.

- Beim Sitzen wird der Kopf auf eine oder beide Hände abgestützt oder auf dem Unterarm abgelegt.

- Das unruhige Sitzen und Herumrutschen auf dem Stuhl erweckt den Eindruck von Unaufmerksamkeit. Das motorische Symptom mangelnder Haltungskontrolle wird oft als Aufmerksamkeitsstörung interpretiert.

- Das motorisch unruhige Verhalten kann aus der verfrühten Vertikalisierung im Säuglingsalter mit Reizüberflutung resultieren. Die in die Ferne gerichteten Sinne wie Sehen und Hören können übermäßig stimuliert worden sein.

- Unzureichende Körperwahrnehmung äußert sich in Ungenauigkeit beim Tasten und Berühren von Gegenständen. Das Fingerspitzengefühl ist eingeschränkt. Im Vorschulalter fällt das Malen eines Menschen schwer. Viele betroffene Kinder vermeiden Malen oder malen undifferenzierter wie Gleichaltrige.

- Ungeschicklichkeiten in der Groß- und Feinmotorik werden mit zunehmenden Kindesalter deutlich.

- Das Stolpern über die eigenen Füße kommt wegen mangelnder visumotorischer Koordination vor.

- Manche motorisch unruhigen und aktiven Kinder neigen zu defizitärer Aufmerksamkeit.

Der Verlust der Krabbelphase bei Entwicklungsverzögerung in Verbindung mit Muskelhypotonie kann sich vermindernd auf Balance und Koordination auswirken.

Da Schulter- und Beckengürtel von Muskelhypotonie mitbetroffen sind, ist auch die Stabilität von Armen und Beinen beeinträchtigt.

Für hypotone Kinder ist das Ausbleiben der Krabbelphase immer ein Verlust bezogen auf ihre Körper- und Umweltwahrnehmung, Haltungskontrolle, Positionswechsel, Gleichgewicht, Rotation und Koordination.

Ungeschicklichkeit hat Auswirkungen auf das seelische Befinden. Mangelndes Selbstbewusstsein verringert Motivation und Antrieb. Das Entwicklungstempo von Kindern mit Muskelhypotonie kann sich in allen Bereichen verzögern.

11.3. Wenn hypotone Kinder krabbeln...

Viele entwicklungsverzögerte und einige hypotone Kinder krabbeln über einen langen Zeitraum. Sie trauen sich nicht in die vertikale Position, weil sie ihren Balanceverlust ängstlich registrieren. Möglicherweise haben sie beim Stehen und Gehen negative Erfahrungen gemacht, sind gestolpert und ungeschützt auf den Kopf gefallen. In solchen Fällen lässt das freie Gehen auf sich warten, und die Eltern fragen sich besorgt, wann ihr Kind endlich läuft.

Die meisten Kinder mit Muskelhypotonie bevorzugen jedoch die vertikale Aufrichtung. Mit dem Gehen, und sei es an der Hand, verspüren sie endlich Spaß an der Fortbewegung. Langsame, im Antrieb verminderte Kinder holen jetzt auf. Einige von ihnen lernen noch Krabbeln nach dem sie bereits Laufen können. Das klingt paradox, ist jedoch abhängig vom Gewicht des Kopfes, das aufrecht leichter zu tragen ist wie im Vierfüßlergang. Selbst ein schwerfälliger, hypotoner Gang ist einfacher zu koordinieren, wie das Rutschen auf den allen Vieren am Fußboden.

Beim Krabbeln mit Muskelhypotonie wird der Kopf nach hinten überstreckt und die vordere Halsmuskulatur überdehnt (Reklinationshaltung).

Der Kopf kann nicht in verlängerter Achse zum Rumpf stabilisiert werden, sondern sinkt ab. Beim Schauen nach unten scheint der Kopf „herunter zu fallen“, sinkt abrupt ab.

Bei Positionswechseln fällt der Kopf in die Richtung der Schwerkraft, ohne sich zur Körpermitte und Gegenseite zu orientieren, um die Balance wieder herzustellen.

Die Kopfkontrolle geht bei schnellem Krabbeln über Hindernisse verloren.

Bei muskulärer Hypotonie fehlt in der Vierpunkteposition die Bauchspannung. Der Bauch hängt schlaff nach unten. Die Wirbelsäule kommt ins Hohlkreuz. Die Rumpfstabilität reicht nicht aus (mangelnde dorsal-ventrale Kontrolle).

Die fehlende Rumpfstatik und Rotation wird durch zu schnelles, ruckartiges Krabbeln kompensiert. Kinder mit Muskelhypotonie transportieren beim Krabbeln keine Spielzeuge, wie es reife Säuglinge lieben.

Die Arme werden manchmal nicht rechtzeitig nach vorne gestreckt, dann fällt das hypotone Kind ohne Abzustützen auf das Gesicht.

Die Schulterblätter stehen wie „Flügel“ nach außen (Scapula alata).

Die Unterschenkel haben beim Krabbeln wenig Kontakt zur Bodenfläche, sondern sind angehoben. Normalerweise gleiten sie mit.

Die Füße haben beim Krabbeln keinen Bodenkontakt. Spürinformationen gehen verloren.

Wenn Kinder mit Muskelhypotonie auf allen Vieren kriechen, so stellt dies hohe Anforderungen an ihre Koordination. Sie krabbeln in jedem Zeitabschnitt ihrer Entwicklung zu schnell. In der Säuglingsphase kriechen sie selten rückwärts. Das rückwärtige Krabbeln müsste vorsichtig und langsam erfolgen. Die hastigen, unsicheren Krabbler zeigen weniger Ausdauer im Überwinden von räumlichen Hindernissen. Eng stehende Möbel erfordern besonderes Geschick. Das Problemlöseverhalten ist mit dem frühkindlichen Holen, Wiederholen, beliebter Dinge verbunden - ein früher Baustein zur räumlichen Orientierung und motorischen Planung.

Auch ältere Kinder mit Muskelhypotonie behalten im Kindergarten- und Schulalter dieses hastige Krabbeln mit abgehobenen Unterschenkeln bei. Beim Verweilen im Vierpunktestand, wenn man sie auffordert einen Arm und ein Bein anzuheben, verlieren sie die Balance. Die fließende Koordination von Armen und Beinen fehlt. Das Krabbeln wirkt ruckartig.

Einige stärker von Muskelhypotonie betroffene Kinder stabilisieren ihren Kriechgang durch Vermeidung von Ausgleichsbewegungen zwischen den Gliedmaßen. Sie ziehen beide Beine gleichzeitig ruckartig unter das Gesäß. Damit wirkt das Krabbeln wie ein Häschensprung. Dieses „Häschenhüpfen" wird von einigen Therapeuten als Reflex angesehen. Sie meinen darin einen Überrest aus der frühen Säuglingszeit zu sehen. Den Muskeltonus abrupt verändernde sogenannte tonische Nackenreaktionen kommen gelegentlich bei Neugeborenen und bei frühkindlich hirngeschädigten Kindern vor. Die Auffassung, dass im späteren Kindesalter ohne diagnostizierte Bewegungsstörung noch symmetrische und asymmetrische Nackenreaktionen auftreten, ist vernachlässigungswürdig. Heutzutage betrachtet man Säuglinge nicht mehr als von Reflexen abhängige Wesen, sondern weiß, dass sie zu komplexen sensomotorischen Koordinationen fähig sind.

11.4. Krabbelempfehlungen für zu Hause

Krabbeln ist eine wichtige Bewegungsart zur Stabilisierung der gesamten Skelettmuskulatur. Vor einigen Jahrzehnten war Kriechen als Behandlungsmethode bei Haltungsschwächen und Skoliosen üblich. Säuglinge, die nicht mit allen Körpersinnen die Umwelt erspüren, entwickeln oftmals im weiteren Kindesalter Bewegungsstrategien mit eher unruhigem Verhalten. Kinder mit mangelnder Vorsicht und Rücksicht sollten unabhängig von ihrem Alter die langsame Bewegungsart schleichenden Kriechens ausprobieren. Kinder mit Aufmerksamkeitsdefiziten lernen auf allen Vieren ihre motorischen Impulse besser zu hemmen, als beim Rennen. Die Wahrnehmung wird noch einmal mit neuer Orientierung auf den nahen Boden gelenkt. Ruhige, langsame Bewegungen könnten sich rückkoppelnd auf das kindliche Verhalten auswirken, auf Abwarten und überlegtes Handeln.

Krabbeln verlangsamt das psychomotorische Tempo und fördert Aufmerksamkeit mit intensiver Körper- und Raumwahrnehmung. Krabbeln stabilisiert den Muskeltonus und verbessert die Koordination.

Für Krabbelübungen zu Hause benötigen Kind und Eltern Anleitung von einer Ergo- oder Physiotherapeutin oder von sportmedizinisch geschulten Pädagogen. Es besteht die Gefahr, dass die unstabilen Armgelenke im Vierfüßlergang überbelastet werden. Die Finger sind besonders weich und biegbar. Wenn hypotone Kinder auf den Unterarmen kriechen, schützen sie ihre Handgelenke und Finger vor der Überdehnung.

Die Überstreckung des Nackens wird vermieden, wenn das Kind mit dem Kopf ein großes Polster oder eine kleine, gefüllte Kiste schiebt. Mit Widerstand am Kopf streckt sich die Wirbelsäule horizontal in einer Längsachse. Die Kopfbeugung wird geübt, wenn das Kind mit der Stirn und einem Tuch am Boden entlang wischt. Ein Kriechtunnel steigert die Motivation, und Gegenstände können vor- und rückwärts hindurch transportiert werden. Hohe und niedrige Hindernisse, die über- und unterquert werden, stellen Anforderungen an die Bewegungsplanung und Koordination.

Eine Treppe hinauf und wieder hinunter krabbeln verlangsamt das Tempo und fördert das Tasten mit den Füßen. Antriebsschwache Kinder sollen nicht auf Treppen getragen werden, sondern täglich Treppenstufen hinauf und mehr noch hinunter krabbeln. Auf diese Weise bereitet man sie auf die Umwelt und Klettern auf dem Spielplatz vor.

Eltern, die gemeinsam mit ihrem entwicklungsverzögerten Kind am Boden turnen, fördern dessen Bewegungsfreude. Kleinkinder kriechen gerne unter den Erwachsenen hindurch. In der Enge nehmen hypotone und motorisch unruhige Kinder sich selbst wahr und bauen Muskelspannung auf. Die Höhle unter dem Körper des Vaters ist ein fröhliches Rollenspiel und verdient einen Tiernamen: großer Bär mit kleinem Bär. Aktiven Widerstand benötigen hypotone Kinder mindestens eine halbe Stunde jeden Tag. Motorisch unruhige, Reiz überflutete Kinder brauchen mehrmals täglich Halt im Körperkontakt.

Das Nachahmen von vierfüßigen Tieren ist spaßig mit Bewegungen, Stimmen und Geräuschen. Ältere Kinder dürfen „Raubtierspiele“ auf einem Sand- oder Rasenplatz machen, ganz Mutige balancieren auf allen Vieren über liegende Baumstämme. Eine niedrig über den Boden gelegte Leiter motiviert zum Kriechen. Ein großer Pappkarton oder eine Holzkiste dienen als Höhle, in der man sich rückwärts kriechend verstecken kann. Tische, Schreibtisch und Stühle lassen sich in jeder Wohnung zu Tierhöhlen umfunktionieren. Beliebt, spürbar und sinnvoll ist auch das Versteckspiel im Schrank. Je enger der Platz ist, desto mehr Planung, Anstrengung und Koordination muss das Kind einbringen.

12. Beobachtungen zur Kopfhaltung

Wenn die Rumpf- und Nackenmuskulatur hypoton ist, hilft der Körper sich manchmal mit einer kompensatorischen Gegenspannung, die heutzutage oft als "Blockade" fehl gedeutet wird. Gutgemeinte Empfehlungen zu unwirksamen Therapien für Selbstzahler folgen. Nackenverspannungen sind bei Kindern eher selten. Sie können auf muskuläre Insuffizienz hindeuten. Die Einschränkung der Kopfbeweglichkeit, verbunden mit mangelnder Schulter- und Oberkörperdrehung ist häufig ein Schutzmechanismus im Zusammenhang mit instabiler Muskulatur. Mit vermindert Kopfdrehung dezimiert sich zwangsläufig das Blickfeld. Blicklabore und Trainingsbrillen kommen in Mode, treffen jedoch nicht den Kern der komplexen Probleme von Kindern mit Schulschwierigkeiten.

Zur Klärung, ob die vielschichtigen Probleme mit Muskelhypotonie in Verbindung stehen, sind Beobachtungen zur Kopfhaltung aufschlussreich. Man fordert das Kind auf, einen flachen Gegenstand mit dem Kinn fest zu halten. Kann der Kopf ausreichend gebeugt werden? In Rückenlage, im Vierpunktestand oder beim Krabbeln treten Schwierigkeiten deutlicher hervor als beim Sitzen.

Man beobachtet die Kopfhaltung am besten in Positionen gegen die Schwerkraft:
O Bilden Halswirbelsäule und Wirbelsäule eine Längsachse?
O Ist die Längsachse von Kopf und Rumpf asymmetrisch verschoben?
O Besteht eine gewohnheitsmäßige Schiefhaltung des Kopfes zu einer Seite?
O Musste im Säuglingsalter eine Haltungsasymmetrie oder ein Schiefhals behandelt werden?

Die Drehfähigkeit des Kopfes ist in Rücken- oder Bauchlage und im Vierpunktestand überprüfbar. Bei fehlender freier Kopfdrehung ist das Blickfeld auffällig eingeschränkt:
O Kann das Kind den Kopf seitlich bis zur Schulter wenden?
O Kann es zur Seite sehen oder ist das seitliche Blickfeld eingeschränkt?
O Kann es in Bauchlage und Vierpunktestand seitlich nach hinten schauen?
O Beobachtet das Kind Dinge im Raum in allen Richtungen mit Kopfwendung?
O Kann es in Rückenlage Fußzehenspiele verfolgen?
O Kann es zwischen den Zehen Fusel und Körnchen entfernen?
O Kann es ausreichend abwärts schauen, nach unten links und rechts sehen?
O Stolpert es häufig über kleine Kanten?
O Stolpert es wiederholt über dieselbe Unebenheit?

Wenn Kinder die Schultern hoch ziehen, um den Nacken zu stabilisieren, könnte die Kopfhaltung instabil sein. Viele überstrecken den Hals nach hinten, um das Absinken nach vorn zu vermeiden. Manche erfinden Bewegungen, die den Kopf "schützen" oder die Schwierigkeiten überspielen. Einige nesteln mit den Fingern am Mund herum. Andere erzeugen Muskelspannung, in dem sie die Lippen zusammen pressen oder die Augen zusammen kneifen. Einige Schulkinder kauen am Pullover, um das Absinken des Kopfes zu verhindern. Speichelfluss und Grimassen schneiden kommen vor. Haltungsschwächen werden auf vielfältige Weise kompensiert. Kinder sind erfinderisch.

Im Sitzen weisen folgende Auffälligkeiten auf muskuläre Hypotonie hin:
O Stützt das Kind den Kopf mit den Händen auf der Tischfläche ab?

O Wie häufig wird der Kopf tagsüber abgestützt?
O Lehnt das Kind den Kopf an oder legt ihn auf die Tischfläche?
O Wackelt der Kopf beim Kämmen und Haare waschen?
O Weicht er beim Eincremen des Gesichtes zurück?
O Kann das Kind ausdauernd zu seinen Füßen schauen,
z. B. beim An- und Ausziehen der Strümpfe und Schuhe?
O Kann es heruntergefallene Gegenstände schnell und sicher lokalisieren?

Die Kopfhaltung beim Essen ist aufschlussreich:
O Bleibt der Kopf beim Essen aufrecht (nur leicht nach vorn geneigt),
O oder nähert er sich dem Teller?
O Stützt das Kind den Arm bei der Führung des Löffels auf?
O Kaut das Kind kräftig, gründlich und lange oder hastig und schnell?
O Kaut es feste Speisen: Brot, Obst, Gemüse, Salat und Fleisch?
O Bevorzugt es weiche Speisen?
O Bleibt der Mund beim Kauen geschlossen?
O Bewegen sich Oberkiefer und Unterkiefer gleichermaßen mit mahlenden Bewegungsfluss oder eckig auf und ab zu Lasten des Unterkiefers?
O Sieht das Essen wie „Mümmeln" aus?

12.1. Spielerische Überprüfung der Kopfhaltung

Am Widerstand der Nackenmuskulatur ist erkennbar, ob die Kopfhaltung stabil oder hypoton ist. Spielerisch „wäscht" man die Haare des Kindes mit kräftigem Kraulen und Rubbeln. Dabei verschiebt man den Kopf leicht nach vorn, nach hinten und zu beiden Seiten und spürt, ob die Halsmuskulatur gegen die Verschiebung Widerstand aufbaut. Bleibt der Kopf in der Mitte oder lässt er sich hin und her bewegen?

Zum Erfassen des muskulären Widerstandes eignen sich zahlreiche spielerische Varianten: ein Pflaster auf die Stirn kleben, einen „Kopfverband" anlegen oder ein Kopftuch umbinden und. Man kann geeignete Gewichte wie Kirschkernkissen auf den Kopf legen und beobachten, ob sich der Nacken stabilisiert, oder das Kissen herunter fällt. Normalerweise richten sich Hals und Wirbelsäule kerzengerade auf, spannen sich unbewusst an, wenn der Kopf berührt wird.

Kinder mit Muskelhypotonie haben große Schwierigkeiten, den Kopf gegen Widerstand zu stabilisieren und gegen die Schwerkraft zu beugen.

Die Beugung des Kopfes und Körpers wird folgendermaßen in Rückenlage überprüft: Das Kind soll die Beine über dem Bauch beugen und die Arme über dem Brustkorb verschränken. Die Ellenbogen dürfen dabei nicht abstützt werden. Nun fordert man das Kind auf, mit dem Kopf die Knie zu berühren, evtl. zu küssen. Man beobachtet, ob der Kopf entgegen der Schwerkraft den über dem Bauch gebeugten Beine angenähert werden kann.

Ein Purzelbaum gibt Aufschluss über die Stabilität der Halsmuskulatur. Aber hierbei ist Vorsicht geboten, denn der Kopf könnte gefährlich abknicken. Kinder mit hypotoner Muskulatur können sich meist nicht abrollen und vermeiden Purzelbäume. Sie fallen mit überstrecktem Kopf und geradem Rücken nach hinten um, anstatt sich abzurollen. Das ist riskant und bereitet Nackenschmerzen. In der Endphase des Purzelbaums fallen die hypotonen Gliedmaßen auseinander. Die zum Abrollen erforderliche Beugespannung wird nicht beibehalten.

**Ohne sich abrollen zu können, fehlt eine wichtige Schutzfunktion.
Die Gefahr von Kopfverletzungen ist erhöht.**

Wer einen großen Gymnastikball zur Verfügung hat, legt das Kind in Bauchlage darauf, um die Streckhaltung zu beobachten. Wird der Kopf in einer Längsachse mit der Wirbelsäule gehalten oder überstreckt? Fällt der Kopf in die Schwerkraft oder balanciert er sich beim Bewegen des Balles in der Körpermitte aus? Bei ausreichendem Muskeltonus gleicht der Kopf Seitwärtsbewegungen durch Schwerpunktverlagerung zur Gegenseite aus. Kopf und Rumpf bilden dann durch Anspannung eine Bananen- oder Halbmondform. Bei hypotoner Muskulatur fehlen beim Verlust der Mitte solche Gleichgewichtsreaktionen. Der Kopf hängt in Bauchlage abwärts ohne sich gegen die Schwerkraft aufzurichten. Oftmals wird er kompensatorisch überstreckt.

13. Der große Bauch bei Muskelhypotonie

Ein dicker, hervorquellender Bauch im Kindesalter erweckt den Eindruck von Übergewicht. Oft verdächtigt man die Betroffenen, dass sie zu viel essen. Hypotone Muskulatur besitzt weder Spannung noch zeichnet sich das Muskelrelief ab. Die Muskulatur ist weich und teigig, einzelne Muskelstränge kaum tastbar. Wegen diesem Erscheinungsbild vermutet man Fetteinlagerungen. Die Kinder bekommen deshalb eher eine Diät verordnet, anstatt Bewegung mit gezieltem Bauchmuskeltraining angeboten. Schaukeln mit aktiv angehobenen Beinen, Klettern, Reiten und Rückenschwimmen stärken die bauchseitige Muskulatur und unterstützen die aufrechte Haltung. Nicht zu vernachlässigen sind die Fußspiele kleiner Kinder. Wenn dieser Entwicklungsbaustein fehlt, sind Koordinationsübungen mit den Füßen ratsam - am besten auf dem Rücken liegend, um die Bauchmuskeln zu kräftigen. Das Ergebnis wird mit täglichem Training am flacher und kleiner werdendem Bauch sichtbar. Auch das Hohlkreuz gleicht sich bei angespannten Bauchmuskeln aus. Die gute Nachricht für Schulkinder: Die Sitzhaltung verbessert sich. Die Kinder rutschen weniger auf dem Stuhl herum.

Im Vierpunktestand, beim Sitzen und im Stehen fällt bei einigen hypotonen Kindern noch eine Besonderheit auf. Bei fehlender bauchseitiger Muskelspannung geben die unteren Rippen dem Druck der Eingeweide nach und weiten sich allmählich nach außen. Der Brustkorb (Thorax) nimmt die Form einer Glocke an, den so genannten Glockenthorax. Diese Ausformung ist bei ausgeprägter Muskelhypotonie bereits am Ende der Säuglingszeit und im zweiten Lebensjahr erkennbar. Die leicht gekippte Stellung der unteren Rippen ist als Unebenheit am Brustkorb sichtbar und tastbar.

Die Deformierung des Glockenthorax ist nicht reversibel, sie bleibt bestehen. Der dicke Bauch bei muskulärer Hypotonie ist kein Zeichen von Fettleibigkeit. Mit ausdauerndem Training , vorzugsweise in Rückenlage, kann er sich zurück bilden.

14. Sitzen – eine mobile Haltung

In der Säuglingsentwicklung werden neue Stufen der Körperaufrichtung möglich, wenn vorausgehend Stütz-, Lage- und Haltefunktionen ausdauernd und sicher geübt werden. Vor dem Sitzen muss die Tragfähigkeit der Wirbelsäule durch Muskelarbeit erworben werden. Das geschieht, wenn Säuglinge in der Rücken- und Bauchlage die Füße aufstemmen, die Beine ständig bewegen und aktiv greifen und stützen. Die Muskulatur von Kopf und Rumpf muss vor der Aufrichtung zum Sitzen sowohl symmetrisch, als auch diagonal aufgebaut sein. Die diagonalen Muskelketten des Rumpfes werden durch Gewichtsverlagerung und Drehen aktiviert.

Wenn Säuglinge in der Zeit vom 4. bis 6. Monat mit der Körperdrehung beginnen, kommen sie zwischen dem 8., 9. oder 10. Monat über den Vierpunktestand mit Seitverlagerung zum Sitzen. Voraussetzung ist die Stabilität und Mobilität des Rumpfes in jeder Körperposition. Zwischen Schulter und Beckengürtel verläuft eine differenzierte Wechselwirkung von Dehnung und Anpassung an die Drehung. Während der Rotation benötigt der Körper anhaltende Muskelspannung bei wenig Auflagefläche. Dafür sorgt eine angeborene Stellreaktion, die Körperstellreaktion auf den Körper, kurz Rotation genannt. Sie ist an jedem Positionswechsel beteiligt.

Zum Sitzen gelangen Säuglinge ohne Hilfe durch Gewichtsverlagerung, Rotation und Gleichgewicht während der Positionswechsel.

Die Sitzentwicklung und die Fähigkeit, sich kriechend zu bewegen, verlaufen etwa zeitgleich. Kleine Kinder bleiben nicht minutenlang sitzen. Sie nutzen ihre beim Krabbeln erworbene Mobilität zur Eroberung der Umwelt. Sie setzen sich nur hin, um interessante Gegenstände zu untersuchen. Dann dauert das Sitzen schon mal einige Minuten. Wenn es zu ruhig wird im Umfeld des quirligen Säuglings schaut die Mutter nach, was die Ursache für die ungewohnte Stille sein mag. Vielleicht sitzt das Baby gerade da, um an einem unterm Schrank gefundenen Papierstück zu lutschen.

Viele Säuglinge drehen sich auf dem Gesäß sitzend um die eigene Achse und rutschen mit Hilfe eines oder beider Beine vorwärts. Sie sitzen mit unterschiedlichen Beinstellungen und selten lange auf einem Fleck. Die Beine helfen dem Kind zu Positionswechseln. Die Beinhaltung ist locker, auch wenn sich ein oder zwei Beine unter dem Gesäß befinden.

Säuglinge ohne Entwicklungsverzögerung bleiben nicht auf einem Fleck sitzen, sondern variieren ihre Körperhaltung beim Spielen am Boden.

Kinder sollen erst dann sitzen, wenn sie selbst in diese Position kommen.

Beim passiven Aufsetzen fehlt Balance und das Gefühl für die Zwischenstufen der Aufrichtung. Die Gefahr des Umfallens erhöht sich.

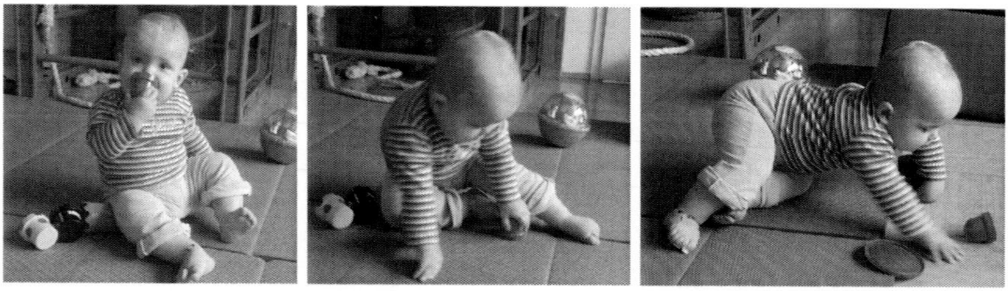

Der 10monatige Säugling sitzt mit lockerer Beinhaltung und beweglichem Rumpf. Er kann Spielzeuge heran holen, dabei den Körperschwerpunkt verlagern und mühelos Positionen wechseln. Die Bilder zeigen ein frühgeborenes und früh behandeltes Mädchen, dass mit der in der Therapie erreichten Stabilität und Mobilität seinen Entwicklungsrückstand aufholt.

14.1. Stabiles Sitzen - ein Problem für hypotone Kinder

Säuglinge mit Muskelhypotonie gelangen mit monatelanger Verspätung nahezu ohne Rotation zum Sitzen. Eltern, die nicht abwarten können, setzen die Kleinen verfrüht auf, bevor deren Muskulatur stabil genug ist. Wenn die eigene Aufrichtung noch fehlt, ist der Rücken schlaff, hängt sozusagen durch. Der Körper sinkt nach vorne und zur Seite hin ab. Das Kind sitzt schief. Motorisch beeinträchtigte Kinder verharren in asymmetrischen Sitzhaltungen, die sie selbst nicht durch Gewichtsverlagerung verändern können. Sie sitzen unsicher oder verkrampft mit verschobenen Achsen des Schulter- und Beckengürtels. Die Wirbelkörper stellen sich nicht fein aufeinander ein und können Verschiebungen nicht ausgleichen. Die Grundlage zur Entstehung einer Wirbelsäulenschädigung wie Kyphose oder Skoliose wird mit passivem Hinsetzen früh gelegt.

Wenn Kinder mit Muskelhypotonie aufgesetzt werden und ihren Kopf noch nicht in Mittelstellung halten können, so hängt dieser nach unten oder ist nach hinten überstreckt. Das seitliche Absinken des Kopfes kann zur Schiefhalsbildung führen. Diese Auffälligkeit wird eher als andere Haltungsprobleme gesehen und Physiotherapie verordnet. Manche Untersucher diagnostizieren einzelne motorische Defizite und beachten das Gesamtbild der Muskelhypotonie nicht, unter anderem, weil es in der medizinischen Literatur noch wenig beschrieben ist.

Zieht man hyptone Kinder aus der Rückenlage nur an den Armen gehalten hoch, so kommen sie in Froschhaltung, Abduktionsstellung der Beine, mit schlaffen Rundrücken und wenig aufgerichtetem Becken zum Sitzen. Während des Hochziehens (Traktion) fällt auf, dass sie die Arme nicht mithelfend beugen. Die Gelenke und Muskeln halten dem Zug nicht stand. Der Kopf beugt sich nicht rechtzeitig, sondern hängt nach hinten. Die gesamte Körperspannung reicht zu dieser Art des Hochnehmens nicht aus. Solche Kinder muss man am Rumpf gehalten mit viel Unterstützung langsam aus der Rückenlage empor heben.

Bei ungestütztem Sitzen fühlen sich muskulär hypotone Kinder unsicher. Sie können ihren Körper nicht genügend ausbalancieren. Manche Kinder halten sich mit den Händen an ihren Beinen oder der Kleidung fest. Die Hände sind nicht frei zum Spielen, die Arme nah an den Körper gepresst. Das Sitzen ohne Gleichgewicht ist eine wackelige Angelegenheit.

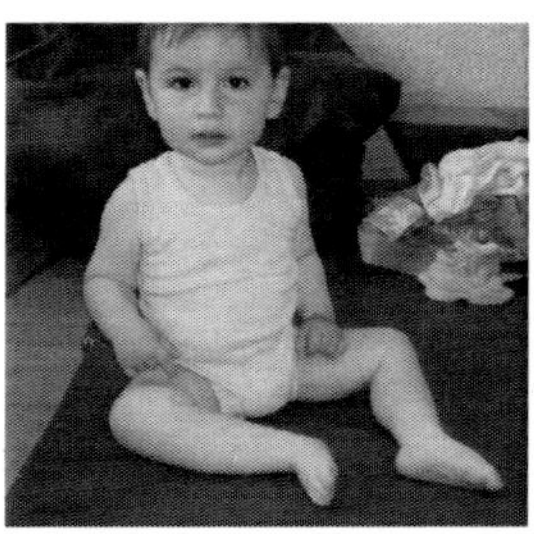 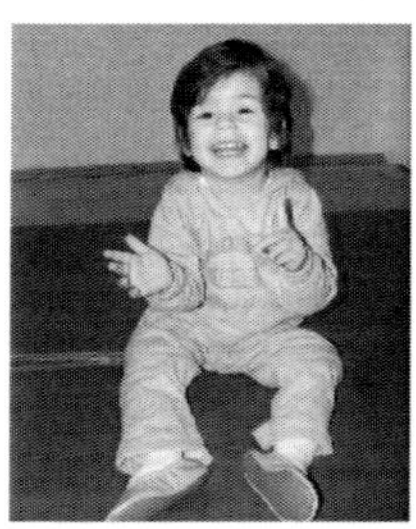 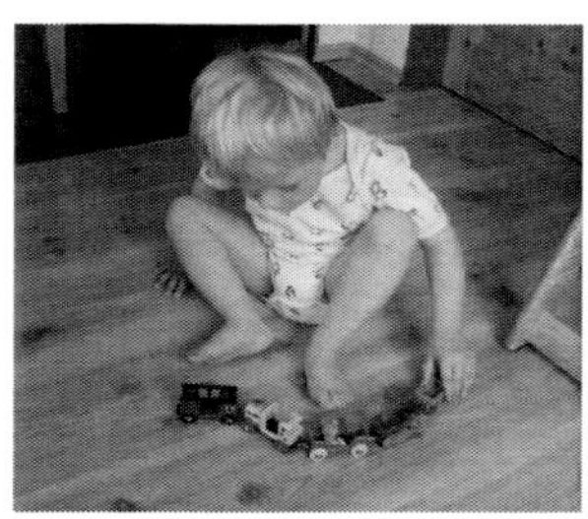

Die drei Kinder mit Muskelhypotonie wurden passiv aufgesetzt, zeigen wenig Antrieb und keine Bewegungsfreude. Sie können nur im Sitzen spielen, wenn sich Dinge in ihrem nahen Umfeld befinden. Im Bild links sitzt das 16 Monate alte Kleinkind unbeweglich in hypotoner Froschhaltung mit auseinander fallenden Beinen. Mitte: Das 3jährige Mädchen hält die Arme körpernah am Rumpf und kann so nicht frei spielen, die Beine fallen auseinander.

Rechts: Das 18monatige Kleinkind sitzt in gebeugter Haltung mit ungenügender Kopf- und Rumpfaufrichtung. Beim Spielen muss es sich mit einer Hand am Boden abstützen, um nicht umzufallen.

Muskulär hypotone Kinder sitzen gerne, wenn man ihnen aufhilft. Und sie bewegen sich ungern aus dieser Körperhaltung heraus, weil sie im Sitzen mehr sehen als im Liegen. Ihr Spielbereich im Sitzen ist jedoch erheblich eingeschränkt, nur körpernah möglich und wenig Umwelt bezogen, - so lange sie nicht laufen. Das mag erklären, warum Entwicklungsverzögerungen nicht nur die Motorik beeinträchtigen, sondern häufig auch die Sinneswahrnehmung und das Spielverhalten.

Viele hypotone Kinder werden anfangs von den Eltern als pflegeleicht und ruhig empfunden, weil sie wenig Ansprüche stellen. In der zweiten Hälfte der Säuglingszeit fragen sich die Eltern jedoch: „Ist es in Ordnung, dass sich mein Kind kaum bewegt und wenig spielt?" Ein mulmiges Gefühl breitet sich aus, das man nicht genau formulieren kann. Die Eltern können dem Kinderarzt oft nicht sagen, welcher Entwicklungsschritt ihrem Kind fehlt.

Kinder mit Muskelhypotonie sitzen gerne und lange auf einem Fleck. Sie verändern wenig ihre Körperhaltung, weil die Sitzbalance fehlt.

Ihr Antrieb zum Bewegen, Greifen und Entdecken wird durch starres Sitzen vermindert.

Viele muskulär hypotone Kinder sitzen im Zwischenfersensitz (umgekehrten Schneidersitz) und richten sich daraus selten in den Kniestand auf.

Andere sitzen in Froschhaltung mit abgespreizten und nach außen gedrehten Beinen.

Die Wirbelsäule kann über den Sitzbeinhöckern nicht aufgerichtet werden, der Rücken ist rund, das Becken nach hinten, anstatt nach vorn eingestellt.

14.2. Sitzen im umgekehrten Schneidersitz

Viele muskulär hypotone Kinder lernen es, sich aus der unbeliebten Bauchlage zum Sitzen aufzurichten, jedoch meist ohne Rotation. Mit Hilfe eines Podestes oder Möbelstücks ziehen sie sich bis zum Kniestand hoch und verlagern ihr Gewicht ruckartig auf die Fersen. Nun rutschen sie wegen der fehlenden Balance sicherheitshalber mit dem Gesäß zwischen die Unterschenkel. In diesem Zwischenfersensitz oder umgekehrten Schneidersitz genannt verharren sie gerne. Der Beckengürtel mitsamt dem Rumpf befindet sich dabei wie "eingemauert" zwischen den Fersen. Die Hüftgelenke sind nach innen rotiert. Jetzt können die Kinder zwar nicht mehr umkippen, sich aber auch nicht mehr gut umdrehen. Sie haben sich zwischen ihren eigenen Beinen fixiert.

In dieser unbeweglichen Haltung werden die Hände nicht zum Abstützen benötigt und können begrenzt hantieren. Zum Holen von Spielsachen, die an der Seite neben dem Körper liegen, fehlt die Balance. Unsichere Kinder verlagern nicht den Körperschwerpunkt, um Dinge außerhalb ihres nahen Greifraums zu erfassen. Ohne stabiles und mobiles Sitzen ist es mühsam und umständlich, an Sachen heran zu kommen. Meist ist das Spiel mit dem Verlieren eines Gegenstandes beendet. Solche Kinder können lange Zeit verträumt dasitzen - wie selbstvergessen. Sinneserfahrungen, die andere Kinder beim Begreifen machen, bleiben aus. Wenn dazu noch der innere Antrieb zum Erforschen der Umwelt fehlt, kann sich die gesamte Entwicklung verzögern und das Spielverhalten variationsarm sein.

Das eingeschränkte, starre Sitzen ohne Positionswechsel wirkt sich rückkoppelnd negativ auf den Greif- und Erfahrungsraum aus.

Kleinkinder ohne Entwicklungsverzögerung sitzen auch mal im umgekehrten Schneidersitz. Sie verharren jedoch nicht in dieser Körperhaltung, sondern wechseln Sitzen und Krabbeln mühelos durch Gewichtsverlagerung ab. Hypotone Kinder verfügen nicht über die nötigen Bewegungsvariationen, um vom umgekehrten Schneidersitz in den Seitsitz zu gelangen. Das Verharren zwischen den Fersen überdehnt die Hüftmuskulatur und fördert die X-Bein-Stellung beim Gehen. Die nach außen gedrehten Füße können nicht abrollen, Knick-Senkfüße bilden sich aus.

14.3. Folgen hypotoner Sitzhaltungen

Kein gut entwickeltes kleines Kind sitzt eine halbe Stunde auf einem Fleck, sondern wechselt in diesem Zeitraum bis zu 20mal die Körperhaltung. Muskulär hypotone Kinder verharren lange Zeit im Sitzen. Ihre Balance reicht nicht aus, um Positionen zu verändern. Sie ziehen Sitzen dem Liegen vor und genießen die bessere Übersicht. Oft trauen sie sich nicht, nach Spielzeug zu greifen, das seitlich neben ihnen oder vor ihren Füßen liegt. Wenn sie Gegenstände etwas außerhalb ihres Radius holen wollen, beugen sie sich tief mit dem Oberkörper zu den Beinen herunter. So verschaffen sie sich eine breite Unterstützungsbasis und verhindern das Umfallen.

Die mangelnde motorische Mobilität hypotoner Kinder verursacht manchmal einen Entwicklungsrückstand, der zu Fehldiagnosen führen kann. Das wenig Varianten reiche Spiel wirkt auf manche Untersucher stereotyp und führt zum Verdacht einer geistigen Behinderung oder Autismus.

Die mangelnde Haltungskontrolle im Sitzen wirkt sich auf das Spielverhalten aus. Manche Kinder mit Muskelhypotonie schleudern oder rollen Gegenstände weg (häufig bei Down-Syndrom). **Dieses heftige, geräuschvolle Spiel ist schnell beendet. Objekte fallen buchstäblich aus der Hand.**

Kinder mit Muskelhypotonie können sich im Sitzen nicht ausreichend ausbalancieren. Das Becken ist nach hinten anstatt nach vorn gerichtet und verhindert die Aufrichtung der Lendenwirbelsäule. Die Fehleinstellung wird mit gebeugter Haltung des gesamten Rückens kompensiert. Damit verkleinert sich das Blickfeld und die Raumübersicht. Um mehr zu sehen, wird der Kopf nach hinten überstreckt (Reklinationshaltung).

Bei andauernder Überstreckung des Nackens kommt es zu einer weiteren Folgewirkung der hypotonen Sitzhaltung: Die vordere Halsmuskulatur wird zunehmend überdehnt. Der Kopf fühlt sich wackelig an und sinkt nach vorne ab, manchmal ruckartig. Viele Kinder stützen den Kopf auf, wenn sich eine Gelegenheit dazu bietet. Die muskuläre Kopfkontrolle ist unzureichend. Eine stabile Kopfhaltung ist die Voraussetzung dafür, den Mund dauerhaft geschlossen zu halten. Die Schwerkraf des Kopfes nach rückwärts verhindert den Mundschluss und Kieferbewegungen und erhöht die Gefahr, sich zu verschlucken. Das Essen und Trinken mit überstrecktem Kopf bei offenem Mund ist häufig nicht sauber möglich. Den Eltern fällt das unsaubere Essen und ungenügende Kauen ihres Kindes auf.

Die nach hinten gerichtete Kopfstellung schränkt auch das Blickfeld und das Richtungssehen ein. Motilitätsstörungen der Augen wie Schielen kommen vor. Das zum Spielen, Essen und Schreiben erforderliche Zusammenwirken zwischen Händen und Augen, die visumotorische Koordination, ist nachhaltig beeinträchtigt.

Wenn man hypotone Kinder nicht gerade, sondern etwas schief hinsetzt, so verfügen sie nicht über genug Körperspannung, um das asymmetrische Sitzen selbst auszugleichen. Die Anpassungsfähigkeit der Gesäß- und Beckenmuskulatur reicht zur eigenen Sitzkorrektur nicht aus. Das unbewegliche, starre Sitzen ohne Körperanpassung kann das Skelett schädigen und zu Wirbelsäulenverformungen führen.

Muskulär hypotone Kinder werden meist zu früh hingesetzt, bevor sie selbst Sitzpositionen einnehmen und verändern können.

Das Sitzen ohne ausreichenden Muskelhalt begünstigt Verkrümmungen der Wirbelsäule, Kyphosen und Skoliosen.

14.4. Sitzen aus therapeutischer Sicht

Therapeuten sehen muskulär hypotone Kleinkinder häufig erst dann, wenn sie von den Eltern bereits aufgesetzt worden sind. Viele Kinder bleiben mit auseinander fallenden Beinen wie reglose Puppen sitzen. Andere sitzen im umgekehrten Schneidersitz und können sich nicht zur Seite drehen. Die Beinhaltung ist nicht locker und beweglich, die Füße stoßen sich nicht auf dem Untergrund ab.

Bei Muskelhypotonie ist vor allem die Aufrichtung des Rumpfes vermindert. Die muskuläre Synergie zwischen Bauch- und Rückenmuskulatur ist nicht vorhanden. Im Sitzen am Boden ohne Unterstützung fühlen sich die Kinder mit schlaffen Rundrücken unsicher und benötigen die Hände zum Abstützen. Die Anpassung des Körperschwerpunktes mit Ausrichtung des Beckens über den Sitzbeinhöckern gelingt nicht. Der Schwerpunkt liegt nicht auf sondern hinter den Sitzbeinhöckern, wobei der Rücken nach hinten "hängt", ohne Anspannung im Kreuz- und Lendenbereich. In dieser ungünstigen Rundung "kleben" die Kinder im Sitzen am Boden. Lockere Positionswechsel in den Seitsitz oder Vierpunktegang gelingen nicht. Den Eltern fällt die Passivität ihres Kindes auf, das sich mit Sitzenbleiben und Zuschauen zufrieden gibt und weder spielt, noch krabbelt.

Kinder mit Muskelhypotonie bleiben oft so sitzen, wie man sie hinsetzt. Sie verändern ihren Körperschwerpunkt im Sitzen nicht, richten sich über den Sitzbeinhöckern nicht auf.

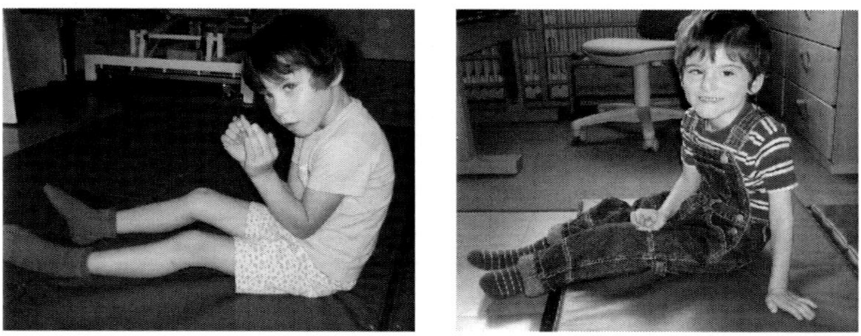

Früh aufgerichtete Kinder sitzen mit gebeugtem Rumpf und Kopf starr und instabil. Die obigen Frühgeborenen weisen im 5. Lebensjahr bereits Haltungsschäden wie Kyphosen und Skoliosen auf. Am Boden können nicht frei sitzen.

Säuglinge ohne Entwicklungsstörungen erwerben in Bauch- und Rückenlage und beim Drehen am Boden die muskulären Voraussetzungen zum Sitzen. Nicht früh behandelten Kindern, die verspätet nach dem ersten Lebensjahr beim Therapeuten vorgestellt werden, fehlt meist die zum Sitzen erforderliche Rumpfstabilität. Hinzu kommt, dass sich heutzutage eine folgenschwere Art des Ausfahrens einbürgert: Die Auflageflächen in vielen modernen Buggys sind verstellbar, und Eltern richten ihre Säugling frühzeitiger wie noch vor Jahren üblich auf. Die eigenen Anstrengungen des Babys, etwas zu sehen, oder im Liegen etwas zu berühren sind gemindert.

Als Folge sehen wir in therapeutischen Praxen zwei- und dreijährige Kinder mit hypotoner Rumpf-, Hals- und Beinmuskulatur. Wenn die Füße in der

Säuglingsphase nicht ins Blickfeld angehoben werden, fehlt die Anspannung der Bauchmuskulatur, sowie die freie Hüftbeweglichkeit. Die Gesäßbelastung mit Aufrichtung über den Sitzbeinhöckern ist ungenügend. Viele Kinder wissen nicht, wie sie ihren Rücken strecken können, besonders dann, wenn die Bauchlage ausgelassen wurde. Sie sitzen wie in einer Hängematte, anstatt sich wippend im Beckenbereich aufzurichten. Beim aufrechten Sitzen befindet sich der Beckenkamm über und vor den Sitzbeinhöckern. Bei hypotoner Körperhaltung verrutscht der Schwerpunkt hinter die Sitzbeinhöcker.

Die der Aufrichtung vorausgehende Stabilisierung der Muskelspannung in den ersten acht bis zehn Lebensmonaten wird durch passives Hinsetzen unterbrochen. Der langsame Prozess mit eigener Anstrengung von einer Position zur anderen zu gelangen, von der Rückenlage zur Bauchlage, von der Bauchlage in den Kniehändestand, von dort mit Gewichtsverlagerung in den Seitsitz auf das Gesäß wird abgekürzt.

Intuitiv nehmen die Eltern dem Sprössling diese Mühe ab. Das führt dazu, dass einige mit Gleichgewicht verbundene Positionswechsel von motorisch instabilen Säuglingen ausgelassen werden. Durch Vermeidung vermindert sich die natürliche Aktivierung der Gleichgewichtsreaktionen. Diese Balance fehlt nicht nur beim Sitzen, sondern auch beim Klettern, Balancieren und Hüpfen. In der neurophysiologischen Therapie lernt das Kind mit fachlicher Unterstützung, die Lücken in seiner Bewegungsentwicklung aufzuholen. Und die Eltern müssen lernen, ihrem Kind täglich viele Male anstrengende Bewegungen und Positionswechsel zuzumuten.

Therapeuten werden eine umfassende Beratung zum Sitzen bei allen täglichen Verrichtungen wie Essen, Spielen, An- und Ausziehen durchführen und gemeinsam mit den Eltern nach individuellen Lösungen suchen.

14.5. Haltungsförderndes Sitzen

Das bei Muskelhypotonie häufig vorkommende „Hängenbleiben" in einer schlaffen und starren Haltung soll durch Anpassung der Sitzmöbel vermieden werden. Ziel ist die verbesserte Körperaufrichtung und Sitzbalance. Geeignete Sitzunterlagen stimulieren die Muskelarbeit vom Gesäß, Becken und Rumpf. Mobilität beim Sitzen kann durch kleine Hilfsmittel gefördert werden.

Die Füße benötigen beständigen Fuß-Boden-Kontakt mit Anregungen zu Fußbewegungen. Mit den Füßen gegen eine Holzleiste stoßen und stemmen ist gewünscht, weil sich variabler Druck günstig auf die Rückenmuskulatur auswirkt. Eine interessante Bodenauflage verleitet zum Spüren mit den Füßen. Eine gerippte Fußmatte oder ein Massagefußroller tun gute Dienste. Wenn die Füße nicht aktiv sind, so erschlafft die gesamte Körpermuskulatur recht schnell.

Sitzmöbel mit Sitzauflagen müssen individuell ausprobiert und die gewünschte Sitzbalance erarbeitet werden. Die Anpassung der Höhe und Sitztiefe des Stuhles nimmt bei entwicklungsverzögerten Kindern Zeit in Anspruch. Die Sitzhöhe soll der Unterschenkellänge des Kindes entsprechen, sodass Fußsohlen und Fußspitzen gut auf dem Boden stehen. Oft sind Kindermöbel zu hoch, um sicher darauf zu sitzen. Wenn Kinder die Beine strecken müssen, rutschen sie an die Stuhlkante. Motorisch unruhige, unstabil sitzende Kinder tun das ebenso. Wenig aktive Kinder sollen nicht „auf dem Fleck sitzen bleiben", sondern verschiedene Sitzmöglichkeiten erhalten.

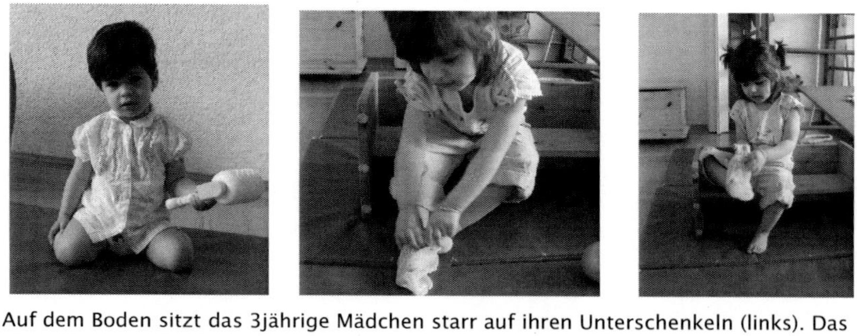

Auf dem Boden sitzt das 3jährige Mädchen starr auf ihren Unterschenkeln (links). Das niedrige Bänkchen gibt Halt und Beinfreiheit. Das Greifen zu den Füßen gelingt nun – eine günstige Sitzposition zum An- und Ausziehen für instabile Kinder.

Sitzideen zur Haltungsförderung:

1. Ein Stillkissen wird wie ein Sattel mit dicker Füllung hinten als Sitzunterlage geformt. Zur Aufrichtung der Lendenwirbelsäule kommt es durch die Einstellung des Beckens nach vorne mit Hüftbeugung (Winkelverkürzung).

2. Alle Kinder sitzen gern in Knautschsäcken, wie sie Möbelhäuser anbieten. In der tiefen Sitzmulde wird die Aufrichtung jedoch nicht korrigiert. Man kann Abhilfe schaffen, wenn man in die weiche Sitzmulde des Knautschsacks Kastanien legt, auf denen das Kind spielerisch hin und her rutschen darf. Verschieben, Rollen und Rutschen stimuliert die knöchernen Sitzbeinhöcker im Gesäß und gibt Impulse zur Aufrichtung.

Vorteilhaft beim Sitzen im Knautschsack sind die Möglichkeiten zur Veränderung der Körperhaltung: sich hineinkuscheln, ausstrecken, seitwärts abstützen, herumkullern. Beim Herauswinden aus dem Sack kommt es zu variablen Positionswechseln.

3. Als dynamischer, wenn auch wackeliger Sitzuntergrund dient der Rand eines Schwimmrings, eines halb aufgeblasenen Wasserballs oder Luftkissens. Hier ist spielerisch Balance gefragt, um die Luftverdrängung auszugleichen. Zum Essen, Schreiben oder Malen ist solch ein mobiler Haltungshintergrund jedoch nicht zu empfehlen.

4. Eine stabile und gleichermaßen bewegliche Sitzfläche bietet ein T-Hocker, bestehend aus zwei T-förmig verschraubten Holzbrettern. Diese Idee aus dem Schatzkästlein der sensorischen Integrationstherapie nach Jean Ayres kann man selbst herstellen. Ältere Kinder erwerben darauf unbewusst durch sanftes Kippen und Wippen ihr Gleichgewicht. Spielerische Sitzbalance, Koordination und Geschicklichkeit lassen sich damit fördern. Unruhige Kinder lernen, ihre motorischen Impulse ohne aufzustehen zu kontrollieren. Der T-Hocker ist für Schulkinder zum Erledigen der Hausaufgaben geeignet.

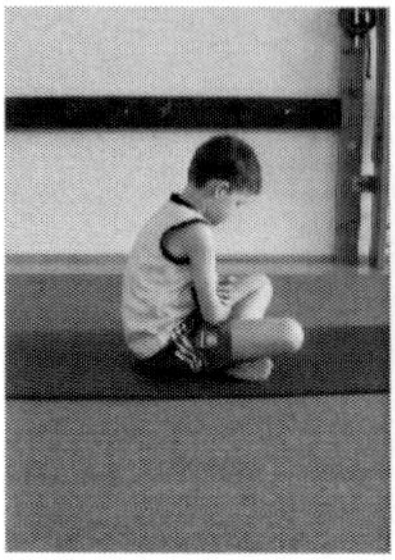
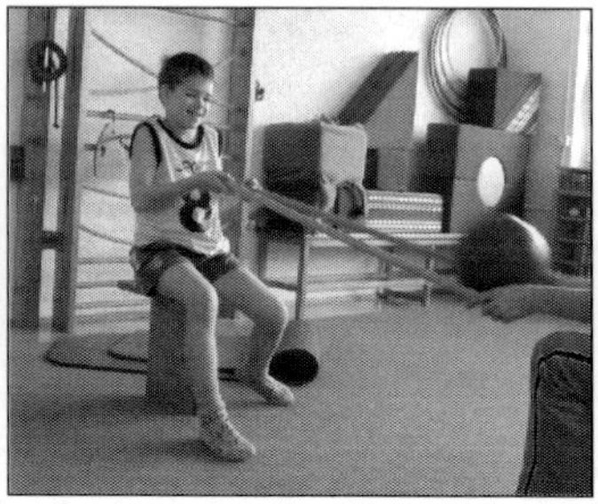
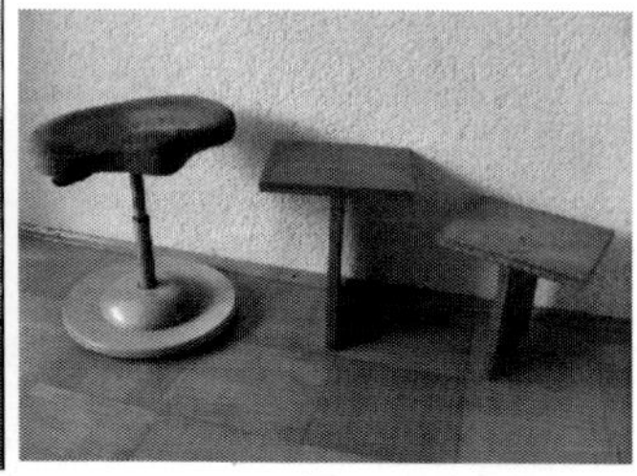

Links: Am Boden und auf seinem Schulstuhl sitzt der 9jährige Junge unruhig mit rundem Rücken. In der Ergotherapie wird die Sitzbalance auf einem T-Hocker eingeübt (Mitte). Rechts: ein Sattelstuhl mit Kufe und selbstgebaute T-Hocker in verschiedenen Sitzhöhen.

5. Der Sattelsitz ermöglicht die günstige Aufrichtung der Wirbelsäule, weil der hintere Sattelanteil das Becken in die gewünschten Richtung nach vorne, bauchwärts, positioniert. Trotz kleiner Sitzfläche gibt er genügend Halt. Der im obigen Bild gezeigte Sattelstuhl mit Kufe fördert die Sitzbalance auch bei minimalen Veränderungen der Körperhaltung. Er erlaubt Wippen ohne Umzukippen und ist zum Erledigen der Schularbeiten empfehlenswert.

6. Für die langen Sitzphasen von Schulkindern sind stabile Holzstühle ohne Stahlrohrbeine, oder massiv gezimmerte Holzbänke geeignet. Ein flacher, fester Keil mit der Spitze vorne unter den Oberschenkeln und dem höheren Anteil unter dem Gesäß kann die Sitzhaltung verbessern. Jedoch sitzen viele Kinder nicht auf der Sitzfläche, sondern eher am Stuhlrand. Der Keil darf nicht verrutschen. Er soll ein Impuls zur Aufrichtung der Wirbelsäule sein.

Die Muskulatur erschlafft während langer Sitzzeiten, und die gebeugte Haltung nimmt zu. Abhilfe schafft Aufstehen im Viertelstundentakt mit Recken, Strecken, Hüpfen und Trampolinspringen. Bewegungspausen wirken der natürlichen Ermüdung der Muskulatur entgegen. Diese muskuläre Erfrischung ist für Schulkinder unerlässlich und sorgt für Durchblutung und Konzentration.

Entscheidend für aufrechtes Sitzen ist die Positionierung des Beckens zur Bauchseite hin, nach ventral. Weil hypotone Kinder nicht spüren, wie sie sitzen, muss ihre Haltung durch aktivierende Sitzflächen korrigiert werden. Das oftmals von Therapeuten und Pädagogen empfohlene Sitzen auf großen

Gymnastikbällen scheidet aus, weil auf einer abgerundeten Fläche das Becken mitsamt der Wirbelsäule nach hinten absinkt.

Muskulär hypotone Kinder bringen nicht die Haltungskontrolle auf, die zum ausdauernden Sitzen ausreicht. Sie erschlaffen zunehmend beim Sitzen in der Schule und bei den Hausaufgaben. Viele Kinder zeigen mehr Aufmerksamkeit und bessere Leistungen am Stehpult. Im Stehen regulieren sie selbst ihren Muskeltonus über Stoß- und Wippbewegungen der Füße und Wechseln von Stand- und Spielbein.

Die Füße benötigen beim Sitzen einen Widerstand, der beim Schulmobiliar früherer Generationen auf fest mit dem Tisch verbundenen Bänken gegeben war. Auf stabilen Holzbänken konnten unsere Urgroßeltern ihre überschüssige Kraft abreagieren und Körperspannung aufbauen. Wenn Kinder lange sitzen müssen, ist es hilfreich, unter ihrem Schultisch eine Holzleiste als Stoßkante quer anzubringen. Auf die Bedeutung von Fußimpulsen für die Aufrichtung des Menschen wird in den Kapiteln zur frühen Entwicklung eingegangen.

Kindern, die unruhig auf dem Stuhl hin und her rutschen, legt man ein Dinkelkissen unter das Gesäß oder wahlweise über die Oberschenkel in Hüftnähe. Das beruhigt und hilft, den Sitzplatz zu spüren. Bei Kindern, die während der Schularbeiten häufig aufstehen, kann man das über die Beine gelegte Kirschkernsäckchen mit Bändern hinten an der Stuhllehne fixieren. Wichtiger als die passive Stabilisierung ist es, für Bewegungsausgleich zu sorgen.

Unruhige Kinder rutschen gerne an die Stuhlkante, um mehr Fußbodenkontakt zu spüren. Die Beine und Füße suchen Widerstände, werden um die Stuhlbeine geschlungen und eingeklemmt (Bild links). Die Kinder verschaffen sich selbst Druckimpulse, die ihnen anatomisch geformte Sitze nicht bieten. Auf diese Weise regulieren sie ihre Muskulatur.

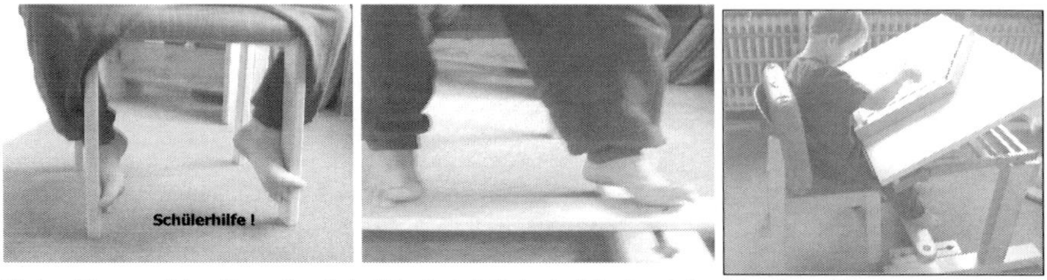

Links: Ein unruhig sitzendes Schulkind stabilisiert sich durch breitbasiges Sitzen mit Umschlingung der Stuhlbeine. Mitte: Die unter dem Tisch angebrachte Holzleiste sorgt für Selbstregulation und erlaubt kräftige Druck und Stoßbewegungen.

Rechts: Zur Unterstützung der Aufrichtung wird die hölzerne Sitzfläche keilförmig abgeschrägt. Ein flacher Holzkeil ist mit der Spitze nach vorne unter der Sitzfläche fest eingefügt worden. Der schräg eingestellte Tisch unterstützt die Aufrichtung von Kopf und Körper. Die Leiste am Boden stimuliert den Muskeltonus über Fußbewegungen.

7. Auch kleineren Kindern kann man wippendes, stimulierendes Sitzen ermöglichen. Sie dürfen auf einem Schaukelpferd sitzen oder im Schaukelsitz schwingen, den man im Türrahmen, auf dem Balkon oder Terrasse aufhängt. Wichtig ist, dass die Füße den Boden erreichen und sich abstoßen lernen.

8. Ein niedriges Holzbänkchen eignet sich zum Spielen, Basteln und Malen. Kinder mit Muskelhypotonie sollen sich auf einem niedrigen Hocker ankleiden. Wenn sie am Boden sitzen, ist die Körperaufrichtung schwierig. Die Fußsohlen brauchen sicheren Bodenkontakt, besonders beim Anziehen von Hose, Strümpfen und Schuhen.

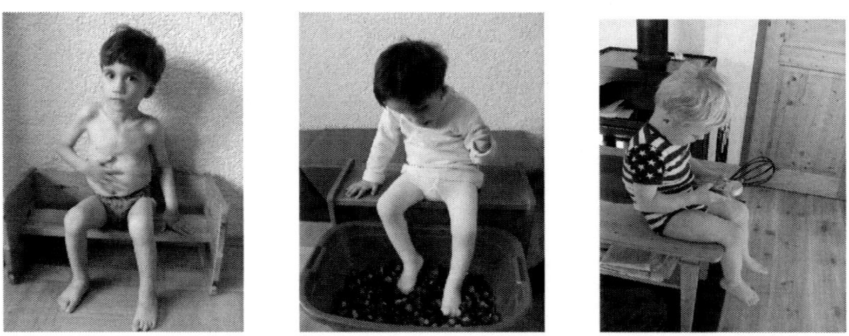

Das niedrige Holzbänkchen ist ein sicherer Platz zum An- und Ausziehen und Spielen. Hohe Sitzflächen verursachen Hilflosigkeit und verstärken die schlaffe Haltung (rechts).

Eltern sollen sich ebenfalls in eine niedrige, hockende Position auf Augenhöhe mit ihrem Kind begeben, um das Aus- und Anziehen zu begleiten. Wenn die Prozedur auf einem hohen Stuhl stattfindet, fehlt dem Sprössling der Halt. Der Kardinalfehler vieler Eltern ist, beim Schuhe ausziehen die kleinen Füße nach oben zu heben, anstatt nach unten zu drücken. Dabei überstrecken sich die bei Muskelhypotonie schwachen Knie. Solche Anziehmanöver machen Kinder hilflos und unselbstständig.

Aus- und Anziehen muss auf einer stabilen, niedrigen Sitzbank mit sichererem Fuß-Boden-Kontakt und Abstützen der Hände erfolgen. Hohe Sitzmöbel verstärken die Unsicherheit des Kindes und die Überstreckung der Gliedmaßen.

Ebenso ungünstig und doch häufig bei Arztbesuchen und Therapien praktiziert, ist das Ablegen des Kleinkindes zum Ausziehen auf der Behandlungsliege. Auf diese Weise wird Fehlverhalten der Eltern mit Duldung der Therapeuten eingeübt. Dem kleinen Kind entgehen sensorische Erfahrungen von Richtungen und Richtungswechseln beim Ankleiden. Wenn das Zeitfenster zum Mithelfen verpasst wird, geht die Motivation des Kindes verloren. Die Selbständigkeit verspätet sich und lässt manchmal vergeblich auf sich warten. Unselbstständig erzogene Kinder verwechseln links und rechts von Kleidungsstücken und sogar von Schuhen, ohne dies wahrzunehmen.

9. Der Reitsitz ist ein Balance fördernder und gleichzeitig Sicherheit bietender Sitz. Heutzutage gibt es große, hübsch anzusehende Kuscheltiere, wippende Käfer und Schnecken. Sie sind jedoch zum Sitzenlernen für entwicklungsverzögerte Kinder ungeeignet, meist zu breit und zu weich.

Einen Reitsitz für Kleinkinder können Eltern selbst herstellen: Wenn man bei einem Dreirad die Pedalen abschraubt, bleibt der Sattel mit genügend Beinfreiheit übrig. Dieses Laufdreirad ist für ein motorisch unsicheres, entwicklungsverzögertes Kind geeignet, weil es sich gut am Lenker festhalten kann. Durch Abstoßen mit den Fußspitzen kommt man sitzend voran. Das hohe Sitzen auf einem einstellbaren Dreirad ist günstiger, wie das meist zu tiefe Sitzen auf dem Bobbycar. Beim Bobbycarfahren verdrehen hypotone Kinder ihre Füße, anstatt sich mit den Fußspitzen abzustoßen. Diese bei Muskelhyponie häufige Fehlbelastung der Fußinnenränder nimmt dabei zu. Das fördert keinesfalls die gerade Haltung. Wenn gehunsichere Kinder mit dem Dreirad ohne Pedalen eingeübt sind, lernen sie anschließend ein Laufrad zu benutzen.

10. Ein kleines Rollbrett für Möbel mit vier Schwenkrädern aus dem Baumarkt fördert die Sitzbalance bei antriebsschwachen und bewegungsarmen Kindern. Falls nötig, kann man auf dem Rollbrett eine Sitzerhöhung aus Styropor oder festem Schaumstoff mit Teppichklebeband anbringen. Die Kinder können sich sitzend abstoßen, oder sich in der unbeliebten Bauchlage rückwärts, vorwärts und seitwärts über den glatten Boden schieben.

11. Federnde, hölzerne Sitzflächen sind ideal zum Erwerb der Sitzbalance. Kleinkinder wippen gerne auf dem Schoß der Eltern. Ein federnder Sitz ergänzt das Hoppe-Reiter-Spiel. Man installiert die Federung unter der Sitzfläche des Kinderstuhls. Dabei soll die Sitzhöhe der Unterschenkellänge des Kindes entsprechen und Abstoßen am Fußboden möglich sein. Ein Griff zum Festhalten ist erforderlich, ähnlich wie bei den gefederten Wippen für Kleinkinder auf Spielplätzen.

14.6. Sitzen mit entwicklungsverzögerten Kindern

Entwicklungsverzögerte und muskulär hypotone Kinder dürfen unter bestimmten Umständen und Anlässen aufgesetzt werden, wenn...

- wenn sie unter einer Hirnschädigung mit schwerer Behinderung leiden;
- wenn die Muskelhypotonie so ausgeprägt ist, dass ihr innerer Antrieb zum eigenständigen Emporkommen nicht ausreicht;
- wenn sie lange auf dem Rücken liegen und diese Position nicht selbst verändern können;
- wenn sie sich nach der Säuglingsphase nicht selbst aktiv aufrichten;
- um zu essen und zu trinken;
- um mehr von ihrer Umgebung zu sehen;
- um die Hände zum Spielen frei zu bekommen, die sie sonst bei mangelnder Sitzbalance zum Abstützen brauchen;
- um zu malen, schneiden, kneten, rühren...;
- **wenn sie immer wieder zum Ausgleich des Sitzens wache Zeit in der Bauchlage zur Aktivierung der Körperstreckung verbringen;**

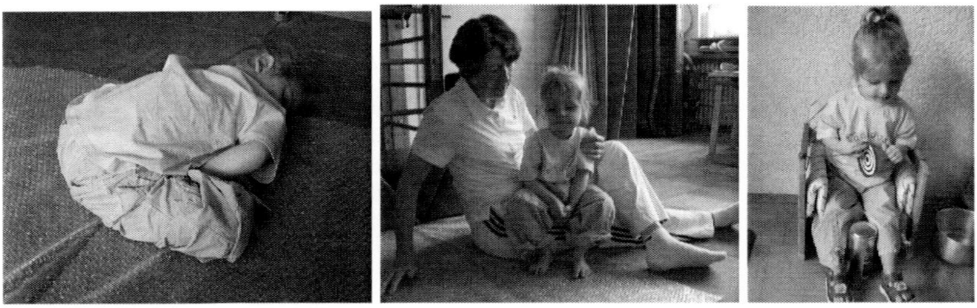

Links: Ohne Hilfe fällt das 2,5jährige Mädchen mit ausgeprägter Muskelhypotonie in die Schwerkraft nach vorn. Mitte: Mit therapeutischer Unterstützung zur Rumpfaufrichtung lernt es sitzen. Rechts: Zu Hause "übernimmt" ein eng ausgepolsterter Kastenstuhl die nötige Unterstützung. Die Hände werden frei zum Spielen.

15. Verfrühtes Stehen

Säuglinge werden mit dem inneren Antrieb geboren, sich aufzurichten und die Umwelt zu entdecken. Bei ihren unermüdlichen Versuchen, die eigene Körperschwere zu überwinden, wächst die Anstrengungsbereitschaft kleiner Kinder. In allen Stufen der Vertikalisierung erwerben sie nach und nach Muskelkraft und Gleichgewicht, um sicher stehen und gehen zu lernen. Bevor sich Säuglinge am Ende des ersten Lebensjahres an Möbeln hochziehen, haben sie vielfältige Erfahrungen mit ihrer Balance am Boden und auf dem Schoß der Eltern erworben. Die zigtausendfache Schulung des Gleichgewichts geht dem freien Stehen und Gehen voraus. Der Mensch ist sprichwörtlich ein Emporkömmling mit seinem nach oben strebenden Bewegungsdrang.

Kinder, die nicht zum Aufstehen gedrängt werden, lernen frei gehen, wenn sie aus eigener Kraft über Kniestand und Hocke das Aufstehen und Hinsetzen bewältigen. Zuvor sichern die Arme die Möglichkeit des Umfallens nach allen Seiten hin ab. Diese vor dem Stehen erworbenen Schutzreaktionen verhindern, dass Menschen selten auf den Kopf fallen, sondern sich blitzschnell mit den Händen abfangen können.

Bei Muskelhypotonie bilden sich diese Abfangreaktionen verspätet und vermindert aus. Wenn sich die Schutzreaktion beim Fallen verzögert, droht Gefahr, auf den Kopf zu stürzen. Entwicklungsverzögerte Kinder ziehen sich gern in den Stand hoch, bevor sie sich abstützen können. Beim Hinsetzen plumpsen sie dann heftig auf das Gesäß. Zum langsamen Hochziehen und Hinsetzen fehlt ihnen Muskelkraft und Balance. Ein Laufstall mit Gitterstangen ist zum Erlernen von Zwischenpositionen bei der Vertikalisierung hilfreich. Sich fest am Gitter haltend, kann ein kleiner Emporkömmling die Hocke trainieren. (Siehe Bilder unten)

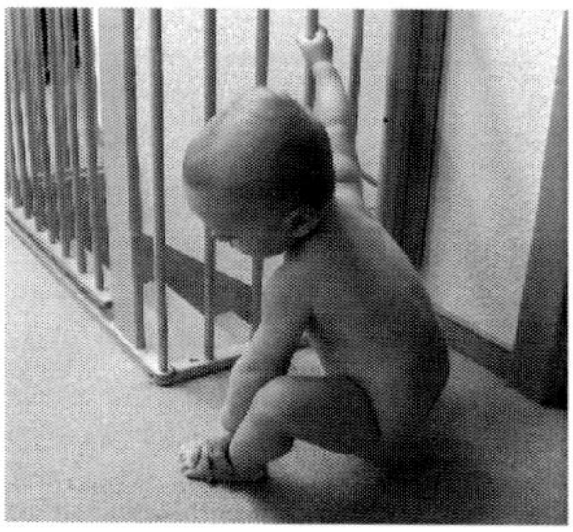
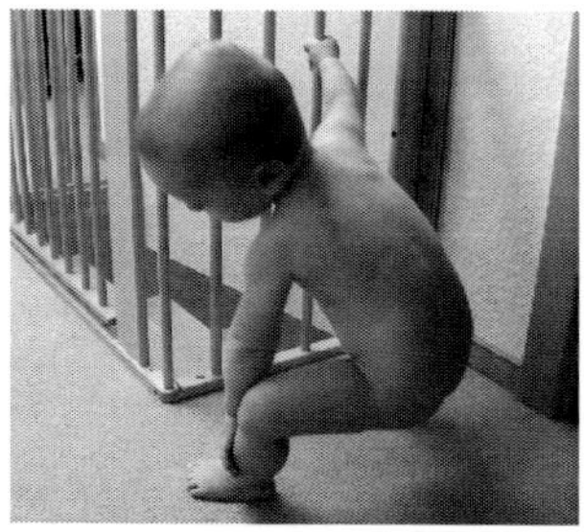
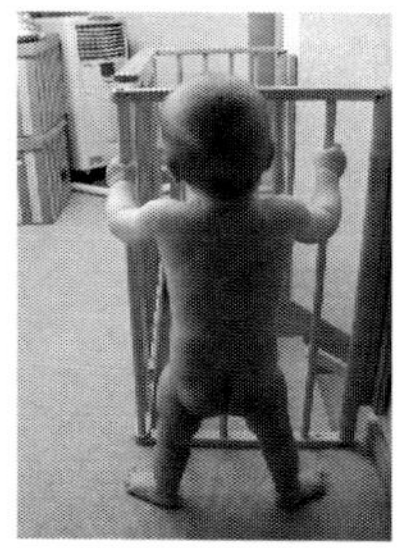

Kinder, die genügend Erfahrung beim Überkriechen von Podesten und Stufen sammeln, erwerben Balance und fallen selten. Sie sind weniger für Stürze mit Verletzungen gefährdet wie Kleinkinder, die verfrüht stehen oder im Gehfrei hängend laufen.

Seitwärts an Möbeln, Wänden oder einem Gitter entlanggehen ist ein sicheres Training zum Erwerb der Stehbalance. Verlagerung des Schwerpunktes zwischen Standbein und Spielbein und auf die Zehen sind die Voraussetzung zum freien Stehen und Gehen.

Säuglinge und entwicklungsverzögerte Kinder lassen sich gerne passiv hinstellen, auch ohne ausreichende Stehbalance. Sie halten sich dann krampfhaft an Möbeln fest und verändern wenig ihren Körperschwerpunkt. Die spielerische Gewichtsverlagerung von einem Bein auf das andere fehlt. Sie stehen starr mit unbeweglichen Füßen am Boden, wippen nicht auf den Zehenspitzen, wie es reife Säuglinge ausdauernd tun. Noch lange Zeit brauchen sie die Hände des Erwachsenen, mit deren Hilfe sie steifbeinig gehen. Die Eltern sind stolz über den wackelig stehenden Zwerg, auch wenn er gleich wieder umzufallen droht. Oftmals wird der schwierige Prozess der Vertikalisierung durch verfrühtes Aufstellen abgekürzt.

Verfrühtes Hinstellen verhindert ausreichendes Einüben der Stehbalance.

15.1. Fehlbelastung der Füße

Die Fußmuskulatur gibt Aufschluss darüber, ob Stehen zeitgemäß oder noch verfrüht ist. Diese feine Muskulatur muss das gesamte Körpergewicht zeitlebens tragen. Nur drei Belastungspunkte unter der Fußsohle sind zur Stehbalance erforderlich, - und mehr sollen es auch nicht sein. Das Körpergewicht ruht auf den Fersen, auf den äußeren Fußrändern und auf den Zehenballen, vor allem unter den Großzehen. Der innere Fußrand bleibt unbelastet. An ihm zeichnet sich nach den ersten beiden Kinderjahren ein deutlicher werdendes Gewölbe ab.

Weil die Fußmuskulatur junger Kinder noch weich ist, sehen die Füße wie Plattfüße aus. Das Fußgewölbe ist anfangs nicht eindeutig erkennbar. Jedoch muss die Belastung der Vorfüße richtig eingeübt werden. Säuglinge, die sich an Möbeln hochziehen, wippen gerne beim Stehen auf den Fußspitzen. Ihre Füße bleiben sozusagen nicht am Boden kleben, sondern sind ständig mit Ausbalancieren beschäftigt.

Hypotonen Kindern fehlt diese Beweglichkeit der Füße. Schon beim Hochziehen belasten sie falsch und bleiben auf einem Fleck stehen, anstatt seitwärts am Couchtisch entlang zu balancieren. Mit ihrer untrainierten Fußmuskulatur kommt es bereits beim Aufrichten zur falschen Belastung, die vermieden werden muss. Die inneren Fußränder senken sich ab, anstatt den Druck des Körpergewichts auszugleichen.

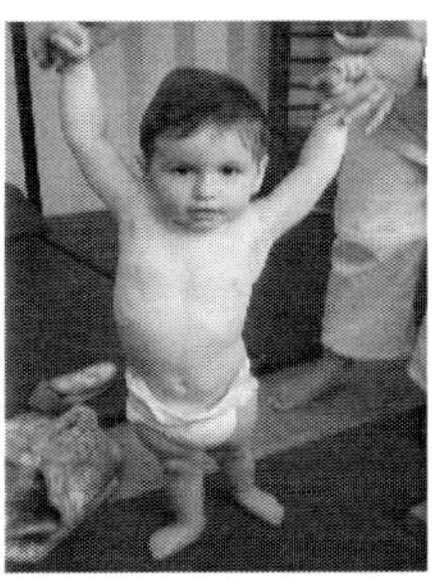

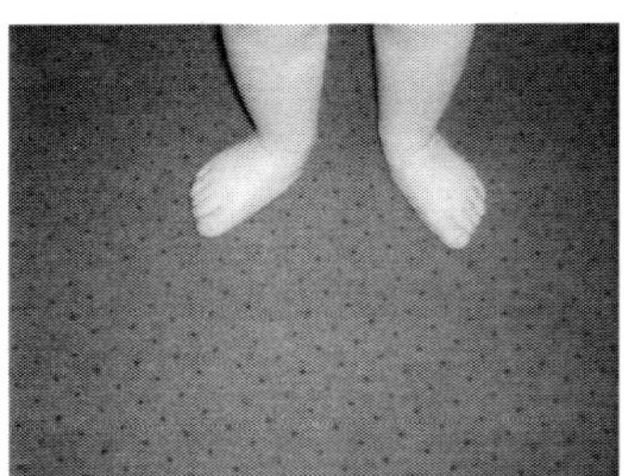

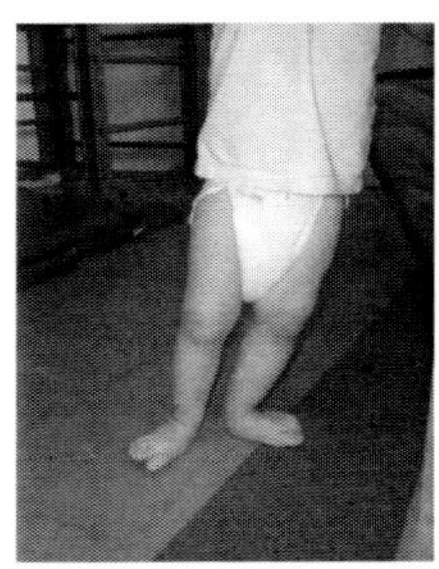

Die Bilder zeigen beginnende Fehlstellungen der Füße von Kindern mit Muskelhypotonie im zweiten Lebensjahr, die passiv aufgerichtet wurden: Knick-Senk-Füße und rechts Plattfüße mit Fehlbelastung und Verformung der gesamten Füße. Freies Stehen ist diesen Kindern am Ende des zweiten Lebensjahres noch nicht möglich.

Viele Kinder mit Muskelhypotonie möchten laufen, noch bevor die Füße das Körpergewicht tragen können. Dabei senkt sich der innere und mittlere Fußbereich ab. Die Fußgewölbe sind nicht auf ihre tragende Aufgabe vorbereitet. Die Fersen, Großzehenballen und die äußeren Fußränder können bei abgesenkten Füßen das Gewicht nur unzureichend übernehmen. Die hypotone Fußmuskulatur hält das Körpergewicht noch nicht aus.

Jede muskuläre Störung wirkt sich auf die Position der vielen kleinen Fußknochen aus. Das anatomisch kräftige Sprungbein befindet sich zwischen den beiden Unterschenkelknochen und den Fußwurzelknochen. Im Volksmund ist es als "hoher Spann" bekannt, der gelegentlich Schwierigkeiten beim Schuhkauf bereitet. Wenn das Sprungbein nicht genügend von Muskeln und Bändern gehalten wird, verrutscht es zur Innenseite hin. Manchmal kann man es als knöchernen Vorsprung am Innenrand des Fußes spüren. Damit verlieren alle anderen Fußwurzelknochen ihre physiologische Position. Das hat zur Folge, dass die Fußgewölbe sich in den folgenden Kinderjahren nicht herausbilden können, und Deformierungen zu erwarten sind.

Verfrühtes Stehen und Gehen auf muskulär instabilen Füßen hat Folgen: Knöcherne Verformungen mit Bewegungseinschränkungen bleiben nicht aus. Die fortwährender Fehlbelastung verändert die gesamte Statik des Körpers. Nahezu alle Kinder mit Muskelhypotonie, die sich ohne Fuß korrigierende Maßnahmen aufrichten und gehen lernen, weisen Knick-Senkfüße auf. Wenn die Fußknochen bereits verschoben sind, ist eine nachträgliche muskuläre Regulation langwierig und erschwert.

Mit Knick-Senkfüßen ist ein federndes Gehen mit Abrollen der Füße nicht möglich. Die Füße werden plan, platt auf den Boden aufgesetzt. Der Gang wirkt schwerfällig, schlurfend und schleppend, sozusagen trampelnd. Das Spüren der Bodenfläche mit entsprechend angepassten Fußbewegungen fehlt. Viele betroffene Kinder stolpern über kleine Unebenheiten, weil sie diese nicht wahrnehmen.

Bei Kindern mit Muskelhypotonie muss die Belastung der Füße besonders beachtet werden, weil sich innerhalb weniger Monate Fußdeformierungen heraus bilden können.

Das Trainieren der Fußmuskulatur ist in den ersten acht Lebensmonaten günstig, bevor Säuglinge sich zum Stehen hochziehen. Wenn die Kleinen noch auf dem Rücken liegen und ihre Arme emporheben, ist auch das Anheben der Beine mit Fußübungen dran. Die Hände lernen im dritten Monat greifen und festhalten. Etwa zeitgleich gibt man Unterstützung zur Berührung der Füße an den Innenseiten und Fersen. Das Kind soll versuchen, Gegenstände mit gewölbten Füßen festzuhalten. Dieses Fußgreifen ist für die Entwicklung der Fußgewölbe enorm wichtig. Man könnte 6monatige Säuglinge ohne Entwicklungsverzögerung probeweise an eine horizontale Stange hängen, und sie würden sich mit Händen und Füßen daran klammern.

Säuglinge mit Muskelhypotonie lassen die Phase des Fußgreifens meist aus. Es fällt ihnen schwer, die Beine spielerisch zu beugen, um die Füße anzuschauen, zu berühren und zum Mund zu ziehen.

Damit fehlt hypotonen Kindern die Grundlage für die Kräftigung der Fuß- und Beinmuskulatur mit Auswirkung auf die Fuß- und Hüftgelenke.

Mit weniger beweglichen Füßen fehlt die Sensibilität für die richtige Bodenanpassung. Stolpern kommt häufig vor.

Wenn die Beweglichkeit der Fußgelenke und Zehen noch ungenügend ist, fehlt die geschickte Anpassung an Bodenflächen. Manche verfrüht aufgerichtete Kinder stehen unsicher mit nach innen gedrehten Beinen und gebeugten Hüftgelenken. Anstatt den Fußboden zu befühlen, beugen oder überstrecken sich die Zehen. Die Füße und Zehen scheinen am Boden zu "kleben", wobei die Großzehen oftmals nach oben zeigen, weitere Hinweise für die Fehlbelastung. Die Füße sind nicht in der Lage, Unebenheiten durch Beweglichkeit auszugleichen. Das vermindert die Sicherheit beim Stehen und Gehen. Falsch belastete Füße stolpern und stoßen an Kanten.

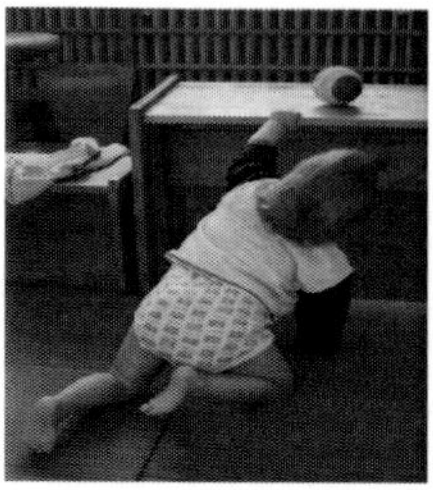 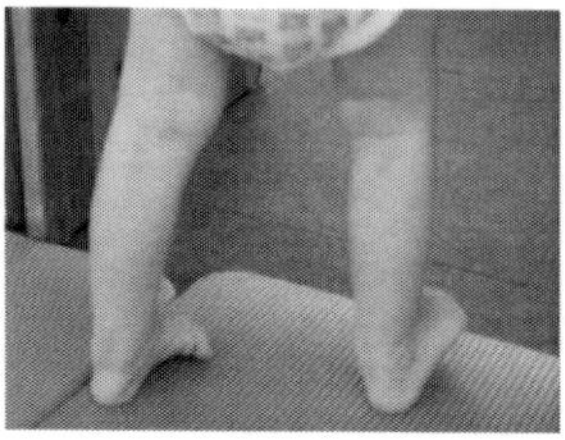 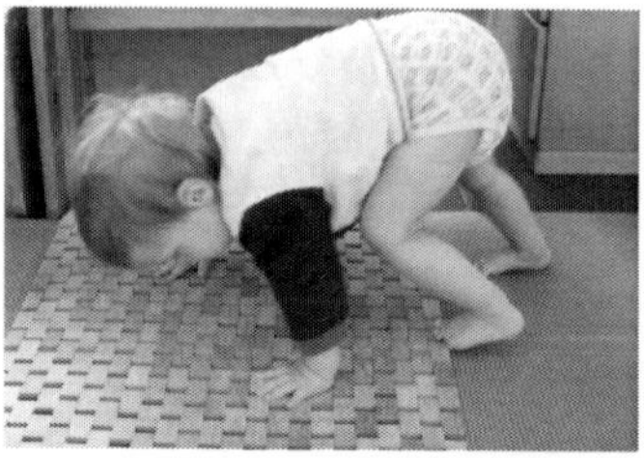

Das mittlere Bild zeigt eine Variante der Fehlbelastung der Füße bei Muskelhypotonie im 2. Lebensjahr. Die Anpassungsfähigkeit zur Bodenfläche und die Belastung des Vorfußes fehlt. Bild rechts: Das Umfeldes wird mit Ecken, Kanten und Löchern so gestaltet, dass es die Wahrnehmung von Stolperkanten mit Händen und Füßen anregt.

Die Füße müssen in unbekleidetem Zustand begutachtet werden. Ein Podoskop ermöglicht den Blick unter die Füße. Die Fußsohlen von älteren Kindern kann man mit Fingerfarbe bestreichen und einen Abdruck auf Papier machen, um die Belastungsbereiche einzuschätzen.

Bei Kleinkindern gibt der Tastbefund Aufschluss. Drücken Sie unter die Fersen und Zehenballen und fühlen Sie, ob muskulärer Widerstand gegen den Druck aufgebaut wird. In der Regel fühlen sich die Großzehen stark und beweglich an. Sie erwidern den Druck der elterlichen Hand. Bereits Säuglinge strecken den Eltern ihre Füße entgegen in Erwartung liebevoller Berührung Die kleinen Füße suchen tastend nach der Quelle des Kontaktes, wenn die Beinmuskulatur nicht hypoton ist.

15.2. Die Balance beim Gehen

Die Balance des gesamten Körpers wird von den Füßen ausgehend reguliert. Mit feinen, federnden Bewegungen passen sich die Füße dem Untergrund an. Wie Sprungfedern sind die 28 Fußknochen und 33 Fußgelenkflächen angeordnet. Säuglinge, die krabbeln und seitwärts an Möbeln entlang gehen, sammeln vielfältige Erfahrungen. Ihre Füße bewirken das Gleichgewicht des Körpers, sie tragen und halten den Körperschwerpunkt fortwährend beim Stehen und Gehen.

Bei Kleinkindern sind die Fußgewölbe wegen Fetteinlagerung noch nicht deutlich erkennbar. Plattfüße mit weicher Muskulatur sind in den ersten Kinderjahren natürlich. Barfuß laufen ist das beste Fußtraining. Die Eltern merken, dass ihre Kinder in der Wohnung keine Hausschuhe anziehen mögen. Das Barfuß laufen soll man ihnen häufig gewähren. Mit nackten Füßen draußen den Rasen und das Gelände erkunden, fördert den Spürsinn der Füße. Mit den Zehen lassen sich Gänseblümchen pflücken, Stöckchen aufheben, spitze und runde Steine spüren. Ursprünglich gingen Menschen ohne Schuhe. Lederne Fußhülsen sind eine Erfindung späterer Jahrhunderte.

Der Muskeltonus des Körpers wird von den Füßen ausgehend über Belastungsdruck, Temperatur und Bewegung reguliert.

Füße, die Unterschiede nicht spüren und Temperaturen nicht wahrnehmen, weil sie in enge "Behälter" eingeschlossen sind, verlieren ihre Funktion als untere Fühler des Körpers.

Heutzutage ziehen Eltern bereits ihren Säuglingen und sehr kleinen Kindern Schuhe an. Das bremst die natürliche Entwicklung von Wahrnehmung und Beweglichkeit der Füße. Gehen erfordert Zehenspitzengefühl, Abrollen der Füße und Anpassungsfähigkeit an die Bodenflächen. Teppichkanten, Türschwellen, herumliegende Spielzeuge sind sinnvolle Hürden für Laufen lernende Kinder.

15.3. Veränderte Statik bei Muskelhypotonie

Da Kinder mit Muskelhypotonie die Fußspiele der ersten Säuglingshälfte und die Krabbelphase meist auslassen, fehlt die muskuläre Vorbereitung für den aufrechten Gang. Zusätzlich lassen sie Bewegungsvielfalt vermissen. Viele verharren wie eingemauert im Zwischenfersensitz, im umgekehrten Schneidersitz. Dieses starre Sitzen ist wenig fördernd für den Muskelaufbau und die Beweglichkeit der Beingelenke. Beim Sitzen und später beim Hochziehen in die Vertikale richtet sich das Becken nicht auf. Die Hüften sind gebeugt und drehen sich nach innen, wie es bereits beim Sitzen zwischen den Fersen eingeübt wurde.

Wenn die Beinmuskulatur zum Stehen und Gehen noch zu schwach ist, sind die Kniegelenke oftmals überstreckt. Mit der Innendrehung der Hüftgelenke beugt sich der Rumpf. Was beim kleinen Kind noch harmlos aussieht, kann in Verbindung mit Muskelhypotonie zu Fehlstellungen der Fuß-, Knie- und Hüftgelenke führen. Bis zum beginnenden Schulalter kommen X- und O-Beine bei kleineren Kindern vor. Im Rahmen von Muskelhypotonie sind einseitige oder beidseitige X-Beinhaltungen häufig, die sich jedoch nicht von selbst auswachsen, wie man gerne sagt.

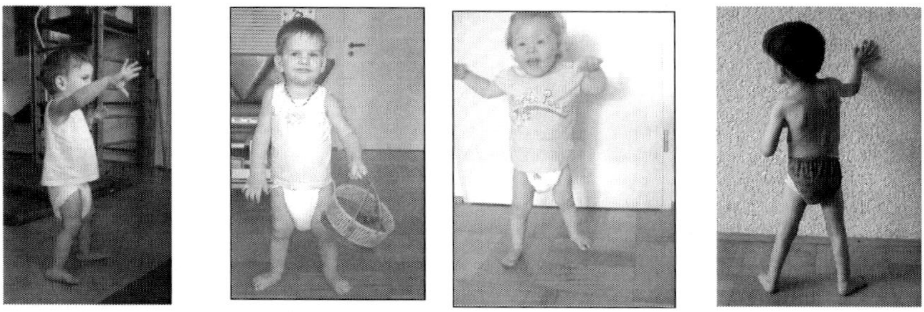

Links: Der 2jährige Junge mit Muskelhypotonie bei Schwerhörigkeit steht und geht ohne ausreichende Balance auf extremen Knick-Senkfüßen mit Fehlbelastung der Innenränder. Er benötigt dynamische Orthesen zur Korrektur der bereits deformierten Füße.
Mitte: Ein 2jähriges Mädchen mit Down Syndrom macht erste Schritte. Viele Kinder gleichen die unsichere Balance mit rudernden Armbewegungen aus.
Rechts: Ein 4jähriger lernt mit 3jähriger Verspätung in richtiger Abfolge Laufen: zuerst geht es seitwärts an der Wand entlang!

Bei ausgeprägt hypotonen und fehl belasteten Kinderfüßen geraten die nächst höher gelegenen Gelenke alsbald in Mitleidenschaft. Die Hüftgelenke kompensieren das Absinken der Füße mit der beschriebenen Innenrotation. Die empfindlichen Fußknochen kleiner Kinder verschieben sich schnell unter der Belastung im Stand. Eine Versorgung mit speziellen Einlagen, welche die Fußmuskulatur stimulieren, ist meist unumgänglich. Einlagen oder Fußorthesen nach dem Konzept der Physiotherapeutin Nancy Hylton als Muskulatur aufbauende Maßnahme haben sich bewährt. Die Korrektur mit Einlagen oder Fußorthesen kann viele Jahre andauern. Wichtiger wie passive Maßnahmen ist der Aufbau der Muskulatur.

Rechtzeitige neurophysiologische Behandlung hilft, Fehlstellungen und Fehlbelastungen zu verhindern. Fußdeformitäten und X-Beinhaltungen im Zusammenhang mit Muskelhypotonie müssen nicht sein! Wenn keine spezielle Frühbehandlung erfolgt, droht bei dauerhafter Fehlbelastung die Deformierung der Füße. Plattfüße sind bei vielen Kindern mit Muskelhypotonie nach im dritten Lebensjahr kaum noch regulierbar.

Die statischen Verhältnisse vom Skelett und Muskulatur sind bei Kindern mit Muskelhypotonie von den Füßen beginnend bis zum Kopf verschoben und instabil.

Mit dem Beginn des Stehens ist die Versorgung mit dynamischen, die Muskulatur stimulierenden Einlagen oder Fußorthesen anzuraten.

15.4. Fragen zur Stehbalance im Vorschulalter:

O Steht das Kind gerade mit aufgerichteter Wirbelsäule,
O oder ist ein Bein/Fuß, beide Beine/Füße nach innen gerichtet?
O Sind die Hüftgelenke beim Stehen gebeugt und der Oberkörper nach vorne geneigt?
O Nimmt beim Hüpfen die oben beschriebene Beugung zu?
O Gelingt der Einbeinstand mit offenen und geschlossenen Augen einige Sekunden?
O Kann das Kind nicht ruhig mit geschlossenen Augen stehen?
O Kann das Kind auf dem Standbein stehen und das Spielbein seitwärts, vorwärts und rückwärts bewegen?
O Fällt es schwer, auf den Zehenspitzen stehen?
O Kann es auf den Zehenspitzen auf und ab wippen?
O Kann sich das Kind schnell aus dem Stand heraus um die Körperachse drehen ohne umzufallen?
O Kann es vorwärts im Seiltänzerschritt balancieren (ab 5 Jahre)?
O Kann es rückwärts und seitwärts auf einem niedrigen Balken balancieren?
O Kann es auf halbrunden Kreiseln stehen oder auf einem Baumstamm balancieren?
O Kann das Kind einen Seitgalopp ausführen?
O Kann das Kind schnell rennen und auf ein Kommando hin prompt stehen bleiben?
O Kann es geschmeidig um Kurven rennen, oder eckt es an?

16. Bewegungsstufen: Hocke und Halbkniestand

Bei Naturvölkern, die in Bodennähe arbeiten und essen ist die Hockstellung eine wichtige Sitzposition, aus der heraus man sich mühelos in die Höhe und Tiefe bewegt. Die Hockstellung ersetzt in manchen Kulturen den Hocker als Sitzmöbel. Beim Warten hockt man über dem Boden, nicht etwa auf der staubigen Erde. Manchmal lagern europäische Teenager auf dem Gehweg. Sie sind untrainiert in Hockstellungen und sitzen direkt auf dem Boden. Die Variationen des Hockens und die Balance dazu werden im zweiten Lebensjahr erworben, wenn Kleinkinder die Umwelt erobern. Sie klettern unermüdlich auf Stühle, Tische und Podeste, wobei sich die Hüft-, Gesäß- und Beinmuskulatur kräftigt.

Sich in die Hocke begeben ist bei vielen Tätigkeiten unerlässlich:
- etwas vom Boden aufheben,
- Verschüttetes aufputzen,
- beim Putzen und Reparieren,
- Gegenstände aus einem unteren Fach im Regal holen,
- beim Hinsetzen auf niedrige Sitze, Hocker,
- beim Ein- und Aussteigen aus dem Auto,
- bei der Garten- und Feldarbeit,
- beim Ein- und Ausräumen der Waschmaschine,
- bei der Körperpflege,
- beim An- und Ausziehen...

Die Schuhe werden meistens in Hockstellung an- und ausgezogen.
Wer hat noch nicht seine Schnürsenkel im Herabbeugen gebunden? Wir versuchen in solchen Situationen nicht auf der Erde zu sitzen, um unsere Kleidung sauber zu halten.

Ein gut entwickeltes Kleinkind bleibt nicht lange am Boden sitzen, sondern wechselt innerhalb von wenigen Minuten Sitzen mit Seitverlagerung, die Krabbelposition mit dem Halbkniestand und Hockstellungen in vielfältigen Variationen. Säuglinge und Kleinkinder verharren nicht in einer Körperhaltung, sondern verändern sie ständig. Diese Wechsel gleichen einem Spiel mit dem Gleichgewicht. Es ist die Suche nach dem sichersten

Körperschwerpunkt beim Emporkommen. Kleine Kinder erobern die Umwelt drinnen und draußen mit Balanceakten wie Kniestand, Halbkniestand und Hocke.

Kleinkinder können im zweiten Lebensjahr mühelos in der Hockstellung spielen. Das lässt sich im Sandkasten beobachten. Die wenigsten Eltern müssen sich Sorgen machen, dass ihr Sprössling zu lange im kühlen, feuchten Sand sitzt. Um den Sand hin und her zu schaufeln, sind aus der Hocke heraus Bewegungen erforderlich. Dabei wechseln die Positionen zwischen tiefer Hocke, halber Aufrichtung mit wenig gebeugten Beinen und Stehen, um den Sand im Eimer anzuhäufeln. Sand- und Erdarbeiten werden überwiegend in gebeugter Körperhaltung verrichtet. Landarbeiter sind dazu viele Stunden in der Lage - Kleinkinder auch.

Eltern dürfen ihrem Kind zum Sandeln große Geräte zumuten, die mindestens der Körperlänge der Kleinen entsprechen: eine Blechschaufel und Harke, einen großen Putzeimer, Campingkochgeschirr oder alte Töpfe und Pfannen aus der Küche. Mit schweren Utensilien wird die Kraft und Balance vermehrt gefördert. Es kommt keine Langeweile auf, wenn Kinder die Rollen der Erwachsenen mit Haus- und Gartenarbeit nachahmen. Und die Integration in die familiären Beziehungen wird gestärkt.

16.1. Auslassen der Hocke bei Muskelhypotonie

Entwicklungsverzögerte Kinder lassen Bewegungszwischenstufen wie die Hocke aus, weil sie in solchen Positionen die Balance verlieren. Während des Krabbelns, das viele hypotone Kinder überspringen oder abkürzen, wird vorsichtig die Aufrichtung an Möbeln eingeübt. Kinder mit Muskelhypotonie ziehen sich mit Hau-Ruck vom Sitzen in den Stand hoch. Zum langsamen Aufrichten über den Halbkniestand fehlt ihnen das Gleichgewicht. Wenn die schnellen Aufsteher bereits um das erste Lebensjahr mit dem Gehen beginnen, beachtet man ihre übergestreckten Beine als Zeichen instabiler Muskulatur nicht. Die Freude über das Laufenlernen überwiegt. In dieser aufregenden Entwicklungsphase sprechen Eltern bei medizinischen Untersuchungen nur noch selten Probleme an, und der Arzt sieht keine Veranlassung neurophysiologische Behandlung zu einzuleiten.

Wie hypotone Kinder vom Stehen wieder zurück auf den Boden gelangen, gibt Aufschluss über ihre motorische Reife. Sie fallen, plumpsen, ja krachen förmlich auf ihre Knie. Die Hocke als Zwischenstufe zum Hinsetzen können sie nicht einnehmen und nicht darin verweilen.

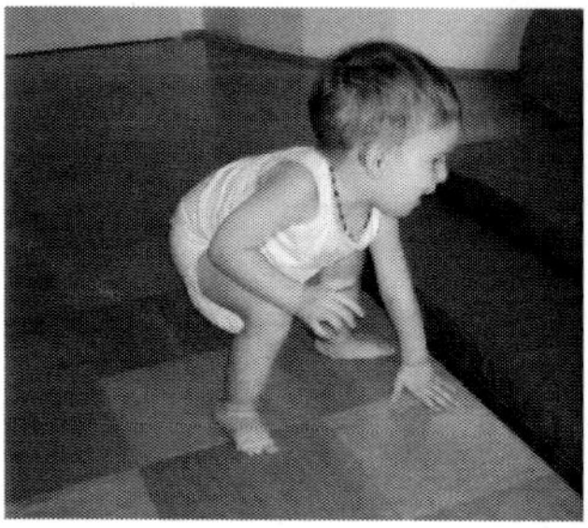

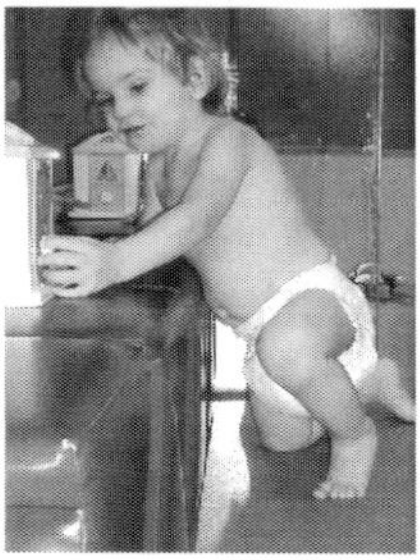

Beim Emporkommen aus der Hocke und über den Halbkniestand stützen sich Kinder mit Muskelhypotonie am Boden oder Podesten ab.

Hockstellungen und Halbkniestand werden bei Muskelhypotonie ausgelassen.

Entwicklungsverzögerten, hypotonen Kindern fehlen für die Körperpflege und das Ankleiden stabile Positionswechsel. Sie wollen beim Anziehen von Hose, Strümpfen und Schuhen sitzen, brauchen viel Zeit und werden verspätet selbstständig.

Ob Kinder die Balance in der Hocke halten können, lässt sich anhand einiger Tiergangarten unkompliziert beobachten, sowie trainieren:
- Entenwatscheln: in niedriger Hockstellung vorwärts watscheln und Balance halten;
- Froschhüpfen: aus der Hockstellung heraus hüpfen;
- Haken schlagen wie ein Hase: mit den Armen vorwärts, mit den Beinen seitwärts hüpfen;
- Flankensprung: sich mit den Armen an einer Turnbank halten und nur mit den Beinen darüber hüpfen;

Tiergangarten geben Aufschluss über den Muskeltonus, die Rumpfstabilität, die komplexe Koordination und die Fähigkeit des motorischen Planens.

Wenn die mangelnde motorische Stabilität weder den Eltern noch dem Kinderarzt bei den Vorsorgeuntersuchungen aufgefallen ist, merkt es spätestens die Sportlehrerin in der Grundschule. Beim Abrollen, dem Purzelbaum, bleiben Kopf und Rücken gestreckt und die Beine fallen weit auseinander. Das hypotone Kind kommt in der Endphase des Abrollens nicht in die Hockstellung und nicht in die federnde Aufrichtung aus der Hocke.

Beim Sitzfußball (Spinnenfußball) heben hypotone Schüler das Gesäß und die Beine nicht an. Das Bewegen im Spinnengang fällt ihnen äußerst schwer. Sie rutschen auf dem Gesäß, oder kippen beim Ball stoßen um. Ihre Beinbewegungen sehen wild, schlenkernd und ungezielt aus. Es fehlt die kräftige Bein-, Gesäß- und Hüftmuskulatur.

Beim Absprung von Stufen, von einer Kiste oder von der Sprossenwand fallen auch noch ältere Schulkinder hin, anstatt sich in der Hockstellung abzufedern. Sie sind erheblich sturz- und unfallgefährdet.

Kinder mit Muskelhypotonie ermüden schnell bei Bodenübungen, beim Turnen mit und gegen die Körperschwerkraft.

17. Vom Sitzen zum Gehen

Säuglinge krabbeln gerne, auch noch im zweiten Lebensjahr, weil es in diesem Alter ihre sicherste und oft auch schnellste Fortbewegungsart ist. Wenn sie zwischen dem 13. bis 14. Monat zum Laufen kommen, wechseln sie immer wieder auf alle Viere, besonders um Hindernisse und Treppen zu überwinden.

Entwicklungsverzögerte Kinder haben weniger Bewegungsvariationen zur Verfügung. Viele von ihnen lassen das Krabbeln wegen ihrer mangelnden Rumpfstabilität und der anspruchsvollen Koordinationsleistung aus. Einige kriechen nur kurze Zeit und zeigen kaum Interesse für das Ausräumen der Schubladen. Es gelingt ihnen nicht, Dinge krabbelnd zu holen und zu transportieren. Sie haben es eilig sich aus dem Sitz zwischen den Fersen an Möbeln empor in den Stand zu ziehen. Wegen dem Überspringen der Krabbelphase stehen und gehen hypotone Kinder manchmal eher wie andere

Kleinkinder. Die Eltern sind stolz auf ihren Frühentwickler, der zwischen dem 10. bis 12. Monat mit dem Gehen beginnt und ahnen nicht, dass eine Muskelhypotonie dahinter stecken könnte!

„Senkrechtstarter" wollen nicht mehr zurück in den Vierpunktegang. Hypotonen Kindern fehlt beim Krabbeln Stabilität und Koordination.

17.1. Wie gehen hypotone Kinder?

Das alte Wort tollpatschig bedeutet ungeschickt, tapsig, breitfüßig. „Kleiner Tollpatsch" ist kein beleidigender Ausdruck für ein Laufen lernendes Kind. Beim älteren Kind, Jugendlichen oder Erwachsenen kann der breit- und steifbeinige Gang ohne Schwingung ein Zeichen für mangelndes Gleichgewicht und verminderte Kraft sein. Wer dieses Bewegungsbild als „tollpatschig" betitelt, erkennt selten die verborgenen Schwierigkeiten hypotoner Menschen. Bei schlaffer Muskulatur fehlen viele motorisch fein angepasste Reaktionen, die wir als selbstverständlich voraussetzen. Wenn Charly Chaplin absichtlich breitbeinig über die Leinwand ging, brachte das Menschen zum Lachen. Man bemerkt, dass etwas nicht stimmt.

Das Zusammenspiel der bauchseitigen (ventral) und rückseitigen (dorsal) Muskulatur ist beim hypotonen Gangbild vermindert. Die betroffenen Kinder gehen breitbeinig mit übergestreckten Knien ohne abzufedern. Die Beine wirken steif, die Füße rollen nicht ab, sondern setzen plan und schlurfend auf. Oftmals sind ein Bein oder beide Beine nach innen gedreht (innenrotiert).

Bei verminderter Kraft zum Anheben der Beine wird diesen Mangel beim Gehen und Treppensteigen durch eine Schonhaltung kompensiert. Die Oberschenkel nähern sich durch Innendrehung an, dabei geraten die Beine in X-Stellung. Die ungünstige Innenrotation der Hüftgelenke verstärkt wiederum die gebeugte Körperhaltung. Sich aufrecht und in Balance zu halten ist nun schwer. Mit gebeugtem Körper und gesenktem Kopf stolpert, fällt und kippt man häufig.

Beim Stehen hängt der Bauch herab und quillt breit hervor, weil die Spannung der Bauchmuskulatur fehlt. Die Schwerkraft des Bauches zieht die Wirbelsäule ins Hohlkreuz. Im Zusammenhang mit Muskelhypotonie bedeutet ein großer Bauch nicht zwangsläufig Fettleibigkeit. Bei ausgewogener neurophysiologischer Behandlung bildet er sich zurück. Auch Mütter, die ein Kind geboren haben, müssen mühevoll wiedererlernen, die bauchseitige Muskulatur anzuspannen.

Wenn die visumotorische Koordination beim Gehen fehlt, kommt es zum Stolpern über kleine Unebenheiten am Boden.

18. Transportgewohnheiten für Babys und Kleinkinder

Der Mensch ist ein Tragling. Er braucht äußeren Halt am Körper der Eltern, um zu lernen, seine Haltung und motorischen Impulse zu kontrollieren. Im innigen Körperkontakt formt sich die Persönlichkeit, werden die seelischen Strukturen durch Sinnes- und Körpereindrücke geprägt. Im Rhythmus des Tragens, Tröstens und Wiegens reift der kleine Mensch zu einem taktvollen Wesen heran. Durch Körperkontakt entsteht das Taktgefühl. Die in der Geschichte der Menschheit tief verwurzelte Tragezeit reicht weit über die Säuglingsphase hinaus. In traditionellen Kulturen werden kleine Kinder mehrere Jahre lang getragen. Die Industriegesellschaften nehmen Eltern und Kindern die natürliche Handhabung des Tragens weitgehend ab, in dem sie von Moden und Verkaufsstrategien abhängige Transportgeräte für Babys und Kleinkinder auf den Markt bringen.

Bereits nach vier bis sechs Monaten sind Säuglinge in der Lage, sich beim Tragen zu stabilisieren. Sie können sich am Körper der Eltern festhalten und die Beine anspreizen. Forscher beobachteten bei Säuglingen von Naturvölkern ein besonderes Mithelfen beim Tragen auf der Hüfte, die Anspreiz-Hock-Stellung. Beim Hochnehmen beugt und spreizt das Kind die Beine in Erwartung des Anklammerns am Körper der Mutter. Traditionelle Kulturen modifizieren die Unterstützung beim Tragen. Anfangs liegt der Tragling im breiten Tuch geschützt auf der Rückenfläche des Erwachsenen. In der zweiten Säuglingshälfte und Kleinkindzeit mutet man ihm zu, sich selbst im Tuch aufrecht zu halten. Das Tragetuch wird an die Fähigkeiten des Kindes angepasst und in einen schmaler werdenden Tragegurt umgewandelt.

Die Fähigkeit, sich beim Getragenwerden mit Armen und Beinen anzuklammern, ist ein Erbe unserer Vorfahren. Reif geborene Säuglinge halten sich durch tonische Anspannung fest und fühlen sich auf dem Arm, Hüfte oder Schultern des Erwachsenen leicht an.

Hypotone Säuglinge und Kinder klammern sich nicht an. Sie fühlen sich beim Tragen schwer an und drohen wie ein Mehlsack am Körper der Eltern herunter zu rutschen. Ihre Muskulatur gibt keinen Halt.

Eine boomende Babyindustrie in den Industriegesellschaften nimmt den Eltern die Last des Tragens nahezu ab. Die Kleinen werden in Kinderwagen, Karren und Buggys liegend, neuerdings halb liegend und sitzend transportiert. Schutz gebende Kinderwagen, die vor verfrühter Reizüberflutung durch die Außenwelt abschirmen, sieht man selten.

Der Verlust von Körperkontakt im Säuglingsalter ist immer ein Verlust von gespürter Kommunikation. Der vorsprachliche tonische Dialog, wie ihn die Ärztin und Forscherin Mechthild Papousek beschreibt, reduziert sich auf wenige Tragezeiten. Die angeborene Anpassungsfähigkeit der Muskulatur wird nicht genügend eingeübt. Die Gleichgewichtsreaktionen, die sich im frühen Säuglingsalter entwickeln, werden beim Ausfahren weniger stimuliert wie beim Tragen.

Anstatt zu warten, bis das Baby ab dem achten Monat selbst zum Sitzen kommt, legen es viele Eltern in Sitzschalen, wobei Kopf und Rumpf inaktiv aufliegen. Die verschiedenen Größen der Schalensitze mit und ohne Wippeffekt suggerieren deren Notwendigkeit. Sitzschalen sollte man nur im Auto verwenden und nicht als Dauerliegeplatz für Säuglinge einrichten.
In diesen den Körper fest umgebenden Schalen wird keine aktive Balance geschult.

Sitzschalen vermindern die aktive Kopf- und Rumpfaufrichtung und die Rotation.

Verfrühtes Aufrichten in Kinderwagen und Buggys mit höhenverstellbaren Rückenlehnen beeinflusst den angeborenen Antrieb zur Aufrichtung gegen die Schwerkraft.

Beim passiven Sitzen mit ungenügender Sitzfähigkeit können Wirbelsäule und Skelettmuskulatur nachhaltig geschädigt werden.

Immer wieder muten einige Eltern ihren Kleinen ein Gehfrei zu, trotz vieler Warnungen von Ärzten und Therapeuten. Sie nehmen ihrem Kind die Chance, sich selbstständig das Stehen zu erarbeiten. Das noch unstabile Baby wird sozusagen in ein Gerät gehängt, ohne dass es sein Gewicht tragen und seinen Schwerpunkt finden kann. Eine wackelige Angelegenheit! Auch Eltern von Kindern mit Entwicklungsverzögerungen sorgen sich um die Aufrichtung ihres Kindes und sind versucht entgegen therapeutischer Ratschläge, diesen anstrengenden Prozess abzukürzen.

Gehfreie werden heutzutage als kleine Fahrzeuge angeboten und suggerieren Spielfreude. Den natürlichen Impuls von Säuglingen, ihre Schwerkraft eigenständig zu überwinden, bremst das Gehfrei aus. Die verfrühte Vertikalisierung kann sich negativ auf den motorischen Antrieb auswirken. Oftmals geht die Vorsicht mit dem Steigern des Bewegungstempos unter. Motorischer Impulsivität und Unruhe wird Vorschub geleistet. Die Gefahr des Stolperns und Hinfallens erhöht sich. Kinder im Gehfrei überspringen abrupt wichtige Stufen auf dem Weg zur Vertikalisierung.

Das absichernde Stützen der Arme am Boden ist im Gefrei nicht gefragt. Die angeborene Schutzreaktion des Ausstreckens der Arme in die Fallrichtung beugt Kopfverletzungen vor. Diese Abfangreaktion und das Gleichgewicht - Grundfunktionen für die Sicherheit beim Bewegen - können nachhaltig beeinträchtigt werden. Eltern, die ihren Kindern ein Gehfrei zumuten, riskieren die Unterentwicklung der motorischen Fähigkeiten. Koordinationsstörungen und Impulsivität können sich heraus kristallisieren und zeitlebens die Motorik beeinträchtigen. Nach meiner Erfahrung ist diese falsche Weichenstellung in der frühen Kindheit irreparabel. Heftiges Stolpern, Unvorsichtigkeit bis hin zur Waghalsigkeit verbunden mit Selbstüberschätzung kennzeichnet das Heranwachsen, wenn es ohne Anstrengung aufwärts geht.

Das Gehfrei gefährdet die Entwicklung der Gleichgewichts- und Abfangreaktionen, vermindert die zur Aufrichtung nötigen Bewegungsübergänge, schwächt die Rumpfmuskulatur zugunsten von Streck- und Abstoßbewegungen der Beine,

verhindert vielfältige Koordinationen zwischen Armen und Beinen und den Blick zu den Füßen, begünstigt motorisch unruhiges Verhalten und beeinträchtigt die Körper- und Umweltwahrnehmung.

Kleine Kinder erkunden die Welt in unzähligen Versuchen, Dinge in Bewegung zu bringen. Sie spüren räumliche Begrenzungen der Umwelt anhand des Muskeltonus als Widerstandswahrnehmung. Diese taktil-kinästhetische Wahrnehmung wird von manchen als Muskelsinn benannt, eine unvollständige Bezeichnung. Taktil-kinästhetische Wahrnehmung beinhaltet die Erfahrung von Berührung, Druck und Widerstand auf die Muskulatur und Druck und Zug auf die Gelenke. Sie ist immer mit der unbewussten Empfindung der Positionierung von Gelenken und Gliedmaßen verbunden. Diese Wahrnehmung ist eine ganzheitliche Körperwahrnehmung. Die intensivste Zeit für diese Exploration liegt im ersten dreiviertel Lebensjahr, solange ein Säugling noch nicht läuft. Sie verkürzt sich mit verfrühter Aufrichtung wegen ausgelassener, zur Vertikalisierung erforderlicher Bewegungsstufen.

Je vielfältiger Säuglinge und Kleinkinder ihre Bewegungen aktiv einüben, desto komplexer kann sich ihre Sinneswahrnehmung entwickeln. Die erste Aufmerksamkeitsstufe erfolgt über Haut und Muskulatur, das taktil-kinästhetische Empfinden. Kinder lernen in ihrem eigenen Tempo Begreifen. Werden sie überfordert, kann ihr Gehirn zwischen mehreren wahrgenommenen Eindrücken keinen ausreichenden Zusammenhang herstellen. Auf der Grundlage intensiver Körper- und Mundwahrnehmung bilden sich Begriffe und Wortverständnis.

Die sensorischen Informationen hinterlassen keine tiefen Erinnerungen, wenn sie nicht im individuellen Zeitmaß des Kindes verarbeitet, sensorisch im Gedächtnis integriert werden.

Wenn Eltern ihr kleines Kind in einer Joggerkarre mit Geschwindigkeit ausfahren, so erfüllt dies lediglich das Bedürfnis der Eltern nach sportlicher Betätigung. Junge Kinder können schnell wechselnde Sinneseindrücke noch nicht verarbeiten. Das kleine Kind sieht viel, kann jedoch kaum Verbindungen zwischen seinen inneren Gefühlen und der äußeren Welt herstellen. Die unsicheren, fragenden Blicke des Kindes entgehen den Eltern beim rückwärtigen Schieben der Karre. Die mimischen Reaktionen der

Erwachsenen sind jedoch der emotionale Filter, an Hand dessen Kinder die Umwelt interpretieren und Sprache entschlüsseln lernen.

Durch das abgewendete Gesicht der Bezugsperson, fehlt dem Kind neben dem Körperkontakt die wichtigste Bindung: der Blickkontakt. Das Abstimmen der Gefühle aufeinander und miteinander geht verloren. Emotionale Sicherheit und liebevolle Ansprache der nahen Bezugspersonen ist für die Entwicklung unerlässlich. Kleine Kinder werden durch Reizüberflutung und Sinneseindrücke, die sie nicht verstehen können, zutiefst verunsichert. Ohne fühlbare Nähe durch Augen- und Körperkontakt erleben sie Befremdung. Sie werden weniger Fragen stellen und weniger Antworten erhalten. Das frühe Defizit an Kommunikation in der Phase der sensorischen Gedächtnisbildung ist schwer aufzuholen.

Beim Ausfahren in vom Gesicht abgewandter Richtung entsteht ein erheblicher Kommunikationsverlust. * Kind und Bezugsperson erkennen nicht mehr die Befindlichkeit des Anderen, stimmen ihre Gefühle nicht ausreichend aufeinander ein. Der vorsprachliche Dialog mit Körperkontakt und Mimik ist erheblich reduziert.

* Der Kinder- und Jugendtherapeut Wolfgang Bergmann beschreibt in seinem Buch „Das Drama des modernen Kindes“ negative Ausprägungen moderner Kindheit. Der Hirnforscher Gerald Hüther thematisiert in vielen Veröffentlichungen und Vorträgen die Bedeutung neurobiologischer Prozesse in der frühen Kindheit.

Aufgrund vieler Beobachtungen von gestörter Mutter-Kind-Kommunikation während der Therapie von Frühgeborenen nehme ich an, dass die Art und Weise des Ausfahrens ohne Blickkontakt das natürliche Bindungsverhalten schwächt. Wenn die Bezugsperson vom Gesichtsfeld des Kindes abgewendet ist, so gleicht das einem Aufmerksamkeitsdefizit. Die emotionale Filterung und Spiegelung der kindlichen Gefühle entfällt. Mimik und Gestik des Erwachsenen sind aus der kindlichen Perspektive uneinsehbar. Die emotionale Intelligenz bleibt unterentwickelt. Einer neuen Art von sozialer Kälte bis hin zum „gesellschaftlichem Autismus“ wird der Boden bereitet.

Auch beim Autofahren ist keine körperliche Nähe spürbar. Die Kleinen liegen oder sitzen angegurtet und zur Passivität gezwungen im Autositz und schauen ins Weite. Sie können sich weder zu dem Gesehenen hinbewegen, noch es berühren und begreifen. Kindern, die täglich per Auto zur

Kindertagesstätte gefahren werden, fehlen zeiträumliche Eindrücke über die Länge und Dauer von Wegstrecken und über die Höhe und Tiefe von Bordsteinen. Es ist ungünstig für die gesamte Entwicklung und Orientierung, wenn das Kind von tausendfältigen, sich wiederholenden Erfahrungen abgeschnitten ist.

„Die Bäume flitzen vorbei", bemerkt der kleine Michael, als er aus dem Autofenster schaut - eine Fehlinterpretation seiner wahrgenommenen visuellen Eindrücke. Die Eltern geben ihm als Alternative beim gemütlichen Ausfahren in der Kinderkarre einen Stock, mit dem er den Boden, Gemäuer und Zäune vom Sitzen aus berühren und spüren kann.

Eltern mit mehren kleinen Kindern stellen gelegentlich ein Geschwisterkind auf ein am Kinderwagen befestigtes Kiddy-Brett. Auf diese Weise wird manches Kleinkind in der Hochphase seiner motorischen Aktivitäten passiv stehend transportiert. Zwei- und Dreijährige wollen neben dem Kinderwagen gehen und dabei die Umwelt erkunden, Stöckchen und Steinchen aufheben, auf Schwellen und in Pfützen treten. Zu Fuß unterwegs sein ist für Kleinkinder ein wichtiges Ausdauertraining mit Rennen und Stehenbleiben, Hüpfen und Balancieren.

Manche Eltern und Großeltern sind stolz, wenn ihr noch nicht schulreifer Sprössling mit einem elektrischen Kindermotorrad oder Auto den Gehweg unsicher macht. Diese Art der Fortbewegung kostet keine Anstrengung. Viele Erwachsene verwöhnen die Kleinen mit der Angewohnheit, das Dreirad mit einer Einsteckstange zu schieben. Kraft und Ausdauer wird so nicht erworben! Nur wenn kleine Kinder selbst in die Pedalen treten, lernen sie Gehwegkanten, Schrägen, Kurven und Ecken mit eigener Anstrengung zu überwinden.

Nicht alles, was heutzutage auf dem Markt ist, nützt der körperlichen und geistigen Entwicklung kleiner Kinder. Fahrradanhänger werden zum Transport angeboten. Die Kleinen sitzen und verrutschen darin in ungünstigen Positionen und sind weit abgeschnitten von Kommunikation und Körperkontakt mit den Eltern. Das Gleichgewicht von Kleinkindern wird besser rücklings im Fahrradsitz in körperlicher Nähe gefördert, als im Fahrradanhänger.

Kleine Kinder erwerben Sicherheit, Ausdauer und Selbstständigkeit, wenn sie unebene Wegstrecken bewältigen. Wenn sie im Laufalter viel transportiert werden, bleibt die Umwelterfahrung und Ausdauer auf der Strecke.

19. Auffälligkeitsmosaik bei Muskelhypotonie

Geschulte Beobachter erkennen an spezifischen Auffälligkeiten, ob motorisch beeinträchtigte Kinder muskulär hypoton sind. Folgende Besonderheiten in der Bewegungsentwicklung und in der Bewegungsart weisen auf eine verminderte Haltungskontrolle (posturale Kontrolle) hin:

Kinder mit hypotoner Muskulatur

- haben Mühe in der Rückenlage den Kopf anzuheben
- und bauen zu wenig bauchseitige (ventrale) Muskelspannung auf.
- Sie bringen deshalb ihre Füße nicht ins Blickfeld,
- lassen die Fußspiele in der Säuglingsphase aus.
- In Rückenlage können sie keine "Brücke machen", das Becken weder anheben noch beugen.

- Sie sitzen mit zuviel Hüftstreckung
- und richten die Wirbelsäule nicht über den Sitzbeinhöckern auf.
- Beim Sitzen ist der Rücken rund (kyphotisch),
- und der Kopf überstreckt (rekliniert).
- Trotz Rundrücken reicht die Muskelspannung zum Abrollen nicht aus. Die Gliedmaßen fallen auseinander.
- Beim Purzelbaum machen sie einen Kopfstand und fallen gestreckt nach hinten, anstatt sich abzurollen.

- Sie vermeiden Seitwärtsbewegungen mit Körperdrehung (Rotation). Die Bewegungen wirken eckig, nicht geschmeidig.
- Manche Kinder greifen nicht mit den Armen über ihre Körpermitte zur Gegenseite. Sie kreuzen die Körpermittellinie nicht.
- Bei einigen Kindern lässt deshalb die Bevorzugung einer Hand, Rechts- oder Linkshändigkeit, auf sich warten.
- Im Stehen senkt sich das Fußgewölbe ab, Knick-Senkfüße.
- Eine X-Beinstellung kann sich heraus bilden.

- Fast alle hyptonen Kinder haben Gleichgewichtsprobleme bei ruhigen Körperhaltungen (statisches Gleichgewicht).
- Sie balancieren unsicher und zu schnell,
- nicht im Seiltänzerschritt, nicht rückwärts und seitwärts.
- Der Einbeinstand mit geschlossenen Augen ist nicht möglich.
- Einige mutige Kinder lernen Balance zu halten in Verbindung mit schnellen Bewegungen (dynamisches Gleichgewicht).
- Die Sprungkraft fehlt beim Hüpfen.
- Das Hüpfen sieht unrhythmisch aus.
- Der Schlusssprung aus dem Stand ist nicht durchführbar.
- Hampelmannsprung und Seilspringen sind schwer erlernbar.

Säuglinge und Kinder mit hypotoner Muskulatur lassen einige Lage- und Haltungspositionen aus, die ihnen Mühe bereiten. Dazu gehört bei nahezu allen Betroffenen die Bauchlage. Fortbewegungen auf dem Bauch wie Robben auf den Unterarmen, Abstützen in Seitlage und Kullern fehlen oder werden ruckartig ausgeführt. Ohne ausdauerndes Stützen und Spielen in Bauchlage entwickelt sich die Schultergürtel-, Arm-, und Handmuskulatur ungenügend. Die stabile Armbeugung zum Halten, Tragen, Ziehen und Schieben fehlt. Ausdauernde Tätigkeiten wie Schreiben sind davon betroffen.

Viele Säuglinge mit hypotoner Muskulatur ziehen sich um den 10. Monat ohne ausreichende Balance zum Stehen hoch. Sie überspringen die Krabbelphase zwischen dem 8. bis 12. Monat. Falls sie krabbeln, fehlen geschmeidige Rumpfbewegungen. Der Kopf sinkt ab und wird deshalb kompensatorisch überstreckt. Ihre Fortbewegung auf allen Vieren ist schnell und ruckartig. Mancher Spätentwickler mit Muskelhypotonie versucht sich noch im Krabbeln, nachdem er bereits laufen gelernt hat.

Frühen Senkrechtstartern, Säuglinge, die sich vom Sitzen zum Stehen aufrichten, fällt es oft schwer, vorsichtig zum Boden zurück zu gelangen. Viele lassen sich auf das Gesäß oder auf die Knie plumpsen. Die Hocke mit stabil gebeugten Knien und geradem Rücken wird bei hypotoner Muskulatur ausgelassen.

Ausgelassene Positionen und Positionswechsel bei Muskelhypotonie:

- **Spielen in der Bauchlage**
- **langsame Körperdrehung mit Raumerkundung**
- **Krabbeln und dabei Dinge transportieren**
- **vorsichtig aus dem Kniestand zum Stehen und zurück gelangen**
- **Spielen in Hockstellung**

Kinder mit hypotoner Muskulatur

- bewegen sich schnell, ruckartig,
- mit zu viel Bewegungseinsatz, hyperkinetisch;
- dosieren nicht ihren Krafteinsatz,
- bewegen sich zielungenau, schießen über das Ziel hinaus,
- verwenden zuviel Druck und Körperschwung
- und werden deshalb oft als besonders stark, aggressiv oder hyperaktiv eingeschätzt;
- zeigen eine mangelnde motorische Impulskontrolle,
- bewegen sich waghalsig und schätzen Gefahren nicht ein,
- oder trauen sich nicht viel zu, sind ängstlich,
- motorisch gehemmt und vermeiden Bewegungen.

20.1. Fragebogen zur sensomotorischen Entwicklung

Verhalten als Säugling und Kleinkind:	Eher antriebsarm, ruhig? „pflegeleicht“	Unruhig Fordernd
Fußspiel: Fußgreifen: Ziehen des Fußes zum Mund:	ab wann	wie lange gelingt mit Festhalten Absinken der Beine
Krabbelphase:	ab wann nicht gekrabbelt	wie lange andere Fortbewegung
Seitliches Gehen an Möbeln: Im Laufstall:	ab wann	wie lange
Freies Gehen:	ab wann	Sicher und langsam? Schnell und stolpernd?
Ermüdet das Kind schnell beim Laufen?	Will es getragen oder gefahren werden?	Wie lange wurde ein Buggy benutzt?
Hat das Kind Freude am Treppen steigen?	Muss es sich festhalten? Geht es frei?	Kann es Stufen herab, auch herauf springen?
Balanciert das Kind sicher? Unsicher?	Seit welchem Alter? vorsichtig und langsam schnell und unvorsichtig	Wie häufig? Wie lange? Wo?
Klettert das Kind abwärts?	Ab welchem Alter sicher? Noch nicht sicher	wie häufig und intensiv? braucht Hilfe
Sprungkraft: Kann das Kind auf der Stelle hüpfen?	Gleichmäßig, rhythmisch, Unruhig, ohne Abfederung	Vermeidet es hüpfen? Verliert es die Balance?
Malentwicklung: Schreiben, Schriftbild:	Altersgemäß vermeidet Mensch malen Vermeidet malen Schreibt ungern	Drückt es den Stift zu stark oder zu schwach auf? Sitzt es unruhig beim Malen/Schreiben?
Basteln und Werken: Ausschneiden, Fädeln, Kneten, Formen:	Wenig, unbeliebt Ungenau, „schlampig“	Viel und gern Genau, exakt
Essen und Trinken:	Kaut gleichmäßig Langsam und gründlich Isst und trinkt hastig	Ungleichmäßig Schluckt Brocken Verschluckt sich
Umgang mit Besteck: Getränke einschütten:	Gebraucht Messer und Gabel Isst sauber Trinkt sauber	Isst noch mit dem Löffel Verschmiert noch Verschüttet
Fordert eigene Essvorlieben: isst nur bestimmte Nahrung	ist in Familienablauf integriert wenig gemeinsame Zeiten	verweigert Nahrung isst übermäßig Weiches!

20.2. Motorische Fähigkeiten 4jähriger Kinder:

Treppen frei hinauf gehen ohne Nachstellschritt	
Steile Schräge hinauf und langsam hinab gehen	
Im Rennen anhalten und die Richtung wechseln	
Vorwärts balancieren auf Mauer, Absatz, 3 m	
Seitwärts gehen, Rückwärts gehen	
Einbeinstand 2 sec. halten ohne Platzwechsel	
Schlusssprung von Stufe, 5 fortlaufende Schlusssprünge, 1 Hüpfer monopedal/einbeinig	
verschiedene Fahrgeräte beherrschen: Dreirad, Laufrad	
Ball fangen mit den Armen, Ball werfen zum Ziel, Ball kicken	
Schaukeln mit Gleichgewicht, selbstständiges Schaukeln	
Klettern auf Spielplatzgeräte: sicher aufwärts und auch abwärts	
Balance auf unebenem Untergrund, Bodenhindernisse ohne Stolpern überwinden	

21. Entwicklungsverzögerungen in Folge von Muskelhypotonie

Die Muskelhypotonie wird selten früh diagnostiziert und nicht immer früh behandelt. Die langsame Entwicklung fällt als Erstes auf. Bei schlaffer Muskulatur leidet der Antrieb und die Lust auf Entdeckungen. Deshalb ist das Spiel entwicklungsverzögerter Kind oft eingeschränkt wegen fehlender Bewegungserfahrungen. In diesem Kapitel geht es um die Sinneswahrnehmung und die damit verbundenen Fähigkeiten, die hypotone und auch hyperaktive Kinder oft nicht intensiv genug ausgebilden.

21.1. Körperwahrnehmung und Aufmerksamkeit

Säuglinge lernen über Bewegung, bewegt werden und die Anpassung an Bewegung. Daraus entstehen Verhaltensmuster, ihre individuellen Bewegungsreaktionen. Die beinhalten motorische Antworten auf Berührungen. Diese frühen Erfahrungen sind ganzkörperlich und ganzheitlich sensorisch. Alle Sinne, Berührung, Bewegung, Gleichgewicht, Hören, Riechen, Schmecken und Sehen sind darin einbezogen. Im Gehirn bilden sich sensomotorische Verknüpfungen. Babys reagieren auf neckende Körperspiele mit Strampeln und Jauchzen.

Empfindungen sind neurobiologisch an Bewegungen gekoppelt, taktil-kinästhetisch. Wenn Eltern ihr Kind streicheln, so ist die Berührung mit einer Handbewegung verbunden. Wenn sie es im Arm halten, entscheidet die Druckempfindung der Muskulatur, ob das Kleine sich sicher fühlt. Die Reaktionen von Säuglingen und kleinen Kindern auf die zu erwartenden Ereignisse sind motorischer Art. Babys strecken die Arme entgegen, wenn sie hoch genommen werden. Kleinkinder strecken die Arme, um in die Jacke zu schlüpfen. Auch ein blindes Kind öffnet beim Spüren des Löffels den Mund in Erwartung des Essens. Bei der Berührung mit einer Zahnbürste schließen einige Kleinkinder den Mund, weil sie Zähne putzen nicht mögen.

Durch Sinneswahrnehmungen entsteht ein neurobiologisches Konzept im Gehirn, das die Grundlage für die kindliche Entdeckungsfreude bildet. Das früh erworbene Antriebsverhalten ist ohne Bewegung nicht möglich. Bewegungssinn und Gleichgewicht sind Voraussetzungen zur Erforschung von Mensch und Umwelt. Die ersten beiden Lebensjahre wurden von dem Entwicklungsbiologen Jean Piaget als sensomotorische Phase des Lernens bezeichnet. Hirnforscher sprechen heutzutage von neurobiologischen Resonanzen. Durch kleine sensorische Impulse werden komplexe Verknüpfungen im Gehirn aktiviert. Das Zentrale Nervensystem wird über Sinneseindrücke „geweckt“ zum Berühren, Bewegen und Erforschen von Körper und Umgebung.

Bewegung beinhaltet sensomotorische Sinneswahrnehmungen und weckt im Gehirn neurobiologische Resonanzen.

Das Antriebsverhalten eines Kindes ist abhängig vom Wachheitsgrad, der Vigilanz, seines Nervensystems.

Säuglinge ohne Entwicklungsstörungen sind in ihren Wachphasen sehr aufmerksam, lauschen und betrachten, berühren und bewegen ihre Gliedmaßen. Sie wenden sich den Sinneseindrücken zu und versuchen Geräusche über Körperbewegung wieder zu erzeugen. Ihre motorische Exploration ist ausdauernd und ihr Verhalten dabei ruhig und aufmerksam.

Bei Kindern mit Muskelhypotonie kann von Geburt an der Antrieb zum Bewegen vermindert sein. Mit hypotoner Muskulatur ist die sensorische Interpretation von Druck und Berührung schwieriger. Die Entdeckung der Gliedmaßen, deren Lage und das Zusammenbringen von Armen und Beinen ist wesentlich eingeschränkt. Die Körperwahrnehmung, die sensorische Landkarte für oben und unten, links und rechts, eins und viele, wird weniger stimuliert. Die Eigenbefindlichkeit des Körpers nennt man im neurobiologischen Sprachgebrauch Propriozeption. Die Wahrnehmungsrezeptoren dafür sind in der Muskulatur verteilt und an den Gelenkkapseln und Bändern.

Wenn sensorische Impulse fehlen, so wirkt sich das auf den Wachheitsgrad im Gehirn aus. Die zentrale Aufmerksamkeit, die Vigilanz, kann herab gesetzt sein. Die betroffenen Kinder zeigen weniger Antrieb und Entdeckungsfreude. Manchmal bildet sich zusätzlich zur Muskelhypotonie eine Entwicklungsverzögerung heraus.

Kinder mit Muskelhypotonie neigen zu passivem Verhalten bei mangelnder sensorischer Wachheit.

Ihre Körperexploration und Reaktion auf Berührung ist durch ihre verminderte Beweglichkeit eingeschränkt.

Sinneseindrucke werden unspezifischer und manchmal gedämpft wie unter einer Decke wahrgenommen. Ein sensorischer Dornröschenschlaf!

21.2. Was Eltern zur Körperwahrnehmung beitragen können

Zur Wahrnehmung des eigenen Körpers braucht jedes Kind Körperkontakt. Nahe, intensive Berührung, das Aneinanderreiben der Körperflächen beim Tragen, die Vibration beim beruhigenden Klopfen, der Rhythmus beim Wiegen, die Schwerelosigkeit beim Schwingen, die Summe dieser Gefühle stimuliert die Hirnfunktion. Die Freude an Berührungen und Bewegungen muss bei antriebsschwachen Kindern mit Muskelhypotonie geweckt und wach gehalten werden.

Eine Zeit lang, manchmal mehrere Jahre hindurch müssen Eltern diese Antriebsfeder für ihr hypotones Kind sein. Die vielfältigen tausendfachen Sinneseindrücke, die sich gesunde Säuglinge mühelos selbst aneignen, erfordern bei hypotonen Kindern nachhaltige Anregung durch Bezugspersonen.

Besonders wichtig ist die Erfahrung, wie sich Bewegungen anfühlen. Das Tragen am Körper der Eltern trägt dazu bei. Dazu müssen hypotone Kinder besonders stabilisiert werden, damit sie beim Tragen nicht entgleiten. Säuglinge werden in 2 bis 3 Tücher eingepuckt, bevor man sie in ein fest gewebtes Tragetuch oder einen Hängesack legt. Kleinkindern kann man enge Kleidung anziehen. Beim Pucken des Rumpfes werden die Schultern und Oberschenkel mit stabilisiert. Am besten lässt man die Gliedmaßen, Hände und Füße frei, dass dem Kind noch Spielraum zum aktiven Festhalten am Körper der Eltern bleibt. Mit genügend Halt am Rumpf dürfen hypotone Kleinkinder in einer Rückentrage sitzen.

Bauchtragegurte scheiden aus, weil die kindlichen Gliedmaßen meistens haltlos vor dem Bauch der Eltern baumeln. Beim Tragen ist aktive Zuwendung wünschenswert, Kinder sollen dem Körper der Eltern so zugewendet sein, dass sie ihn betasten können. Naturvölker tragen ihre Kinder auf dem Rücken und nicht vor dem Bauch. Der Tragling kann sich im Tuch an den elterlichen Rücken anschmiegen, die Atmung spüren und den vertrauten Herzschlag hören.

Die wohltuende Eigenwahrnehmung, die hypotonen Kindern durch Körperkontakt vermittelt wird, führt zum Wunsch nach Wiederholung. Das passiv erlebte Körpergefühl setzt muskuläre Resonanzen in Gang, die zum Bewegen der eigenen Gliedmaßen stimulieren. Im Körperkontakt mit intensivem Druck und vibrierender Schwingung werden antriebsarme Kinder wacher, lauschen aufmerksam, lautieren und machen selbst Geräusche, stecken die Finger in den Mund und suchen Blickkontakt. Die Beziehung zwischen Eltern und Kind wird betonter, von beiden Seiten mehr gefühlt und gefüllt. Die kindliche Mimik und der stimmliche Ausdruck werden nuancenreicher. Die Bemühungen der Eltern finden mehr Anklang, wenn ihr Kind freudig auf Berührung mit Bewegung reagiert.

Die Berührungswahrnehmung kann mit Abrubbeln, Bürsten und einem Massagegerät intensiviert werden. Das Abrubbeln mit Badeschwämmen, Waschhandschuhen und einem hartfaserigen Handtuch lässt sich in die tägliche Körperpflege einbeziehen. Zum Bürsten eignen sich halbfeste Borsten, die Druck aushalten und keine Kratzspuren hinterlassen. Chirurgische Bürsten für die Hygiene beim Händewaschen im Krankenhaus erfüllen diese Anforderungen und sind auch für Säuglinge und Frühgeborene ungefährdend.

Die Bürstenmassage soll die Muskulatur festigen und motorische Reaktionen wecken. Rücken und Bauch, Schultern und Hüften, Hals und Nacken werden mit schnellen Rubbelbewegungen auf und ab, hin und her stimuliert. Am Bauch streicht man beidseitig symmetrisch über die Rippen zum Bauchnabel hin. Die Bauchmuskulatur soll sich dabei kräftigen, der oft weiche Bauch zusammenziehen. Dabei liegt das Kind mit Muskelhypotonie in Rückenlage vor den Eltern und zwischen deren Beinen.

Die Arme werden nacheinander weit abgewinkelt gestreckt gehalten, Handgelenke und Ellbogengelenke stabil umfasst. Von der nach außen gewendeten Handfläche aus wird mit schnellen, kurzen Bewegungen über den Arm zur Schulter und bis zur Halsseite hin gestrichen. Vibrierendes Rubbeln mit Druck verstärkt die Körperwahrnehmung und baut Muskeltonus auf.

Die Beine des Kindes halten die Eltern in 90 Grad Beugung gegen ihren Bauch gestemmt und achten darauf, dass sie nicht weg rutschen oder auseinander fallen. Das Bürsten beginnt an der Innenseite der Füße und Innenseite der Beine bis zum Gesäß. Auch außen müssen die Hüften und Oberschenkel stimuliert werden zur Balance zwischen innerer und äußerer Beinmuskulatur.

Fuß- und Beinwahrnehmung mit Widerstand am Körper der Eltern soll vermittelt werden. Das aktive Beugen der Beine und das Anheben und Halten in dieser Stellung gegen die Schwerkraft erfordert monatelanges Üben. Beinbeugung und Fußwahrnehmung lassen sich bei Kindern, die noch Windeln tragen, häufig in den Tagesablauf einbeziehen. Jeden Windelwechsel kann man zur Fuß-, Bein- und Bauchstimulierung auf die nackte Haut nutzen.

21.3. Der Verlust der oralen Exploration

Die Zunge ist das beweglichste Körperorgan. Sie ist gelenkig ohne Gelenke, kann schnalzend auf und ab hüpfen, kann sich hin und her schlängeln und dabei Nahrung transportieren. Sie arbeitet feiner als eine elektrische Zahnbürste Fleischfasern, Obstschalen oder Nusssplitter aus den Zahnritzen heraus. Sie befühlt jeden Zwischenraum und spürt ein Loch im Zahn auf. Als natürliche Zahnbürste beleckt sie die Zahnflächen innen und außen und kann die Lippen rundherum abschlecken. Ihr Zuhause ist eine Höhle bestehend aus harten und weichen Gaumenanteilen. Sie ist die Hüterin dieses engen Raumes und wartet mit der Spitze gegen den harten Gaumen hinter den oberen Schneidezähnen ruhend auf Arbeit.

Die Zunge ist auf vielerlei Funktionen spezialisiert, die sie mit höchster Exzellenz beherrscht. Beim Saugen und Lutschen verkürzt sie sich mit großer

Kraft. Es gelingt ihr in Zusammenarbeit mit den Lippen Milch durch die enge Öffnung der Brustwarze zu ziehen. Dabei verschiebt sie die Anatomie der von Muttermilch harten Brust und passt diese an ihre oralen Verhältnisse an.

Sie ist die Meisterin der Bewegungsanpassung. Kein Mechaniker kann ihre Dynamik nachkonstruieren. Die Zunge verhilft Kehl- und Lippenlauten zu Sprachklängen, in dem sie in schnellster Folge akrobatische Bewegungsmuster formt. Sie ist eine Verrenkungskünstlerin ohne sich aus ihrer muskulären Verankerung im Zungengrund zu lösen.

Beim Schlecken und Lecken verlängert sie sich. Das lateinische Wort „lingua" für Zunge und das ihm verwandte Verb „lingere" für lecken lässt ahnen, dass die Leckfunktion der Zunge den Menschen in früheren Zeiten vertraut war. Wir lecken uns die Finger ab und benutzen die Zunge als natürlichen Waschlappen. Wunden kann man sauber lecken. Lippenlecken ersetzt den Fettstift. Vielleicht leckten Frühmenschen ihre Nasentropfen ab, die in einer Art Regenrinne, im Volkmund Rotzwelle, zu den Lippen geleitet werden. Auch die Tränen fließen an der Nase herunter zum Mund. Taschentücher sind eine späte Erfindung und war dem Adel vorbehalten. Große Waldflächen würden nicht abgeholzt, wenn wir nicht so viel Zellstoff verwenden.

Die meisten Menschen kommen ohne Taschentücher aus. Auch Kindern ist das Nase putzen lästig. Was würden sie alles mit ihrer Zunge tun, wenn sie dürften? Die Autorin wuchs mit drei Geschwistern auf. In ihrer Kindheit spielten sie oft Tiere, die Schüsseln ausschleckten und Teller ableckten. Die Mutter erlaubte beim Backen des Sonntagskuchens das Ausschlecken der Teigschüssel. Das offene Eis, das sich die Kinder beim Dorfbäcker holten, befand sich in einer flachen Waffelmuschel, die ausgeleckt wurde. Jeden Tropfen Vanillinsoße und Puddingcreme schleckten die Kinder von Gefäßen und deren Rändern ab. Sie spielten mit Regentropfen, die sie mit ihrer herausgestreckten Zunge auffingen. Wir Erwachsenen erinnern uns an die Leck- und Schleckspiele aus der Kindheit. Sollten wir unserem Nachwuchs die Freude daran nicht gönnen?

Eine Kindheit ohne lustvolle Mundempfindungen ist eine sinn-lose Zeit. Die Zunge ist das erste und wichtigste Tastorgan. Sie ist der Innen- und Außenfühler von Säuglingen und Kleinkindern. Lange Monate bevor die Zeigefinger in Aktion treten ist die Zunge funktionsfähig. Seit den ersten

Lebensmonaten und noch weit in das zweite Lebensjahr hinein ist die Zunge als Tastorgan unentbehrlich. Die Hände werden als "Zubringer" zum Mund gebraucht.

Die Zunge ist der Hauptfühler und der beweglichste „Finger" kleiner Menschen.

Und hier beginnen die Schwierigkeiten für Kinder mit Muskelhypotonie. Ihnen fällt es schwer die Arme gegen die Schwerkraft anzuheben, Dinge im Umfeld zu ergreifen und diese zum Mund zu ziehen, und sei es der Zipfel der Bettdecke. Ihre Erkundungen mit dem Mund sind gering und zufällig. Weder in der Rückenlage, noch in der Bauch- und Seitenlage hat das hypotone Kind Chancen für eine intensive orale Exploration. Lagerung, die das Absinken und Auseinanderfallen der Arme verhindert, ist notwendig. Hilfreich ist die achtförmige Umschlingung von Schultern und Oberarmen mit einem Seidentuch, wie sie im Kapitel "9.5. Wickelmethoden bei hypotonen Armen" beschrieben ist. Hand-Mund-Kontakt soll mit beiden Händen ermöglicht werden. Es gibt nichts Besseres für gefühlvolle Feinmotorik, wie das Lecken einzelner Finger im Mund. Die Eltern sind aufgerufen, ihrem Kind zu Sinneswahrnehmungen im Mund zu verhelfen. Oft steht übertriebene Hygiene von Erwachsenen den natürlichen kindlichen Bedürfnissen im Weg.

Die Eltern müssen umdenken, den unersetzlichen Entwicklungsbaustein der oralen Exploration zulassen und das nahe, greifbare Umfeld ihres Kindes mundgerecht gestalten.

Nicht selten sind Kinder mit Muskelhypotonie erst nach Monaten, manchmal Jahren, mit den in der Therapie erworbenen motorischen Voraussetzungen in der Lage, Dinge in den Mund zu stecken. Nun braucht es Toleranz von Eltern, Erziehern und Lehrern, damit ein entwicklungsverzögertes Kind die orale Exploration nachholen kann. Wird diese Phase ausgelassen, so bleibt die orale Sinneswahrnehmung ungesättigt. Das ständig unterdrückte Bedürfnis nach oraler Befriedigung kann im weiteren Lebensalter skurrile, unerwünschte Verhaltensweisen hervor bringen.

Jedes kleine Kind muss die orale Explorationsphase durchlaufen.

Für Kinder mit Muskelhypotonie sollen Eltern und Therapeuten dafür sorgen, dass dieser wichtige Entwicklungsschritt unabhängig vom tatsächlichen Alter nachgeholt wird.

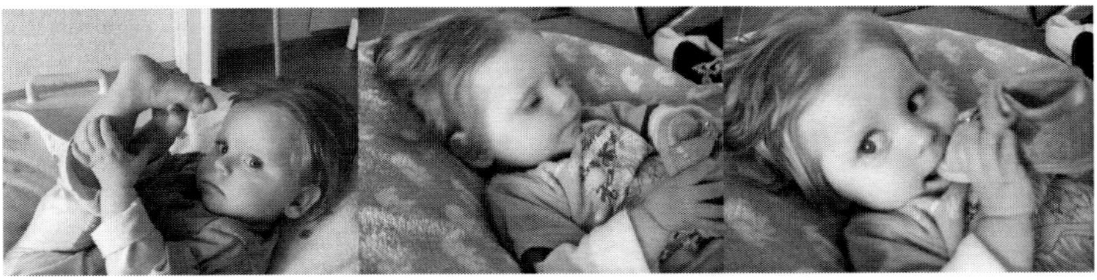

Einem zweijährigen Kind mit Muskelhypotonie bei Epilepsie gelingt mit unterstützender Lagerung im Ring das Heranziehen des Fußes und Schuhs zum Mund.

21.4. Probleme mit dem Essen

Kräftiges Kauen mit Mundschluss erfordert Stabilität von Hals- und Mundmuskulatur. Die orale Muskulatur von Zunge, Mundraum, Lippen, Wangen und Kiefer ist bei Muskelhypotonie geschwächt. Die Aufnahme und Zerkleinerung von Speisen kann Schwierigkeiten bereiten. Die unstabile Kopf- und Körperhaltung erschwert den Mund- und Kieferschluss und damit auch Kauen und Schlucken. Das Kiefergelenk ist bei Kopfstreckung leicht geöffnet. In Beugehaltung fällt der Unterkiefer mit in die Schwerkraft und steht offen.

Im Kleinkindalter verfeinern Lippen und Zunge durch ein verschiedenartiges Nahrungsangebot tagtäglich ihre Funktion. Nicht selten lehnen Kinder mit oraler Muskelhypotonie feste Essensbestandteile auch noch nach dem Zahndurchbruch ab. Die Gefahr des Verschluckens unzerkleinerter Nahrungsteile ist erhöht. Tägliches Kautraining bildet auch für die Sprachentwicklung die Grundlage. Man muss bei Kindern mit Muskelhypotonie auf eine stabile Kopf- und Körperhaltung achten und das Essen beaufsichtigen.

Tipp zum Trainieren des Kauens: Brotrinde, Apfelstückchen oder halb gar gekochte Karottenstreifen lassen sich in einen kleinen Fingerling aus Mull stecken. Dieses Kausäckchen schiebt man zwischen die Backenzähne des Kindes und gibt vibrierenden Druck auf den Unterkieferknochen. Mit vorsichtigem Verschieben des Unterkiefers kann man die natürlichen Kaubewegungen unterstützen. Ein kleiner Schlauchverband für Finger aus der Apotheke dient als Kausäckchen, dessen Ende man außerhalb des Mundes fest hält. Wenn das Kind würgt oder sich zu verschlucken droht, zieht man das Nahrungssäckchen schnell aus dem Mund heraus.

Die Übergangsphase von weicher zu fester Nahrung erfordert viel Zeit und Geduld bei Kindern mit Muskelhypotonie.

Die hypotone Zunge liegt breit und schwer im Mund. Sie wölbt sich weniger beim Schlucken. Die Nahrung wird langsamer transportiert. Manche Kinder scheinen das Schlucken zu vergessen. Die Umstellung von flüssiger auf feste Kost kann große Schwierigkeiten bereiten und verzögert sich, weil die von mundmotorischen Problemen betroffenen Kinder "nicht richtig mithelfen". Am schwersten ist es für die hypotone Zunge, die Nahrung beim Kauen zwischen die seitlichen Zahnreihen zu manövrieren. Die Zunge befindet sich zu weit vorn, oft nicht hinter den Schneidezähnen, sondern zwischen ihnen (interdentale Zungenlage).

Das Anheben des Unterkiefers gelingt bei hypotoner Muskulatur ungenügend. Ein fester Kieferschluss ist die Voraussetzung für den Zahnkontakt und Lippenschluss. Wenn der Mund offen steht, läuft manchmal Speichel heraus. Beim Essen fällt Nahrung aus dem Mund. Das Trinken mit mangelndem Lippenschluss ist kaum möglich. Um Kieferkontrolle mit ausdauerndem Mundschluss zu erwerben helfen stimulierende Griffe.

Für die Auf- und Ab- und Seitwärtsbewegungen der Zunge (Lateralisierung) benötigen Kinder mit oraler Muskelhypotonie therapeutische Unterstützung. Die Muskelspannung im gesamten Mundraum muss stimuliert werden. Am besten eignet sich das Konzept von Dr. med. Rodolfo Castillo Morales. Die so genannte orofaziale Regulationstherapie (ORT) ist eine neurophysiologisch fundierte Therapie, für die Logopäden, Ergotherapeuten und Physiotherapeuten eine Zusatzqualifikation erwerben. Die orofaziale Regulation nach Castillo Morales kann anatomische Fehlstellungen vermindern und baut physiologische Mundbewegungen auf. Damit werden nicht nur die Voraussetzungen zur Nahrungsaufnahme, sondern auch zum Spracherwerb verbessert.

* Die Frühbehandlung, Beratung, Anleitung und Literatur bei mundmotorischen Problemen ist noch dünn gesät. Alexandra Benardis-Schnek hat einen Ratgeber für Eltern geschrieben mit dem Titel "Mundtherapie bei Morbus Down", erschienen im Schulz-Kirchner Verlag 2005. Die Autorin ist Logopädin und Mutter eines Kindes mit Down Syndrom. Ihre Erfahrungen sind nicht nur für Kinder mit genetischen Syndromen hilfreich, sondern auch für Frühgeborene mit Atem- und Schluckstörungen.

* Therapeuten finden eine ausführliche Beschreibung der orofazialen Regulationstherapie in dem gleichnamigen Buch von Dr. Rodolfo Castillo Morales, erschienen im Pflaum Verlag 1998. Über die Castillo Morales Vereinigung in Frankfurt a. M. erhalten Eltern Adressen von Therapeuten, die diese spezialisierte Form der Mund- und Esstherapie durchführen.

Kinder mit Muskelhypotonie haben oft Probleme mit dem Lippen- und Kieferschluss, sowie mit dem Zerkleinern der Nahrung. Die Entwicklung des koordinierten Kauens kann verzögert sein. Die Gefahr des Verschluckens ist erhöht.

21.5. Die verminderte auditive Exploration

Bevor Säuglinge berühren und greifen können, horchen sie lange anhaltend auf Umgebungsgeräusche, auf Stimmen und auf ihre eigenen Laute. Sie erkennen von den ersten Lebenstagen an die Stimmen der Eltern und unterscheiden diese. Neugeborene erfassen die Stimmung und reagieren mit Wohlbefinden oder auf Missklänge mit Abwendung. Ihre Mimik und Lautäußerungen sind für die Eltern deutlich wahrnehmbar. Das Innehalten und Horchen, das Wiederkehren von ähnlichen Lauten und Geräuschen stimuliert das Baby zur eigenen akustischen Erkundung. Ein wohl tönender Klangraum mit Erkennen des Gehörten weckt alle Sinne und bereitet den Nährboden für weitere Entwicklungsschritte.

Mit zunehmender Kontrolle über die Arme und Beine befühlen und klopfen Säuglinge und Kleinkinder an Gegenständen und auf Flächen. Sie benutzen die Finger zum Reiben und Kratzen. Die Handteller werden beim Beklopfen zur Resonanzfläche. Die gestreckten Arme dienen als kräftige Verstärkung der Stoß- und Schlaggeräusche. Auch die Beine und Füße werden für taktilauditive Wahrnehmungen eingesetzt, zeitgleich mit der Entwicklung des Handgebrauchs. Nicht wenige Babys bewegen den Kopf gegen die Bettkante oder Wand, um Widerstände zu fühlen und um Geräusche zu erzeugen. Die Eltern sind beunruhigt, wenn sich ihr Kind auf diese Weise selbst stimuliert.

Die aktive auditive Exploration beginnt im ersten Lebensmonat und erstreckt sich durch die gesamte Säuglingsphase bis ins Schulalter hinein. Krach machen, Geräusche erzeugen ist ein Vorrecht der Kindheit und zieht sich als roter Orientierungsfaden durch die kindlichen Wahrnehmungen. Das Kleinkind benutzt „Werkzeuge", Stöcke und Steine, um die Umgebung hörbar zu erkunden. Die Hand des Erwachsenen wird beim „Backe-Backe-Kuchen" gefasst, um das Klatschen zu hören und zu spüren. Kinder lieben es in hallenden Räumen quietsch vergnügt zu schreien oder zu singen. Ein Baby, das bei seiner Taufe in der Kirche „mitsingt", sondiert akustisch den Echoraum, den es bis ins hohe Alter wieder erkennen wird. Jedes Treppenhaus, Badezimmer, Tunnels und Unterführungen fordern zum Geräuschemachen heraus. Schade, dass heutzutage die viele Säuglinge mit ihrem Schnullerstöpsel von solchen Klangexperimenten abgeschnitten sind.

Säuglinge lernen über aktives Wiederholen von geräuschvollen Handlungen und durch das akustisch untermalte Wiederkehren von Ereignissen. Wenn ein Baby im 5. Monat den Schnuller aus dem Kinderwagen oder Bettchen heraus wirft, so steckt meist eine Absicht dahinter. Kinder wollen den Aufprall beim Wegwerfen, Kullern oder Verschieben von Gegenständen hören. Auf diese Weise prägen sie sich den Klang der Objekte ein. Sie erkunden akustisch ihren Wurfraum.

Wenn Säuglinge ins Krabbelalter kommen, stoßen, schieben und rollen sie Spielzeuge, die sie mit Freude wiederholen, um sie erneut zum Klingen zu bringen. Sie schulen sich selbst in der Lokalisation von beweglichen Objekten im Raum. Das Ausräumen von Schubladen und Behältern will kein Ende nehmen! Jeder kleine Mensch muss diese Erkundungsphase erleben, um Alltagsgeräusche in sein Klanggedächtnis zu integrieren.

Schnelles Ausfahren, Autofahren, Mediengeräusche und schrille Alarmtöne verhindern die eigenständige auditive Differenzierung und Zuordnung von Geräuschen. Beim Spazierengehen in einer Jogger-Karre fehlt dem kleinen Kind der Blickkontakt zur Bezugsperson als emotionaler Spiegel. Die

Wahrnehmung von Stimmen und Geräuschen ist jedoch immer an Gefühle gekoppelt. Die Tonlage der Mutterstimme, der Klänge der Umgebung, auch die Frequenzen des Fernsehkrimis, verursachen eine Befindlichkeit, die zu Vertrauen oder Misstrauen führt.

Viele Kinder mit Muskelhypotonie lassen die auditive Explorationsphase wegen ihrer eingeschränkten Motorik aus oder produzieren Geräusche weniger intensiv.

Wenn hypotone Kinder Gegenstände beklopfen, so geschieht dies meist leise und vorsichtig. Andere Kinder mit Bewegungsproblemen patschen heftig und grob, weil ihnen die Kraftdosierung fehlt. Die Beschäftigung mit Spielmaterial ist oftmals von kurzer Dauer und einfallslos. Den betroffenen Kindern fällt es schwer, einen Turm zu bauen. Ohne Ausdauer beim Stapeln entfällt auch das laute Umwerfen der Bausteine.

Das allen Kleinkindern eigene Beklopfen von Gegenständen und Flächen mit und ohne Werkzeug und das Erkunden der Hohlräume von Behältern kommt bei Muskelhypotonie weniger intensiv vor. Geräuschvolles Ausräumen und Einfüllen in Dosen und Töpfe führt zu wichtigen räumlichen Erfahrungen. Die Handgeschicklichkeit nimmt in dem Maße zu, in welchem Kleinkinder Dinge in enge Öffnungen und durch Ritzen stecken. Im Sandkasten kommt zum Einfüllen ein Werkzeug dazu, die Schaufel. Der rieselnde Sand gibt nur leise Töne. Kinder, die auditiv nicht aufgeweckt sind, wissen mit leisem Material oft nicht viel anzufangen.

Eltern sollen für ihre Kinder mit Entwicklungsproblemen gut hörbares Material bereitstellen. Holz und Metall ist Kunststoff und Stofftieren vorzuziehen. Die Klänge, die beim Hantieren entstehen, müssen zum Wiederholen anregen. Ein Ball, der klappert und klingelt, fordert zum Hinwenden und wieder aufnehmen auf, auch wenn diese kleine Aktion körperliche Anstrengung kostet. Ein Turm aus stapelbaren Blechdosen fällt scheppernd zusammen. Das Ziehtier aus Holz, das Geräusche macht, ist ein guter Lockvogel zum Heranholen.

Akustische Aktivitäten stimulieren den Muskeltonus, wecken die Sinne und fördern den Antrieb.

Die auditive Exploration ist ein Entwicklungsschritt, der bei Kindern mit Muskelhypotonie - unabhängig vom Lebensalter - Anregung bedarf.

21.6. Verspätete Sprachentwicklung

Eltern erkennen bereits in den ersten Lebenstagen und Wochen an der Art der Lautäußerungen und am unterschiedlichen Schreien die Befindlichkeit ihres Neugeborenen. Bei Säuglingen mit Entwicklungsproblemen kommt es vor, dass manche auffallend schrill schreien, und andere kaum hörbar, kraftlos, monoton und leise. Diese Merkmale können unter anderen im Zusammenhang mit Muskelhypotonie auftreten.

Neugeborene sind von Geburt an mit der Mutterstimme vertraut. Sie halten inne, lauschen, wirken ruhig und aufmerksam, versuchen den Kopf zuzuwenden, wenn die Mutter mit ihnen spricht. Hypotone Säuglinge reagieren nicht mit erhöhter Wachheit auf die freundliche Ansprache und suchen weniger den intensiven Blickkontakt mit der Bezugsperson. Ihre Mimik und die Augenbewegungen sind weniger lebhaft.

Das Zuwenden, Kopfdrehen und Ausrichten zur Geräuschquelle wird im 4. Monat bei hypotonen Säuglingen vermisst, weil ihnen Kopfbewegungen schwerer fallen. Wenn die Lokalisation von Tönen vermindert ist, wird das kleine Kind plötzlich vom Ansprechen und Geräuschen überrascht. Die nach drei Monaten abklingende Schreckreaktion, Moro-Reaktion, kann verstärkt, verlängert und häufiger bei Entwicklungsproblemen auftreten.

Die Entdeckungen, die Säuglinge in den ersten Lebensmonaten mit der eigenen Stimme machen, ist eine Quelle der Freude für Kind und Eltern. Vielfältige Silbenketten und Lautvariationen werden während der gesamten Säuglingszeit quietschvergnügt geübt. Bei verändertem Muskeltonus strengen Lautierungsversuche an, wenn die Mundmuskulatur mit betroffen ist.
Die Stimme dieser Kinder ist meist unmelodisch und wird von Eltern und Großeltern unbewusst weniger nachgeahmt. Der Mutter-Kind-Dialog klingt nicht so "musikalisch". Die von mundmotorischen Problemen betroffenen Kinder zeigen weniger Freude an stimmlichen Variationen und verstummen,

wenn die Anregung ausbleibt. Säuglinge, die sich nicht deutlich bemerkbar machen und stimmlich herausfordern, werden in den ersten Monaten oft als pflegeleicht empfunden.

Die mangelnde stimmliche Exploration von Säuglingen mit Muskelhypotonie wird oft als ruhige Zufriedenheit fehlgedeutet.

Wenn die vorsprachliche Kommunikation mit den Eltern vermindert ist, reduziert sich auch die auditive Verarbeitung und damit das Stimm-, Sprach- und Klanggedächtnis. Bei hypotoner Gesichtsmuskulatur gerät die Mimik in Mitleidenschaft. Viele dieser Kinder sind arm im mimischen Ausdruck, dysmimisch. Ihr Gesichtsausdruck kann starr und blass sein und deshalb alt wirken. Die Augen liegen tief in den Augenhöhlen und der untere Tränensackbereich hängt. Die Ringmuskeln um die Augen herum ziehen sich selten im Wachzustand zusammen, vergleichbar mit der Ringmuskulatur des Mundes. Augenkneifen und einen Kussmund machen gelingen nicht.
Dieses dysmimische Erscheinungsbild prägt sich bei genetischen Syndromen aus, die mit Muskelhypotonie verbunden sind. Zusätzlich zur mangelnden Stimmbildung können Atmung und Nahrungsaufnahme erschwert sein. Die Behandlung der mimischen und oralen Muskulatur muss so früh wie möglich beginnen. Hinweise zur orofazialen Regulationstherapie stehen im Anhang.

Wenn hypotone Kinder horchende Aufmerksamkeit vermissen lassen, so können Antriebsarmut und auffallend ruhiges, passives Verhalten dazu kommen. Andere hypotone Kinder fallen eher durch motorische Unruhe auf. Sie selbst spüren, dass ihnen etwas fehlt. Solche Kinder bleiben nicht auf dem Schoß sitzen und warten nicht das Ende einer Geschichte ab. Sie hängen den Eltern nicht buchstäblich an den Lippen, hören weder zu, noch interpretieren sie die Mimik des Erzählers. Für Bilderbücher und kleine Geschichten bringen sie wenig Interesse auf. Beim Zuhören ermüden sie schnell.

Fehlender intensiver Blickkontakt und Nachahmen von Lauten und Stimmen sind sichere Zeichen für eine Entwicklungsstörung.

Kinder mit vielfältigen Entwicklungsproblemen begleiten ihr Spiel weniger durch Summen und Singen. Beim Mitsingen zeigen sie kein Rhythmusgefühl und treffen nicht die richtige Tonlage. Texte von Liedern, Reimen und Knie-Reiter-Versen sind oft nur bruchstückhaft im Sprachgedächtnis vorhanden.

Spätestens gegen Ende des 2. Lebensjahres fällt die verzögerte Sprachentwicklung durch Ausbleiben von Ein-Wort-Sätzen auf. Wenn Kleinkinder weder Mama noch Papa sagen, so ist es höchste Zeit für ein Beratungsgespräch beim Kinderarzt, Phoniater, oder Pädaudiologen. Eine Hörbehinderung muss diagnostisch ausgeschlossen werden.

Eine die Sprachentwicklung und das Gedächtnis fördernde Therapie sollte so früh wie möglich begonnen werden. Oftmals sind nicht nur die Sprache, sondern die sensorischen Verarbeitungsprozesse, die dem Spracherwerb vorausgehen, betroffen. Die Aufnahmefähigkeit, Speicherung und daraus resultierende Funktionslust sind mit entscheidend. Kleine Kinder müssen buchstäblich "begreifen", sich die Umwelt durch Hantieren, Klappern und in den Mund stecken begreifbar machen.

Bei Kindern mit Muskelhypotonie kommen Wahrnehmungsstörungen häufig vor, weil die motorischen Möglichkeiten der Erkundung eingeschränkt sind.

Oftmals ist die Koordination der Hände und Füße so vermindert, dass die Körpererkundung in der Säuglingszeit kaum möglich ist. Die Förderung von Wahrnehmung und Spiel soll der logogpädischen Therapie vorausgehen, sie unterstützen und begleiten. Ergotherapie, Musiktherapie, sowie Mutter-Kind-Turnen kommen hierfür in Frage. Bei Kindern mit Muskelhypotonie reicht eine sonderpädagogische Frühförderung nicht aus. Medizinisches Fachwissen und Kenntnisse über neurophysiologische Bewegungsabläufe sind in der Frühbehandlung unerlässlich, um Haltungskontrolle und Koordination aufzubauen. Erst mit verbessertem Antrieb und unterstützten Bewegungen sind entwicklungsverzögerter Kinder in der Lage, ihre Wahrnehmungsdefizite aufzuholen. Dieser Prozess kann sich um Jahre verspäten und Jahre andauern.

Die Sprachentwicklung setzt bei Kindern mit Muskelhypotonie und Entwicklungsverzögerung oftmals verspätet ein.

Die motorischen und sensorischen Voraussetzungen zum Spracherwerb müssen durch neurophysiologische, physio- und ergotherapeutische Behandlung gebahnt werden.

Für die Eltern ist der Kommunikationsverlust eine große Geduldsprobe, in der sie nicht nachlassen dürfen, dass noch "unmündige" Kind beständig sensorisch und stimmlich anzuregen.

21.7. Fragen zur Sinnesentwicklung

1. Hand-Mund-Koordination:

- Steckt der Säugling alle erreichbaren Gegenstände in den Mund?
- Wie lange hält diese orale Phase an?
- Fühlt das Kind mit einzelnen Fingern im Mund?
- Nimmt das Baby einen Schnuller und bis zu welchem Alter?
- Ab welchem Monat kann das Kind aus der Tasse ohne Aufsatz trinken?

2. Sehen und Begreifen:

- Schaut das Neugeborene/Säugling die Eltern lange an?
- Betrachtet der Säugling lange einen Gegenstand und sieht ihm nach?

Ende des 1. Monats beträgt der Blickwinkel horizontal 45 Grad.

Ende des 2. Monats beträgt der Blickwinkel horizontal und vertikal 90 Grad.

Ende des 3. Monats kann das Kind einen im Kreis geführten Gegenstand verfolgen.

Ende des 4. Monats koordiniert das Kind Sehen und Greifen: erste visumotorische Koordination.

- Ab wann greift das Baby nach Spielzeug und hält es fest?
- Ab welchem Alter kann das Kind einen Löffel oder Gabel zum Mund führen?
- Sieht der Säugling/das Kleinkind immer wieder abwechselnd vom Gegenstand zu den Eltern? greift nach dem Objekt und zieht daran?

  (Blickpunktwechsel ab 4. Mon.)

- Wechselt der Säugling/das Kleinkind Gegenstände von Hand zu Hand, wendet sie, betrachtet und steckt sie in den Mund? (Ende 5. Monat)

3. Sehen, Hören und Begreifen:

- Liebt das Baby das Guck-Guck-Spiel?
- Lässt der Säugling Gegenstände absichtlich fallen? (ab 5. Monat)
- Klopft der Säugling mit Dingen auf den Tisch? (6. Monat)
- Klopft der Säugling Gegenstände aneinander? (8. Monat)
- Stemmt der Säugling die Füße gegen die Unterlage, klopft an die Wand?
- Greift das Baby mit Händen und Füßen gleichzeitig oder klammert sich an?
- Kann das Kind mit den Füßen etwas festhalten?
- Holt der Säugling/das Kleinkind Dinge aus einem Behälter heraus, z. B. Schlüssel aus der Tasche, Klammern aus dem Korb?
- Lässt das Kind etwas in einen Behälter, Topf, Dose laut hineinfallen?
- Geht es eher vorsichtig oder freudig laut mit Dingen um?
- Stellt das zweijährige Kind Dinge aufeinander/Turm bauen?
- Legt das zweijährige Kind Dinge nebeneinander/Reihen bilden?
- Ahmt das Kind prompt „winke-winke“ nach
- und klatschen/„backe-backe“, streicheln/„eia-eia“ nach? (12. Monat)
- Ahmt das Kind etwas aus dem Tagesablauf nach: Heia, Füttern? (18. Monat)
- Ahmt das Kleinkind Tätigkeiten der Eltern und Geschwister nach? (2 Jahre)
- Probiert das Kleinkind Verschlüsse, Flaschen, Behälter zu öffnen?
- Legt es die richtigen Deckel auf Behälter?
- Macht es Türen und Schubladen auf und zu? (18. Monat)
- Steckt es Dinge in Ritzen von Möbeln und Polstern?

21.8. Unruhe als Folge fehlender Sinneserfahrungen

Janina kommt mit drei Jahren in einen Sonderkindergarten der Lebenshilfe. Man hat sie dort wegen ihrer Entwicklungsverzögerung aufgenommen. Das Mädchen lernte mit zweieinhalb Jahren laufen. Es geht noch unsicher, kann noch nicht selbst kleine Stufen und Schwellen überwinden. Ihrer verspäteten Entwicklung liegt eine Muskelhypotonie zu Grunde, deren Ursache ungeklärt ist.

Janina fehlen noch viele Sinneserfahrungen, die bei anderen kleinen Kindern bis zum Kindergarteneintritt gesättigt sind. Jeden Gegenstand, alle Puzzleteile, Bildkarten, Würfel, Malstifte, Knete, Papiere und Schere nimmt sie in den Mund. Sie prüft mit Lippen, Zunge und Zähnen die Eigenschaften des Materials. Zusätzlich riecht sie gerne an den Sachen. Weil Janina auch Pappteile und giftige Farben in den Mund steckt, sind die Erzieherinnen ständig damit beschäftigt, ihr die Sachen wieder abzujagen. Das kleine Mädchen läuft so schnell sie kann davon, ist auf der Flucht vor dem Entreißen von den für sie wichtigen Empfindungen. Sie bleibt nicht am Tisch und im Stuhlkreis sitzen. Wenn Janina nichts mehr in den Mund stecken darf, schiebt sie ihre Finger einzeln hinein, kaut darauf herum und knetet ihre breite Zunge. Der Speichel läuft heraus, Kleid, Kind und Umgebung werden nass. Sie entdeckt mit ihrem Speichel zu spielen, spuckt bewusst auf den Tisch, sodass kleine Pfützen entstehen und prustet gern. Die Erzieherinnen fühlen sich mit ihrem Auftrag zur Fürsorge- und Förderpflicht überfordert und bitten die berufstätige Mutter das Kind nach zwei Stunden wieder abzuholen.

Die Mutter ist noch mehr verzweifelt, wie die Erzieherinnen, denn sie weiß nicht, wie sie ihre Arbeit schaffen soll. Die Großmutter hat eine rettende Idee. Schon oft hat das kleine Mädchen mit Omas Klammerkorb gespielt. Es macht Freude, alle Klammern einzeln in den Mund zu stecken und sich zum Schluss den leeren Korb über den Kopf zu stülpen. Die Großmutter weiß, dass dies ein ganz natürliches Spiel von Kleinkindern ist. Die kluge Frau richtet eine Blechschale mit Utensilien aus dem Haushalt: Kochlöffel, Quirl, kleine Döschen passend für die Kinderhand, Eierlöffel, Flaschenkorken und die beliebten Wäscheklammern. Dazu kommen noch einige Nüsse und Kastanien, groß genug, dass Janina nichts verschlucken kann. Die neue Spiel- und Genießschale darf das Mädchen täglich in den Kindergarten mitnehmen.

Janina sitzt fortan mit ihren Sachen auf dem Stühlchen und probiert nacheinander alles mit dem Mund. Sie räumt aus und ein, schüttet und rüttelt, lacht und quietscht vor Vergnügen. Als nach einigen Wochen der Inhalt ausgekundschaftet ist und Langweile entsteht, man merkt es daran, das Janina aufsteht und sich neue Sachen im Raum sucht, tauschen Mutter und Großmutter den Inhalt mit anderen Haushaltsgegenständen aus.

Janinas klappernde Blechschale wird von den anderen Kindern bewundert und neugierig aufgesucht. Gern gibt das Mädchen mal eine Klammer, mal eine Kastanie an andere ab. Das Teilen und Mitteilen verhilft zur Eingliederung in die Kindergruppe. Alle atmen erleichtert auf.

22. Fördernde und bremsende Erziehung - die Rolle der Eltern

Tiereltern locken ihre Jungen mit spezifischen Lauten. Tierkinder müssen ihr vertrautes Nest verlassen, um die Umgebung und die Gefahren, die auf sie lauern, kennen zu lernen, damit sie nicht anderen Tieren zum Opfer fallen. Tierbabys sind ähnlich wie Menschenkinder noch langsam und ungeübt auf holperigen Grund. Nach der Behütung im Nest folgt die Eroberung des Terrains.

Kinder mit Entwicklungsverzögerungen brauchen die Lockrufe ihrer Eltern, um sich gerne zu bewegen. Rutschen, Kullern, Robben und Krabbeln erfordert tägliche Übungen. Zu Hause soll die Umgebung so gestaltet sein, dass motorisch unbeholfene Kinder Anreize zum Bewegen erhalten. Krabbeltunnels sind bei Balance unsicheren Kindern nicht besonders beliebt. Der Tunnel wackelt weniger, wenn man eine Isomatte hinein legt und ihn zwischen Möbeln platziert. Ein großer Pappkarton oder Wäschekorb zum Hineinkriechen ist interessant. Kleine Podeste, Matratzen und Polster bilden niedrige Hindernisse zum Hinauf- und Hinunterkrabbeln. Die Eltern sind aufgefordert, mit ihrem entwicklungsverzögerten Kind in Augenhöhe am Boden zu spielen, besonders dann, wenn das Kind bereits läuft.

Ohne diese Eroberung des Fußbodens wird der Antrieb zum Entdecken nicht geweckt. Kinder, die überwiegend im Hochstuhl oder auf dem Schoß sitzen, sehen die Umwelt aus einer sterilen Höhe. Ihr Erlebnisbereich ist wesentlich kleiner. Sie vermissen Suchen, Finden und Begreifen. Die natürliche Neugier ist eingeschränkt mit Auswirkung auf das Spielverhalten. Sinnvolles Spielen entsteht zufällig über die Entdeckungen der Körpersinne. Alles, was Ein- und Zweijährige finden, stecken sie in den Mund. Mit Händen, Lippen und Zunge wird jedes Material probiert, gekostet.

Eltern dürfen ihr noch unstabiles Kind nicht abrupt vom Boden aufnehmen und auf die Beine stellen, sondern sollen Hocker und Podeste anbieten, an denen sich das Kind selbst aufrichten lernt. Die Bewegungsübergänge von einer Körperhaltung zur anderen sind bei Muskelhypotonie unterentwickelt. Nur durch hundertfaches tägliches Üben können sich Stützfunktionen und stabile Positionswechsel automatisieren.

Das Verhalten der Eltern beim Hochnehmen, Aufsetzen oder Hinstellen des Kindes sind von entscheidender Bedeutung für die Entwicklung der Motorik. Ob sich die angeborenen Schutz- und Abfangreaktionen im Gehirn integrieren, ist von der aktiven Vertikalisierung abhängig. Wenn das Kind beim Aufrichten selbst den Körperschwerpunkt verlagert und sein Gewicht spürt, lernt es Sicherheit und Vorsicht. Dieses angeborene Gleichgewicht entwickelt sich weniger, wenn Eltern zuviel beim Hochkommen und Heruntersetzen helfen. Oftmals wird dem Kind buchstäblich das Gewicht weggenommen und dabei lernt es nicht, sich auf sein Körpergefühl zu verlassen. Ängstlichkeit und Verwöhnung von Seiten der Eltern bremsen den motorischen Antrieb und die kindgemäße Bereitschaft, sich anzustrengen.

Auch der Zeitfaktor spielt eine große Rolle. Lassen die Eltern dem kleinen Menschen seine Zeit und begleiten das langsame Lerntempo mit geduldigem Warten? Nicht selten wird ein Kind mit Entwicklungsverzögerung und Muskelhypotonie vom Eiltempo der Eltern überrumpelt und manchmal auch erschreckt. Motorische Anpassung braucht Übungszeiträume mit Langsamkeit. Die Eltern und andere Verwandte müssen lernen, sich im Zeitrhythmus des Kindes wohl zu fühlen, um es nicht zu überfordern.

Wenn Eltern ihr Zeitmass drosseln, so ist dem Kind schon viel geholfen. Ein nicht überfordertes Kind fühlt sich wohl und sicher in der Nähe der Eltern. Es blüht auf und beginnt im wohlwollenden Klima die Umwelt zu entdecken. Der natürliche kindliche Antrieb wird gestärkt.

Entwicklungsverzögerte Kinder gewinnen Selbstbewusstsein und Bewegungsfreude, wenn Eltern die allen Kindern eigene Langsamkeit berücksichtigen.

Ängstlichkeit und Verwöhnung von Seiten der Eltern schwächen den natürlichen Antrieb, die motorische Entwicklung und Entdeckungsfreude ihrer Kinder.

23. Das entwicklungsverzögerte Kind im Kindergarten

Kleine Kinder brauchen Zeit, viel Zeit, um Sinneseindrücke aufzunehmen und noch mehr Zeit, diese zu verarbeiten. Sie müssen berühren, beriechen, schmecken, horchen, innehalten und nachspüren. Durch Bewegen, Klopfen, Schütteln, Ertasten von Dingen vor allem im Mund erkennen sie Zusammenhänge. Mit ihrem kindlichen Antrieb zum Berühren und Bewegen erkunden sie Ursachen und Wirkungen. Was bewegt sich, der Arm, oder die Wackelente an der Schnur? Wie klingt es, wenn man Bauklötze herunter wirft? Kinder müssen alle Gegenstände der Umwelt anfassen! Im Anpassen der Hände und des Körpers an die Gegebenheiten des Alltags erwerben sie Geschicklichkeit und koordinieren ihre Bewegungen. Diese Sinneswahrnehmungen sind Nahrung für die Hirnfunktion und der Motor der kindlichen Entwicklung.

Wenn die Sinneseindrücke in den frühen Kinderjahren nicht vielfältig und intensiv sind, so beeinflusst die mangelnde Sinnesverarbeitung die gesamte Entwicklung einschließlich der sozialen Reifung und des Sprechens. Die Sinnesverknüpfung im Gehirn bilden sich durch Erfahrung und Wiederholungen in einer ruhigen, vertrauten Umgebung! Kleine Kinder brauchen die Sicherheit des Elternhauses und viel, viel Zeit, damit sie in ihrer eigenen Langsamkeit Entdeckungen machen können.

Kinder mit Entwicklungsproblemen verschiedenster Art, dazu gehört auch der Verlust eines Elternteils durch Trennung, benötigen noch mehr Zeit, um sich mit Veränderungen zurecht zu finden. Wenn die emotionale Sicherheit fehlt, lösen sich viele noch nicht aus dem vertrauten Zuhause. So lange die

Umwelterkundungen von entwicklungsverzögerten Kindern nicht gesättigt sind, zeigen sie wenig Neugier auf Unbekanntes. Da sie ihre Defizite spüren, verlängern sie die symbiotische Beziehung zu den Eltern. Sie brauchen Schutz und fordern ungeteilte Aufmerksamkeit. Ihre Ablösung verspätet sich in dem Maße wie die Entwicklung verzögert ist. Die Trotzphase von Zweijährigen ist ein gesundes Zeichen innerer Distanz zu der gefühlsmäßigen Abhängigkeit von den Eltern. Trotzende Kinder glauben mit Selbstüberschätzung an ihre Ichstärke und wehren die elterliche Hilfe vorübergehend heftig ab. Die Trotzphase von Kindern mit Problemen kann sich um Jahre verspäten oder ausbleiben. Im Zusammenhang mit wirksamen Therapien, welche die Persönlichkeit des Kindes stärken, soll es zum Nachholen der Trotzphase kommen.

Kinder mit Muskelhypotonie fühlen sich unbewusst schwach, etliche trotzen abgeschwächt mit Verspätung oder lassen die Trotzphase ganz aus. Ihre Persönlichkeitsreifung kann verlangsamt sein. Sie brauchen lange Zeit die Mut machende Unterstützung der Erwachsenen, um ihre vielen Schwierigkeiten zu bewältigen. Wenn das Gefühl von Ichstärke fehlt, ist das Kind noch nicht bereit, sich auf das komplizierte Regelwerk sozialer Beziehungen im Kindergarten einzulassen. Kinder mit Muskelhypotonie sind oft nicht nur motorisch, sondern auch sensorisch und emotional in ihrer Entwicklung verzögert. Sie verhalten sich ruhig und zurückgezogen und werden nicht selten überfordert, weil sie angeblich zufrieden sind. Die früh geprägte Introvertiertheit kann das gesamte Verhalten und Lernen überschatten. Sie lässt sich nur mühsam mit therapeutischer Hilfe verändern.

Die emotionale Reifeverzögerung betrifft auch die Gruppe der muskulär hypotonen Kinder, die früh laufen und motorisch umtriebig sind. Sie haben häufig wichtige sensomotorische Grundlagen ausgelassen, übersprungen und fühlen sich unbewusst unsicher. Wortgewandte Kinder überspielen ihre Schwachstellen, und die Eltern wundern sich, warum ihr „Überfliegerkind" noch klammert.

Entwicklungsverzögerten Kindern muss mehr Zeit für den Ablösungsprozess von den Eltern zugestanden werden. Das unvernünftige Gegenteil ist vielerorts amtliche Realität. Sonderkindergärten nehmen Kinder mit Handycaps bereits mit zwei Jahren auf, um die Eltern zu entlasten. Dieses Angebot wird gern angenommen. Oftmals befindet sich das kleine Kind beim

Kindergarteneintritt in einer sensiblen Entwicklungsphase, in der es stabile emotionale Orientierung braucht. Vielleicht hat es im häuslichen Rahmen die ersten Sprech- oder Gehversuche gemacht und verstummt nun wieder.
Ein Stillstand oder Rückschritt in der Entwicklung kennzeichnet die Überforderung. Das Entdeckungsverhalten kann beim Ortswechsel gebremst werden, bis das Kleinkind Vertrauen zu den neuen Betreuern aufgebaut hat.

Die Sprachentwicklung ist bei vielen hypotonen Kindern verzögert. Der stundenlange Verlust der nahen Bezugspersonen in der Phase des Ausprobierens von Lauten und Wörtern könnte diese Entwicklung vorerst zum Stillstand bringen, wenn Freude und Lob der Eltern über die unbeholfenen Sprechversuche fehlt. Der Kindergarteneintritt ist dann günstig, wenn sich grundlegende Entwicklungsschritte etabliert haben. Ein Kind, das sich mit Neugier Umwelteindrücken und anderen Personen zuwendet, entlässt sich selbst allmählich aus der wichtigen Zeit der Eltern-Kind-Symbiose.

Viele Eltern befolgen nicht den Rat, noch ein halbes oder ein Jahr mit dem Kindergarten zu warten, sondern muten ihrem innerlich und äußerlich wackeligem Sprössling den gesetzlich frühest möglichen Eintritt in den Kindergarten zu. Eine Überforderung kann zu nachhaltigen Integrations- und Verhaltensproblemen führen. Die mit häuslicher Ermutigung erlebte Bewegungsfreude kann wieder abbröckeln. Das Kind traut sich nichts mehr zu und kann sich gegenüber Gleichaltrigen nicht behaupten. Die noch nicht stabil erlernten Fähigkeiten verblassen in der fremden Umgebung. Es bedarf noch der elterlichen Spiegelung beispielsweise beim Klettern und Rutschen. Im emotional leeren Raum ist das Kind mit sich selbst beschäftigt und baut keine Kontakte zu den anderen Kindern auf. Das noch mangelnde soziale Spielverhalten wird eventuell als introvertiert gedeutet. Daraufhin beginnt man nach psychischen Ursachen zu suchen. Das selbst bezogene Spiel eines bewegungsunsicheren Kindes wird gelegentlich fälschlich als „autistisches Verhalten" interpretiert.

Wenn ein Kind seine eigene Rolle nicht sicher kennt, kann es sich nicht auf soziale Rollen und Regeln einlassen.

Motorisch unsichere Kinder suchen beim Klettern auf dem Spielplatz Unterstützung von Erwachsenen. Viele können nicht abwärts klettern,

sondern schauen ängstlich auf ihre Füße. Gegenüber geschickten Kindern behaupten sie ihren Platz nicht und stehen hinten dran.

Balance unsichere Kinder können nicht allein schaukeln. Sie meiden Schaukeln und Hängebrücken. Natürliche Gleichgewichtserfahrungen fehlen.

Beim Kindergartenausflug braucht das motorisch unsichere Kind die führende Hand eines Erwachsenen. Einer Kinderhand will es sich nicht anvertrauen. Das Tempo der Gruppe beim Gehen ist meist zu schnell und die Strecke zu lang. Die Erzieherin muss die Grenzen des entwicklungsverzögerten Kindes einkalkulieren und für Ausgleich sorgen, eventuell einen Bollerwagen mitnehmen.

Eine folgenreiche Kindergartengeschichte

Vor dem Kindergarteneintritt bekam der früh geborene 3jährige Jannis keine therapeutische Unterstützung. Seine Muskulatur war schlaff, der Rücken gebeugt. Er stolperte oft und zeigte keine Ausdauer beim Spielen. Zu Hause hörte er überwiegend Kassetten und sprach im Tonfall wie sein Held Benjamin Blümchen.

Auf dem Spielplatz des Kindergartens traute er sich weder zu klettern noch zu schaukeln. Deshalb blieb er auf dem Rand der Sandkiste sitzen, schaufelte Sand hin und her, blieb allein mit sich und beobachtete die fröhlich spielenden Kinder.

Im Gruppenraum saß er still auf seinem Stühlchen und erhob sich nicht, um ein Spiel aus dem Regal zu holen. Er verstand die Regelabläufe noch nicht. In der Bauecke wurde er wegen seinen Koordinationsproblemen als störend und zerstörend empfunden. In die Puppenecke lud ihn niemand ein, denn er konnte mit den Rollenspielen der anderen Kinder nicht mithalten.

Am Basteltisch suchte er die Nähe einer freundlichen Helferin, um sich von ihr die Bastelarbeit fertigen zu lassen. Nur im Beisein von Erwachsenen fühlte er sich sicher. Er sprach wie ein Erwachsener und bald gar nicht mehr mit

Kindern. Introvertiert schob er Autos an der Tischkante entlang. Sein Spiel verarmte zu einem hilflosen, langweiligen Einerlei.

Seit dem Kindergarteneintritt wurde der Umgang mit Jannis zu Hause schwierig. Er nässte ein und rächte sich auf seine Weise an den Eltern für das „Abschieben" in den Kindergarten, zu dem er seelisch und körperlich nicht bereit war. Da er geschickt die Knöpfe von den elektrischen Geräten bedienen konnte, schaltete er zum Beispiel nachts die Waschmaschine und den CD-Player ein. Er suchte und fand den Autoschlüssel und brachte sich in Gefahr. Häufig versteckte er wichtige Gegenstände. Die Eltern verzweifelten in dem Maße wie sich Jannis im Kindergarten überfordert fühlte. Eine negative Erziehungsspirale kam in Gang. Das in den ersten Jahren als „pflegeleicht" empfundene Kind entwickelte sich zu einem böse Streiche spielenden Jungen.

24. Startschwierigkeiten in der Schule

Tim fällt vom Stuhl. Er kippt seitlich herunter und stößt dabei Gegenstände vom Tischnachbarn um. Man unterstellt ihm aggressives Verhalten. Das geschieht am ersten Schultag und ist der Anfang einer Kette von Auffälligkeiten. Der so eben eingeschulte Junge fällt täglich mehrere Male vom Stuhl, vor allem im letzten Drittel einer Schulstunde und vermehrt gegen Ende des Schulvormittages.

In den Pausen ist er unschlagbar schnell im Laufen. Er möchte Ball spielen, aber das ist nicht erlaubt. Er findet eine Dose und kickt damit, bis die Lehrerin befiehlt, den Müll einzusammeln. Tim ist bewegungsfreudig und hat bereits nach wenigen Tagen Schulfreunde, denen gegenüber er sich kooperativ und nicht aggressiv verhält. Die Kinder mögen Tim wegen seiner witzigen Ideen.

Das Sitzen im Unterricht ist eine Tortour, die der motorisch unruhige Junge nicht lange aushält. Ruhiges Sitzen, Zuhören und noch Buchstaben fein säuberlich aufs Papier zu bringen kostet ihn äußerste Anstrengungen. Seine Schrift „tanzt" in den Reihen, ähnlich wie sein Körper auf dem Stuhl herum rutscht.

Nach vier Wochen werden seine Eltern zu einem Gespräch eingeladen. Die Lehrerin erwägt, den sechseinhalb Jährigen wieder auszuschulen und in der Grundschulförderklasse unterzubringen. Sie sagt, er sei nicht reif und zu unaufmerksam für den Schulalltag. Und beim Schreiben lernen gibt es keine Fortschritte. Die Schrift sei unleserlich.

Die Eltern versichern, dass sie viel zu Hause üben und Tims Unruhe als natürlichen Bewegungsdrang einstufen. Er sei schon immer so rastlos, seitdem er laufen konnte. Bisher ist ihnen Tims häufiges Aufstehen vom Esstisch, bis zu fünfzehn Mal pro Mahlzeit, nicht so bewusst gewesen. Das ständige Schmieren beim Essen und die herunter fallenden Bröckchen haben sie oft bemängelt und schließlich akzeptiert. Das diese Auffälligkeit mit einer gestörten Feinmotorik, mit ungezielten Bewegungen und Defiziten in der Körperwahrnehmung zusammenhängen könnte, kam ihnen nicht in den Sinn.

Die Lehrerin berichtet von Kindern mit ähnlichen Schwierigkeiten, die durch ergotherapeutische Behandlung ruhiger, konzentrierter und deren Schrift leserlich geworden ist. Sie empfiehlt den Eltern mit ihrem Kinderarzt ein Gespräch über die motorischen und graphomotorischen Probleme des Jungen zu führen.

24.1. Der Weg zum Arzt

Die Eltern nehmen das Gespräch mit der Lehrerin ernst und suchen eine Fachärztin auf. Diese prüft die Balance des sechsjährigen Jungen:

1. Beim Einbeinstand fällt auf, dass Tim sogleich umfällt.
2. Balancieren ist nur grob und schnell, aber nicht genau im Seiltänzerschritt möglich. Rückwärts balancieren kann er gar nicht.
3. Auf einem Balancekreisel kann er nicht stehen.
4. Ein Schlusssprung in einen Reifen hinein
   und auf einem Bein den Flur entlang hüpfen gelingen nicht.
5. Als Tim zur Rolle vorwärts aufgefordert wird, kann er sich nicht abrollen. Er fällt kopfüber um und tut sich weh.

Bei der Prüfung der Armbewegungen fällt auf, dass langsames Drehen, Bewegen und Heben der Arme nicht möglich ist (Armstrecktest). Tim schlenkert, er kann die Arme nicht ruhig halten. Beim Versuch, mit dem Zeigefinger die Nasenspitze zu treffen, zeigt er daneben (Finger-Nase-Versuch). Auch das Berühren der Fingerkuppen mit den Daumen (die Daumen-Finger-Opposition), gelingt nicht genau. Mit geschlossenen Augen kann er gar nicht auf Körperstellen zielen.

Die Ärztin stellt fest, dass Tims groß- und feinmotorische Bewegungen zielungenau und unkoordiniert sind. Sie befürwortet therapeutisch an der Verbesserung der Motorik zu arbeiten, bevor ein medikamentöser Weg probeweise in Frage kommt. Eine ergotherapeutische Verordnung wird eingeleitet.

24.2. Ergotherapie – eine Behandlung an der Wurzel der Probleme

Bevor die Ergotherapeutin einen individuellen Behandlungsplan erstellt, interessiert sie in welchem Maße das Kind seine Bewegungen steuern und anpassen kann oder unkontrolliert reagiert. Sie beobachtet die Motorik beim Klettern, Balancieren, Hüpfen, Rutschen und Kullern und macht sich Notizen (Motoskopie). In einer anderen Therapiestunde überprüft sie die Haltefunktion der Skelettmuskulatur an Hand verschiedener Körperstellungen gegen die Schwerkraft (Klinische Beobachtungen zur posturalen Kontrolle).

In Rückenlage muss sich Tim wie ein Igel beugen, den Bauch, Hals und Beine schützen. Es fällt ihm schwer, den Kopf aus der tiefen Rückenlage anzuheben. Danach soll er mit in 90 Grad-Stellung gebeugten Beinen einen Tisch darstellen und die Beine in der Luft ruhig halten. Die Therapeutin drückt und schiebt an den Füßen, prüft die Beinkraft, will wissen, „ob der Tisch wackelt“.
„Fahrradpedal-Bewegungen“ in der Luft gelingen auch nicht, die Beine fallen herunter. Die Muskelspannung und Koordination reichen nicht aus.
Tim soll versuchen eine Kerze zu machen, die Beine ruhig in die Höhe zu strecken. Es gelingt ihm nicht kerzengerade, weil er die Hüftgelenke nicht ausreichend beugt. Seine Beine wackeln in jeder Position.

Bei der Prüfung der Armkraft in 90 Grad-Beugung der Ellenbogen zeigt sich die mangelnde Muskelspannung ebenso. Die Ergotherapeutin gibt Tim einen Stift in jede Hand, den er festhalten soll. Nun bewegt sie von der Hand aus seine Arme und stellt fest, dass Schulter- und Ellenbogengelenke selbst geringem Druck ausweichen. Auf eine Widerstandswahrnehmung kann der Junge nicht mit angemessenem Muskelwiderstand reagieren. Er weicht aus, die Arme schlenkern - wie so oft.

Die Therapeutin ist nicht erstaunt über Tims Schwierigkeiten mit der richtigen Druckdosierung beim Schreiben. Sie erkennt aufgrund der „klinischen Beobachtungen zur posturalen Kontrolle", dass die koordinierte Haltungskontrolle gegen die Schwerkraft von Kopf, Rumpf, Armen und Beinen deutlich beeinträchtigt ist. Ein Befund - wie er bei Kindern mit Muskelhypotonie nach Kaiserschnitten, Frühgeburten und genetischen Syndromen häufig vorkommt. Jedoch gibt es bei Tim keine ähnliche Vorgeschichte und keine Diagnose.

Die Grundfähigkeit der Skelettmuskulatur zur Stabilisierung von Körperhaltungen im Liegen, Sitzen und Stehen, die tonische Muskelregulation, ist beeinträchtigt. Schnelle Bewegungen fallen dem Jungen leichter wie langsame. Tim zappelt immer, um sich in Balance zu halten. Ruhig auf einem Bein stehen oder hüpfen hält er nicht lange aus.

Beim Sitzen richten sich das Becken und die Wirbelsäule nicht auf. Der Rücken wirkt rund und schlaff (Kyphose). Der Junge hält sich irgendwo am Stuhl und Tisch fest, um sich zu stabilisieren. Mit den Füßen umschlingt er die Möbelbeine. Die Therapeutin befragt die Eltern zur Säuglingsentwicklung und erfährt, dass Tim als Baby wenig mit seinen Füßen gespielt hat.

Die dynamische Hüftbeugung, die mit der Hand-Fuß-Mund-Koordination in der zweiten Säuglingshälfte ihr Maximum erreicht, fehlt und verhindert nachhaltig stabiles, aufrechtes Sitzen.

Warum Tim so unruhig auf dem Stuhl herumrutscht, erklärt die neurophysiologisch ausgebildete Therapeutin den Eltern folgendermaßen: „Sie berichten über die Säuglingsentwicklung Ihres Sohnes, dass er die Bauchlage nicht mochte und überwiegend auf dem Rücken lag, sich nicht zur Seite und nicht auf den Bauch drehte. Er kullerte nicht durch den Raum, wie viele Babys es zwischen dem siebten bis neunten Monat tun. Sie legten ihn auf eine Babywippe oder in eine Sitzschale, damit er zufrieden war. Mit sieben Monaten setzten Sie ihn in eine Sofaecke. Leider lernte er in der Säuglingszeit nicht, sich selbst aus eigener Kraft aufzusetzen. Bis heute findet er nicht sein Gleichgewicht beim Sitzen auf dem Stuhl. Das Körpergefühl in aufrechter Haltung ist unterentwickelt. Manchmal kippt er deshalb vom Stuhl.

Balancegefühl erwerben Säuglinge schon früh in der Bauchlage und beim Drehen und Wechseln von Positionen. Ein Baby, dessen Gleichgewicht noch ungeübt ist, würde sich nicht selbst aufsetzen. Die Haltearbeit der Muskulatur bildet sich aus, wenn Kinder sich im Liegen umdrehen oder die Füße bis zum Mund anheben. Die Rumpf- und Nackenmuskulatur kräftigt sich weiterhin beim Krabbeln, die Bein- und Armmuskulatur beim aktiven Hochziehen und Anklammern.

Körperdrehung, Fußspiel und Krabbeln hat Ihr Sohn in seiner Entwicklung ausgelassen, übersprungen wie Sie sagen. Er zog sich schon mit zehn Monaten in den Stand hoch und lief mit zwölf Monaten an der Hand. Ein Senkrechtstarter! Bei der frühen Mobilität dominierten schnelle Bewegungen. Die dem Stehen vorausgehenden Gleichgewichtsübungen wurden vernachlässigt. Ihr Sohn bevorzugt schnelle Bewegungen wie Fahrrad und Inlinescater fahren. Balancieren, auf einem Bein stehen und Hüpfen vermeidet er.

Sie berichten von vielen Unfällen mit Kopfverletzungen. Die Muskulatur hält den Körper nicht genügend in Balance. Die Reaktionen des Abstützens beim Fallen sind verzögert. Sich beim Fallen abzurollen und damit den Kopf zu schützen ist ebenfalls nicht möglich. Ihr Sohn schlägt der Länge nach auf. Ein Unfall gefährdetes Kind!

Die Therapie wird nun darauf ausgerichtet sein, langsame Bewegungen mit Widerstand und Druck zum Aufbau der Halt gebenden Muskulatur zu erwerben. Dazu müssen wir in den vernachlässigten Körperpositionen üben:
Die Stärkung der Beugemuskulatur in der Rückenlage,
die Gleichgewichtsreaktionen in der Bauchlage,
die langsame Rotation um die Körperachse,
Krabbeln über Hindernisse,

um kontrollierte, vorsichtige Bewegungen einzuüben.

Mit verbesserter Muskelkontrolle wird Tim ruhiger und sicherer sitzen und wahrscheinlich mit richtiger Druckdosierung schreiben. Aufbauendes Training der Rumpf- und Armmuskulatur muss graphomotorischen Übungen vorgeschaltet werden. Ich erwarte, dass Tims Schriftbild mit stabiler Armführung leserlich wird.

Wahrscheinlich hören Sie dann nicht mehr den Satz, Ihr Kind sei hyperaktiv. Die vermutete Hyperaktivität möchte ich momentan als Mangel an unbewusster Haltungskontrolle bezeichnen. Was wie motorische Unruhe aussieht ist, ein Defizit an Halt gebender Muskelfunktion, eine Hyperkinesie. Die motorische Impulskontrolle fehlt noch."

Aufmerksamkeitsdefizite, Hyperaktivität und Hyperkinesie sind inhaltlich nicht gleich bedeutend, obwohl diese Begriffe oft ohne Unterscheidung verwendet werden:

Hyperaktivität bezeichnet einen übersteigerten Drang zu Tätigkeiten, die nicht immer zu Ende gebracht werden. Flüchtigkeitsfehler treten auf. Hyperaktivität ist oft mit psychischer Unruhe verbunden, jedoch nicht generell mit motorischer Unruhe gekoppelt.

Hyperkinesie ist von einem hohen überschießenden Bewegungsdrang gekennzeichnet. Die Bewegungen sind nicht ökonomisch mit den Tätigkeiten koordiniert. Zielungenauigkeiten und Koordinationsschwächen kommen vor. Die Aufmerksamkeit und Konzentration kann trotz motorischer Unruhe vorhanden sein. Solche Kinder sind nicht zwangsläufig hyperaktiv, was ihnen oft unterstellt wird.

Das hyperkinetische Syndrom kann neurologische Symptome einer nicht erkannten Muskelhypotonie enthalten.

Hyperkinesie kann als regulierende Kompensation mit Antriebssteigerung bei motorischen Schwächen und mangelnder Balance auftreten.

25. Schwierige Schulfächer

Malen

In der Grundschule wird vorausgesetzt, dass Kinder mit Wasserfarben und Pinseln, mit Buntstiften, Wachsmalkreiden und Bleistiften umgehen können. In der Kindergartenzeit wählte Tim nur ganz selten, zu Muttertag oder Weihnachten, den Mal- und Basteltisch aus. In den gestalterischen Schulstunden verschmiert der Junge alles: das Blatt Papier, die Hände, den Tisch und Fußboden. Beim Wasserholen verschüttet er es unterwegs. Weil er noch ungeübt mit der Abfolge des Pinsel Eintauchens, Wasser Abtupfens, Farbe Aufnehmens und gezielte Pinselstriche auf das Papier bringen ist, vergisst er ständig die Reihenfolge und erinnert sich nicht an das von der Lehrerin vorgegebene Thema. Das Ergebnis ist eine Farbpfütze.

Beim Umgang mit Stiften kann er diese noch nicht spitzen. Sie sind zu lang oder zu kurz und brechen immer wieder ab. Der Junge kommt nicht zurecht mit der Vorbereitung der Utensilien und fängt an zu malen, wenn andere Kinder bereits fertig sind.

Menschen malen vermeidet Tim. Falls es unumgänglich ist, sehen die Figuren eckig und unförmig aus. Die richtige Anzahl der Finger fehlt, die Gliedmaßen sind nicht am entsprechenden Platz. Er zeichnet noch Strichmännchen mit Kritzelhaaren ohne Ohren. Die Menschen auf den Bildern der anderen Kinder haben ein vollständiges Gesicht mit Frisur, ausgeschmückter Kleidung, Arme mit Händen und Fingern, breite Beine und Füße, die auf dem Boden stehen.

Tim vermeidet Menschen zu malen. Lieber kritzelt er eckige Kästen mit Knöpfen, die wie elektrische Geräte aussehen, seine Roboter. Der Junge weiß nicht auswendig, wie viele Finger und Zehen er hat. Er muss lange überlegen und nachzählen, wobei er die Reihenfolge überspringt. Die speziellen Namen der einzelnen Finger merkt er sich nicht. Möglicherweise ist Tims Körpergefühl wegen der muskulären Hypotonie nicht ausgeprägt, denn die Eigenwahrnehmung ist von der Muskelspannung abhängig.

Körperwahrnehmung als Voraussetzung zum Malen

Die Ergotherapeutin rät den Eltern, alle Körperteile des Kindes täglich mit einer nicht kratzenden, chirurgischen Bürste mit intensivem Druck und schnellen Bewegungen zu berühren. Durch kräftiges Streichen vom Ende der Gliedmaßen zum Körper hin wird die Muskelspannung erhöht und die Tast- und Tiefensensibilität angeregt. Die Ergotherapeutin nennt diese Stimulierung eine „sensorische Diät (nach Pat Wilbarger)", die mehrmals täglich dem Organismus zugeführt werden soll.

Durch die verbesserte Körperwahrnehmung während der Druckstimulation mit der Bürste kommt es zu vermehrter Muskelspannung und erhöhter Aufmerksamkeit. Tim lernt dabei, sich differenzierter und intensiver wahrzunehmen. Wohlmöglich wirkt sich die verbesserte Eigenempfindung auf das Malen von Menschen aus.

Heutzutage fehlt dem menschlichen Körper die vor 50 Jahren noch übliche tägliche Aktivierung der Hautwahrnehmung. Man wusch sich meist mit kaltem Wasser und rieb mit einem Waschlappen alle Körperteile kräftig ab. Die antrocknende Seife verursachte ein Spannungsgefühl auf der Haut und musste mit wenig Wasser aus der Waschschüssel abgespült werden. Danach folgte das kräftige Abrubbeln mit harten Leinentüchern des inzwischen durch Verdunstung abgekühlten Körpers im unbeheizten Raum. Diese Waschungen beinhalteten ein breites Spektrum an Sinnenswahrnehmungen von Druck- und Temperaturunterschieden auf der Haut, von Gerüchen und Geräuschen. Kühles Wasser und starkes Reiben bewirkt eine Vitalisierung des Organismus. Heute duscht man warmheiß mit eher gleich bleibender Temperatur. Heißes Wasser senkt jedoch den Muskeltonus. Kinder mit Muskelhypotonie sollten nicht lange heiß baden. Eine tägliche kalte Waschung mit kräftigem Abrubbeln des Körpers ist empfehlenswert.

Handwerk und textile Techniken

Werkzeuge zu gebrauchen ist ein Vorrecht des Menschen und ihm in die Wiege gelegt. Der Werkzeuggebrauch bei Naturvölkern beginnt im zweiten

Lebensjahr nach der Säuglingszeit ohne Einschränkungen für kleine Kinder im Ausprobieren der haus- und landwirtschaftlichen Geräte. In modernen städtischen Haushalten fehlen eine Werkbank und oft auch ein kleiner Tisch für Bastelarbeiten. Vier- bis Sechsjährigen darf man durchaus Hammer, Nägel und Feile anvertrauen. Sie benötigen kein Kinderspielzeug, das Werken nachahmt, sondern entwickeln ihre handwerklichen Fähigkeiten am besten mit üblichen Werkutensilien, Holzleisten und Sperrholzbrettern.

Nicht jeder Kindergarten stellt Vorschulkindern einen Werkraum zur Verfügung. Bewegungsbaustellen sind in Mode gekommen. Handgeschicklichkeit und vorsichtigen Krafteinsatz lernen Kinder beim Umgang mit Werkzeugen. Für die richtige Druckdosierung beim Malen und Schreiben brauchen Kinder Erfahrungen, die sie beim Bearbeiten von harten Material, Holz und Baustoffsteinen gewinnen. Fingerfertigkeit wird durch fortwährendes Üben erworben - am besten im Kleinkindalter.

Die Muskulatur benötigt Druck und Widerstand, um sich zu kräftigen. Gedächtnisspuren entstehen durch Anfassen und Anpassen an verschiedene Materialien. Je härter der Widerstand ist, desto intensiver prägt sich die Wahrnehmung ein. So entstehen im Gehirn die neuronalen Vernetzungen, die zeitlebens erhalten bleiben. Im Erwachsenenalter kostet es Zeit und Mühe, gute Ergebnisse in der Handgeschicklichkeit zu erzielen. Im „Schreibgedächtnis" der Völker sind Kratzspuren in Sand und Erde und Ritzspuren in Fels und Gestein enthalten. Diese taktil-kinästhetischen Wahrnehmungen sind Faktoren, die Schreiben und Lesen beeinflussen. Tiefe Gedächtnisspuren in der sensomotorischen Hirnrinde erleichtern den gezielten Umgang mit Stiften.

Im Grundschulalter werden Fadentechniken, Nähen und Häkeln geübt. Das erfordert viel Fingerspitzengefühl und exakte räumliches Planen im Kleinformat. Vorausgegangene Erfahrungen aus der Kindergartenzeit wie Perlen auffädeln, Flechten und Weben sind von großem Nutzen. Kinder, die ein Musikinstrument erlernen, haben hier Vorteile. Früh erworbene Selbstständigkeit beim Knöpfen, Reißverschluss ziehen, Knoten machen und Schleife binden ist von unschätzbarem Vorteil für die Fingergeschicklichkeit. Auch sich selbst das Butterbrot schmieren oder Brötchen aufschneiden gehören dazu. Nicht zuletzt ist die Zerkleinerung von Nahrungsmitteln mit dem Messer die Voraussetzung zur späteren Bruchrechnung.

Wenn die Fingerbewegungen unkoordiniert und das feine Gefühl für die Dosierung der Muskelkraft noch unzulänglich ist, fällt Kindern textiler Werkunterricht schwer. Sie brauchen Unterstützung und wiederholte Anleitung von Seiten der Lehrerin. Die Einzelinstruktion ist jedoch wegen der Klassengröße meist nicht gegeben.

Kinder mit Koordinationsschwächen und Muskelhypotonie fallen in praktischen Fächern durch ihre Umständlichkeit auf. Sie erleben große Frustrationen, ihr Arbeitstempo ist zu langsam und das Ergebnis sieht nicht gleichwertig im Klassenschnitt aus. Kommt noch Linkshändigkeit hinzu, so sind rechtshändige Lehrer und Eltern mit ihrem gut gemeinten Rat zum Beispiel bei Nadeltechniken überfordert. Die Ergotherapeutin erkennt die motorischen Schwierigkeiten des Kindes und kann durch gezielte Übungen dem Kind mit feinmotorischen Koordinationsstörungen den Anschluss an das Leistungsniveau der Gleichaltrigen ermöglichen.

25.1. Schreiben - ein sensomotorischer Lernprozess

Voraussetzung für das Gelingen der Schreibschrift sind vielfältige Erfahrungen mit bildnerischem Gestalten, Pinseln, Stiften und mit Werkzeugen. Im Kindergarten werden beim Malen, Schneiden, Falten, Kleben, Kneten, Fädeln, Weben und Basteln feinmotorische Geschicklichkeiten als Vorläuferfähigkeiten zum Schreiben eingeübt. Unzählige Male müssen Kinder Scheren in die Hand nehmen, bis ein Kreis rund und Ecken eckig beim Ausschneiden wird. Das Schwierigste beim Erlernen feiner Tätigkeiten ist, das richtige Druckgefühl in den Händen, - und diese Kraftdosierung ist für das Schreiben ganz wichtig.

Bei hypotoner Muskulatur ist die motorisch-sensorische Anpassungsfähigkeit vermindert. Wenn die Stabilisierung der Schultern und Arme eingeschränkt ist, fehlt auch das richtige Druckgefühl für das Schreiben, sozusagen das Fingerspitzengefühl. Eltern vermuten, ihr Kind habe zu viel Kraft, weil es zu stark mit dem Stift auf das Papier drückt. Das Gegenteil ist der Fall. Kindern mit Muskelhypotonie fällt die Steuerung und Feinabstimmung von

Bewegungen schwer. Ihr Schriftbild ist zittrig und nicht genau zwischen den Linien, dysmetrisch.

Druckbuchstaben fallen den betroffenen Kindern leichter wie die Schreibschrift, denn bei Druckbuchstaben kann der Stift immer wieder abgesetzt werden. Schreibschrift erfordert feinste graphomotorische Leistungen, ohne den Schreibfluss zu unterbrechen. Die Schreibschrift sieht meist unregelmäßig und krakelig aus, am Anfang der Zeile noch leserlich und gegen Ende weit auseinander gezogen. Buchstaben mit Rundungen geraten kantig und spitz. Wenn die Kraftdosierung nicht stimmt, hängt der Stift bei Rundungen fest und macht Zacken. Die lockere Stiftführung fällt bei Muskelhypotonie schwer, die Finger biegen sich durch. Die Finger, das Handgelenke und der Unterarm verkrampfen sich und gleiten nicht über die Unterlage. Der Arm wird nicht von der Schulter aus mitgeführt, sondern eher der Oberkörper gedreht. Das Handgelenk versucht auszugleichen und winkelt sich ab. Je länger ein Kind mit hypotoner Körperhaltung übt, desto mehr spannt sich der Schreibarm an. Vermehrtes Üben der Graphomotorik führt meist nicht zum gewünschten Ziel, wenn die Rücken- und Schulter- und Armmuskulatur nicht auftrainiert wird.

Das Schreiben auf Linien gelingt mal mehr, mal weniger und kann tageweise verschieden sein. Je länger das hypotone Kind sitzen muss, desto ungenauer wird seine Graphomotorik. Einige Kinder stützen mit der freien Hand den Kopf auf, anstatt das Heft festzuhalten. Sie liegen halb auf dem Tisch. Viele rutschen auf dem Stuhl hin und her oder wippen auf der Stuhlkante. Sie sitzen wackelig, weshalb Drehstühle für die Schularbeiten ungeeignet sind, weil sie unruhigen Kindern keinen Halt geben.

Das Schreiben in schmalen Zeilenabständen und in Rechenkästchen erfordert höchste motorische Genauigkeit und eine exakte Auge-Hand-Koordination. Trotz regelmäßigen Übens erreichen hypotone Kinder bei dieser feinen Arbeit kein befriedigendes Ergebnis. Die Schrift „tanzt“ immer wieder über die Zeilen hinaus, und die Zahlen sind selten in der Mitte des Kästchens. Ungenaues Platzieren der Zahlen kann zu Fehlern beim Rechnen führen.

Kinder mit graphomotorischen Problemen benötigen lange Zeit Schreiblernhefte mit dreigegliederten Zeilen und Rechenhefte mit Zahlenkästchen.

Die Eltern beklagen die Unordentlichkeit. Die Schulhefte wirken schmuddelig wegen dem häufigen Radieren. Die Ecken sind verknickt, weil der Schreibarm schwer auf dem Tisch liegt und nicht locker, sondern ruckweise mitgeführt wird. Deshalb heben einige Kinder den Unterarm beim Schreiben hoch, was zur Verkrampfung führt. Längeres, leserliches Schreiben ist auf diese Weise kaum möglich.

Manchmal ist eine Heftseite durchbohrt, weil der Bleistift zu fest aufgedrückt wird. Beim Schreiben mit dem Füller entstehen Kratzstellen. Meist geben sich die Kinder große Mühe, die wenig honoriert wird. Sie ernten eher Tadel als Lob und müssen Vieles noch einmal Schreiben, was der Leserlichkeit der ungelenken Schriftzüge nicht nützt. Zu langes Üben senkt den Muskeltonus, kurze Bewegungspausen verbessern ihn.

Trotz der Probleme mit der unstabilen Arm- und Körperhaltung beim Schreiben gibt es einige Kinder mit Muskelhypotonie, die eine schöne Schrift haben! Manche helfen sich, in dem sie den Stift mit vier oder fünf anstatt mit drei Fingern festhalten. Das sollte man als Normvariante akzeptieren, wenn dabei ein besseres Schriftbild herauskommt.

Motorische Voraussetzungen zum Schreiben

Feinmotorische Tätigkeiten wie das Schreiben erfordern die Stabilisierung der rumpfnahen Schultermuskulatur. Zur Kontrollierung der Stifthaltung müssen sich viele Muskeln gleichzeitig, isometrisch, anspannen. Beim Schreibvorgang wirkt die Muskulatur vom Rücken, Schulter-, Ellbogen- und Handgelenk fast ohne sichtbare Bewegung zusammen. Der Stift wird zwischen drei Fingern fixiert, woran 14 kleine Fingergelenke beteiligt sind.

Viele hypotone Kinder sitzen unruhig beim Schreiben, weil ihre Rumpfmuskulatur unstabil ist. Mit wackelnder Körperhaltung ist das Schriftbild oft unleserlich. Um die Wirbelsäule aufzurichten, müssen die Hüft- und Kniegelenke rechtwinkelig gebeugt sein und die Füße Bodenkontakt haben. Dazu ist es nötig, die Stuhlhöhe der Unterschenkellänge des Kindes anzupassen.

Die Tischhöhe soll eine Unterstützungsfläche für die Unterarme in Beugehaltung sein ohne die Schultern hochzuziehen oder hängen zu lassen. Eine leichte Schrägstellung der Tischfläche fördert die Kopfaufrichtung und vermindert das beliebte Stützen des Kopfes. Eine geringe Abschrägung wird zum Schreiben empfohlen. Zum Lesen ist eine steile Unterlage oder ein Leseständer gut geeignet.

Die Stabilisierung der Gelenke der Schreibhand ist eine unumgängliche Voraussetzung, um das Schreiben zu verbessern. Bei abgewinkeltem Handgelenk und hin und her kippendem Stift sind Fortschritte im Schriftbild kaum zu erreichen. Unsichere Strichführung mit falscher Druckdosierung führen zu Verspannungen. Hypotone Kinder halten den Stift verkrampft und drücken ihn zu stark auf das Papier. Diese Probleme werden nicht durch vermehrte Schreibübungen gemildert. Es ist ratsam, auf die Stabilisierungsfunktion der Muskeln und Gelenke durch ein tägliches Training ohne Stift und Stress einzuwirken.

Übungen zur Unterstützung der Graphomotorik sind sportliche Aktivitäten wie Ball prellen, Tischtennis- oder Hockeyschläger halten, Klettern und vieles mehr. Handwerkliche Betätigungen fördern die grobe Kraft, Sägen, eine Lochzange bedienen und jeder andere Werkzeuggebrauch. Nicht zu unterschätzen zum dosierten Kraftaufbau ist tägliches Helfen im Haushalt. Kinder tragen gerne eine volle Schüssel, den Suppentopf oder das Tablett mit Gläsern. Nüsse knacken, Obst schälen und Gemüse putzen, einen Kuchenteig kneten, Pizza aufs Blech drücken, fördert Kraft und Fingergeschicklichkeit und bedeutet Lernen für das Leben.

Die Voraussetzung zur Schreibschrift ist die Stabilisierung der Finger-, Hand-, und Armgelenke in leicht gebeugten Positionen. Zusätzlich müssen diese Gelenke minimale Bewegungen koordiniert ausführen. Diese Feinkoordination fehlt bei Muskelhypotonie. Die Finger sollen ohne zu Verrutschen im Dreipunkte-Griff locker am Stift anliegen. Der Zeigefinger darf nicht zu fest drücken. Bei schwacher Fingermuskulatur wird er meist am Stift durchgedrückt und im vorderen Abschnitt überstreckt.

Manchmal ist die Stifthaltung gut, aber der Arm liegt schwer auf und blockiert den Schreibfluss. In diesem Fall winkelt sich das Handgelenk ab und zieht den Unterarm vom Tisch hoch. Ist die Armführung ausreichend, so kann die Stifthaltung zu weit oben oder unten am Stift sein. Immer gibt es etwas zu korrigieren, weil hypotonen Kindern das Gefühl für die ökonomische Schreibhaltung fehlt.

Korrekturen der Schreibhaltung

Korrekturen der Schreibhaltung müssen wortlos sein, sonst wird das Kind beim Schreiben gestört. Folgende Maßnahmen können das Schreiben erleichtern:

1. Klebepunkte am Stift anbringen als Erinnerungshilfe für die Positionierung der Finger.

2. Das Handgelenk mit einer Bleibmanschette stabilisieren, um das Abwinkeln desselben zu verhindern.

3. Ein Seidentuch um den Unterarm wickeln, damit er beim Schreiben auf der Unterlage gleitet.

4. Eine Minute Schultergymnastik während längeren Schreibens machen, um die Anspannung zu lockern.

5. Als Sitzunterlage zur Rumpfaufrichtung ein nicht zu weiches Keilkissen mit der Spitze nach vorn auf einen stabilen Holzstuhl befestigen.

6. Keinen Drehstuhl oder Gymnastikball zum Sitzen verwenden!

7. Nach spätestens 10 - 15 Minuten aufstehen und eine kleine Bewegungspause einlegen: sich strecken und recken, am offenen Fenster tief atmen; Fingerhakeln mit der ganzen Faust, nicht mit einzelnen Fingern; ein Handtuch wringen und auseinander ziehen; Trampolin oder Springseil springen; Stampfen, Steppen oder Tanzen; einen Ball prellen, Jojo oder Jonglieren; mit den Fingern auf den Tisch trommeln, Fingertwist, Spinnenkrabbeln und andere auflockernde Fingerübungen machen.

26. Was hat Selbstständigkeit mit Sport zu tun?

Bis zum Schuleintritt sollen Kinder Fertigkeiten erlernt haben, die ihnen ermöglichen, am komplizierten Regelwerk in der Schule erfolgreich teilzuhaben. Das Verständnis für Gemeinschaftsregeln, soziale Reife mit Akzeptanz von Grenzen und Konsequenzen ist gefragt. Zur Eingliederung in eine Schulklasse gehört die Sauberkeit beim Toilettengang ebenso wie die Selbständigkeit beim Umziehen. Die eigenen Bedürfnisse müssen zurück gestellt werden in die dafür vorgesehenen Zeiträume. Jahrelanges Erlernen von sorgfältigem Umgang mit den Dingen des Alltags geht der Einschulung voraus. Kluge Eltern beginnen in der Kleinkindphase mit dem Üben von An- und Ausziehen, so dass im Vorschulalter Zeit für den letzten Schliff ist. Feste Knoten und haltbare Schleifen binden und richtiges Öffnen derselben, Reißverschlüsse an Jacken einhängen und betätigen, enge Knopflöcher an Jeanshosen bewältigen, geben Schulkindern Selbstbewusstsein.

In der Schule muss das Umkleiden in einem angemessenen Tempo bewältigt werden. Zur Teilnahme am Sport- und Schwimmunterricht gehört schnelles Umziehen und Zurechtkommen ohne Hilfe von Erwachsenen. Die Kinder dürfen ihre Kleidung nicht auf den Boden fallen lassen, sondern müssen sie an die vorgesehenen Haken hängen. Ordentliches Zusammenfalten der Kleidungsstücke und diese im Turnbeutel verstauen ist von Nutzen. Das alles muss schnell gehen. Da gibt es keine Ausnahme und keine Sonderbetreuung. Wer noch unselbstständig ist, ist sozial benachteiligt und ausgegrenzt vom rechtzeitigen Mitmachen beim Turnen.

Kinder mit Entwicklungsproblemen bekommen häufig zu viel und zu lange Hilfestellung von ihren Eltern. Anpassungsschwierigkeiten durch Unselbstständigkeit sind meistens hausgemacht. Die Eltern sollten dem Kind besonders früh und ausdauernd Übungszeiten für den geschickten Umgang mit Kleidung und Verschlüssen einräumen. Unter Zeitdruck gelingt dies nicht. Vorausschauende Eltern leiten ihr Kind lange vor dem Schuleintritt zur Selbstständigkeit an. Allein die Eltern können ihrem entwicklungsverzögerten Kind dieses Mehr an Zeit, Ermutigung und vor allem geduldiger Begleitung schenken. Missverständnisse zwischen Elternhaus und Schule entstehen dann, wenn Eltern erwarten, die Lehrer müssten ihrem Kind genauso viel Hilfe wie zu Hause geben.

Eltern, die eine Erziehung zur Selbstständigkeit vernachlässigen, schaden ihrem Kind nachhaltig. Wenn Schulkinder zu viel Zeit in der Umkleidekabine verbringen, versäumen sie kostbare Gemeinschaftserlebnisse in der Turnhalle und stören den Unterrichtsablauf. Kindern, die noch praktische Probleme beim alltäglichen An- und Ausziehen haben, unterstellt man eventuell träumerisches Verhalten. Nicht wenige schlüpfen in die Rolle des Klassenkaspers, um von ihren Problemen abzulenken.

Ballgeschick

Ballspiele, Werfen, Fangen, Prellen nehmen einen breiten Rahmen im Schulsport ein. Gelingt ungeschickten Kindern das Werfen, so fällt Fangen und Zielen schon schwerer. Manches Kind kaspert, um zu verbergen, dass es Bälle noch nicht fangen kann. Ungezielte Würfe und Clownallüren stören den Sportunterricht. Kinder mit Koordinationsstörungen haben es schwer, dem Regelwerk von Ballspielen zu folgen, weil sie sich nicht flexibel genug motorisch anpassen können. Manche werden zum Störfaktor in der Turnhalle, die das Ballspiel verpatzen. Auf großen Sportplätzen verlieren sie erst recht die Übersicht.

Ein rollender Ball ist ein natürlicher Anreiz für jedes Kind, ihn zu erhaschen. Werfen und Fangen, Zielen und Abwerfen erfordern Gemeinsamkeit, sich aufeinander abstimmen und angleichen, entgegen eilen und ausweichen. Ballspiele sind soziale Regelspiele und fördern ein faires Miteinander. Nicht die Geschicklichkeit Einzelner ist vorrangig, sondern das Mitspielen aller in der Gruppe. Kein Kind ist gern ständig mit einem Ball allein.

Der kleine Basketballkorb im Kinderzimmer oder der größere vor der Haustür sind zum Zielen lernen gut geeignet. Der Korb ist unbeweglich und einschätzbar, sozusagen ein starres Objekt. Motorische Anpassungsfähigkeit erwirbt man beim Zuspielen des Balls auf bewegliche Mitspieler. Ansporn und Ausdauer kommen hinzu, wenn andere Kinder oder Elternteile mitspielen.

Jedes fröhliche Werfen, Fangen, Rollen, Prellen, Abschlagen und Jonglieren ist eine lebenslang währende Investition in die Hand- und Körpergeschicklichkeit von Jung und Alt und ein Quelle gemeinsamer Freude. Bringen Sie ihrem Kind geduldig Schlägerspiele wie Federball und Familytennis bei. Das kostet viel Zeit, Ermutigung und häufiges Üben im Frühling, Sommer und Herbst. Eine kurze Einmalaktion zeigt dem ungeübten Sprössling nur, dass er etwas nicht kann. Für den Winter eignen sich ruhigere Ball- und Kugelspiele: Murmelspiele im Wohnungsflur, Transportieren von Bällen auf zwei Stangen, Ball treiben mit einem Stock oder ein Eierlauf um die Möbel.

Umgang mit Bällen fördert die visumotorische Koordination zwischen Augen und Händen und ebenso zwischen Augen und Füßen. Hirnareale, die sich in der Kindheit vernetzen bleiben zeitlebens funktionsfähig. Ballspiele begleiten das Heranwachsen kleiner Kinder bis zum Erwachsenwerden. Sie sind in der Jugendzeit besonders wichtig. Jedes Kind und jeder Jugendliche sollte immer einen gut aufgepumpten Ball griffbereit im Wohnungsflur oder in der Garage liegen haben, drinnen und draußen, im Sommer und Winter muss ein Ball verfügbar sein. Ballspiele gehören an jedem Schultag in jede Schulpause genauso wie ein gesundes Brot.

Man findet Ballspiele in allen Ländern der Erde. In China kultivieren Senioren ihre vielfältigen Ballgeschicklichkeiten zu Meisterschaften. Sie spielen bis ins hohe Alter draußen auf Plätzen und in Parks, auch bei Minustemperaturen im Winter. Hierzulande werden zunehmend Ballschulen für junge Kinder im Kindergarten- und Vorschulalter angeboten. Sinnvolle Anleitung zum spielerischen und variationsreichen Umgang mit Bällen wirkt sich fördernd auf die Handmotorik aus. Fangen nicht nur von Bällen, sondern auch von Bohnensäckchen und Schlüsselbunden fördert schnelle Fingeranpassung zum Objekt. Ball prellen und Schlägerspiele stabilisieren die Gelenke und sind gute Begleitübungen zum Schreiben.

Alle Kinder lieben und brauchen Ballspiele, sobald sie laufen können. Kinder mit Koordinationsstörungen benötigen zum ausdauernden Üben mit Bällen die Begleitung und Ermutigung von Erwachsenen, damit sie am Ball bleiben.

* Mehr wie 25 überlieferte Ballspiele des vorigen Jahrhunderts hat Hajo Bücken im Buch "Kinderspiele aus der guten alten Zeit" zusammen getragen, erschienen 2006 bei Edition XXL, Fränkisch-Crumbach.

Lauf- und Fangspiele

Bereits eineinhalbjährige Kinder lieben das Katz-und-Maus-Spiel. Sobald sie sicher laufen können, rennen sie den Eltern davon und verstecken sich gern. Fangspiele sind die Königsspiele der Kindheit. Sie ziehen sich wie ein roter Faden durch die Kinderjahre in allen Kulturen der Welt. Beim Fangen muss die Bewegung abrupt gestoppt werden. Dazu ist Balance notwendig, anderenfalls kommt es zum unsanften Zusammenstoß. Mit dem Innehalten während einer Bewegungsphase haben muskulär hypotone Kinder Probleme. Oftmals können sie ihr Körpergewicht nicht zurückhalten und prallen auf.

Muskulär hypotonen Kindern gelingt das Abstoppen nicht rechtzeitig. Dieser Mangel an Haltungskontrolle wird meist als Kraft fehl gedeutet.

Sich necken und fangen vor der Haustür oder um den Esstisch herum, fördert nicht nur Bewegungssicherheit, sondern auch die Beziehung zwischen Eltern und Kindern und von Kindern untereinander. Lauf- und Fangspiele, die Kinder selbst organisieren schulen soziales Verhalten.

Grundschüler spielen gerne während der Pausen Fangen. Im Sportunterricht nehmen die verschiedenen Bewegungsspiele mit Berührung einen breiten Raum ein. Abwerfen wie Hasenball, Abschlagen, Reaktionsspiele wie Der-Fuchs-geht-um oder Zuzwinkern sind seit Generationen beliebt, um einige von Hunderten zu nennen. In kirchlichen Pfadfindergruppen haben diese Gemeinschaft fördernden Aktivitäten noch ihren Platz.

Springen - die angeborene Kraft

Stoßbewegungen der Beine sind angeborene Bewegungsfähigkeiten, die bereits vorgeburtlich in rhythmischen Intervallen im Mutterleib vorkommen. Über federnden Druck auf die Füße bauen Ungeborene, Säuglinge und Kinder ihren Muskeltonus auf. Aufrecht gehaltene Babys wippen mit Beinkraft im Stand. Sich mit den Füßen abstoßend stemmen sich Säuglinge vom Liegen in vertikale Positionen hoch.

Hüpfen drückt Lebensfreude und Kraft aus. Springende und singende Kinder sind fröhlich, mutig und selbstbewusst. *Der Arzt Lukas berichtet 60 n. Chr., dass bei der Begegnung der Erstgebärenden Maria und der Spätgebärenden Elisabeth, die beide im sechsten Monat schwanger waren, das Kind im Leib hüpfte. Volkstümlich bewertet man Hüpfen als Kriterium für körperliche und seelische Gesundheit von Kindern. Man spricht von einem Meilenstein in der motorischen Entwicklung, wenn fünfjährige Kinder auf einem Bein (monopedal) hüpfen. Kraftvolle Sprünge sind rhythmisch und abfedernd, nicht ruckartig oder plump. Sprungfedern gleich ist auch das Fußskelett aufgebaut und ermöglicht Abstoßbewegungen. Ausdauerndes rhythmisches Hüpfen ist ein Indikator dafür, dass Kinder die Grundlagen von Haltungskontrolle und Mobilität erworben haben. Dieses Reifezeichen in der Entwicklung der Motorik, der Schlusssprung aus dem Stand heraus, soll spätestens im 6. Lebensjahr erreicht sein.

Sprungkraft und Balance beim Hüpfen ist eine motorische Vorläuferfähigkeit für den Einbeinstand, ruhiges Stehen und Sitzen.

Wenn die Muskelkraft und Stabilität beim Springen vermisst wird, fehlt sie auch zum ausdauernden Sitzen, Stehen, Gehen, Balancieren und Laufen. Hüpfen ist bei hypotonen Kindern nicht beliebt. Sie federn nicht mit den Füßen ab und springen nur wenige Zentimeter hoch. Nach einigen Sprüngen sind sie erschöpft und wollen ausruhen. Von diesem steifbeinigen, schwerfälligen Hüpfen geht keine Vitalisierung aus. Elastizität und Rhythmusgefühl sind nicht vorhanden. Weil Kinder mit Muskelhypotonie in den Knien nicht abfedern, sondern die Beine strecken, wirkt das Hüpfen steif, kraftlos, schwerfällig und stampfend. Der Oberkörper bleibt nicht aufgerichtet, sondern kippt mit gebeugten Hüften nach vorn, und die Balance geht verloren. Die Arme schlenkern, und manche Kinder stabilisieren sich, in dem sie die Schultern hochziehen, die Arme angewinkelt an den Körper pressen und die Beine strecken. Dann sieht das Hüpfen stocksteif aus.

Kinder mit Muskelhypotonie benötigen zum Hüpfen Trampoline, welche die angeborenen Abstoßbewegungen aktivieren.

Trampoline vermitteln Sprungkraft und das Gefühl für federndes Hüpfen. Die Qualität eines Trampolins ist abhängig von der Spannung und Nachgiebigkeit des Sprungtuches. Bei der Aufhängung der Sprungfläche an Gummischnüren ist Elastizität gewährleistet. Die Stärke der Gummischnüre muss an das Körpergewicht der Benutzer angepasst sein.

Trampoline mit Stahlfedern und hart gespannter Sprungfläche sind zur Verbesserung der Sprungkraft bei Muskelhypotonie ungeeignet und gefährden eher die Gelenke. Im Kapitel „Häusliches Training für das hypotone Schulkind“ findet man dazu weitere Informationen. Tägliches Springen auf einem hochwertigen Trampolin schafft einen guten Bewegungsausgleich für Schulkinder, regt den Stoffwechsel und das Gehirn an und stärkt Muskulatur und Gelenkbänder.

Kindern mit Muskelhypotonie fehlt die Sprungkraft. Sie brauchen zur Unterstützung des Hüpfens gut federnde Trampoline mit Haltegurten.

Bewegungspausen auf großen Trampolinen oder Airtramps in Schulen verhindern Ermüdung und tragen zur Konzentrationsfähigkeit bei. Sie mildern den Leistungsabfall und beugen Aufmerksamkeitsstörungen vor.

Bodenturnen

Wenn dem Körper die Muskelkraft fehlt, die ihn in die Höhe hüpfen lässt, so fehlt dieselbe Kraft auch beim Bodenturnen. Hypotone Kinder haben Schwierigkeiten mit dem Abrollen, weil dazu die koordinierte Beugung von Kopf, Rumpf und Beinen erforderlich ist. Dieser Entwicklungsbaustein aus der Säuglingsphase fehlt. Kinder, die den Hals überstrecken, wissen nicht, dass sie vor dem Abrollen das Kinn zur Brust bringen müssen. Sie benötigen Hilfestellung, um aus dem Purzelbaum keinen Kopfstand zu machen. Ohne ausreichende Kopfbeugung wird die Rolle zum gefährlichen Kopfstand mit Überschlag. Hypotone Kinder fallen oftmals mit gestrecktem Rücken nach hinten um. Die ungebeugten Beine schlagen der Länge nach auf dem Boden auf. Die Gliedmaßen fallen nach dem Abrollversuch auseinander. Das

Aufstehen aus der Rückenlage ist mühsam und umständlich. Der Versuch abzurollen ist sprichwörtlich ein Fall-Baum, der weh tut.

Menschen, denen die bauchseitige (ventrale) Muskelspannung fehlt, sind zeitlebens bei schnellen Bewegungsabläufen und sportlichen Aktivitäten gefährdet. Wenn der Schutzmechanismus des Kopfeinziehens und Abrollens nicht greift, erhöht sich die Verletzungsgefahr. In der Vorgeschichte (Anamnese) kommen Prellungen am Kopf oder beim Sturz ausgeschlagene Zähne vor.

Hypotone Menschen sind beim Turnen immer gefährdet, so lange sie nicht abrollen können. Die bauchseitige, ventrale Haltungskontrolle, muss bei Muskelhypotonie oft mit therapeutischer Unterstützung eingeübt werden.

Stark dehnende Gymnastik ist bedenklich für Kinder, deren Gelenke bereits überdehnbar sind. Eltern müssen das Gespräch mit Sportpädagogen suchen, über Muskelhypotonie und Koordinationsstörungen ihres Kindes berichten, damit Rücksicht im Sportunterricht genommen wird. Bestimmte Übungen, welche die Gelenke in extreme Positionen bringen, dazu gehört der Yogasitz, sollen ausgelassen werden. Von muskulärer Instabilität ist bereits ein erheblicher Teil von bewegungsarmen Schülern betroffen. Eine Befreiung vom Schulsport ist auf keinen Fall ratsam. Gelenkbelastende Übungen sollten jedoch nicht in vollem Umfang durchgeführt werden.

Ein offenes Gespräch mit dem Sportlehrer über spezifische Probleme und Balanceunsicherheit ist sinnvoller, wie der Ausschluss vom Sportunterricht durch eine schriftliche Bescheinigung vom Arzt oder Therapeuten. Sport unter Leistungsaspekten ist unerfüllbar und ein erheblicher Stressfaktor für die betroffenen Schüler. Hypotonen Kindern darf kein Freibrief erteilt werden, nicht mehr am unbeliebten Sportunterricht teilzunehmen. Jedoch sollen sie bei Angst und Unvermögen nicht zum Mitmachen von bestimmten Übungen gezwungen werden. Von einer Benotung der motorischen Defizite ist abzuraten, um das Selbstwertgefühl, das mit körperlicher Fitness verbunden ist, nicht zu verletzen.

Zur Gesundheitsförderung gehört Bewegungsfreude, damit unsportliche Kinder ihre körperlichen Schwächen überwinden lernen. Die psychomotorische Elementarerziehung nach Professor Ernst Kiphard, abgekürzt Psychomotorik, ist geeignet, antriebsarme und hyperaktive Kinder mit Koordinationsschwächen zu motivieren. Psychomotorikangebote findet man vorwiegend in sonder- und heilpädagogischen und Einrichtungen. Die Berufsgruppe der Motopäden arbeitet nach dem Konzept der Psychomotorik. Arbeitsplätze für Motopäden gibt es jedoch nicht in allen Bundesländern.

Geräteturnen

Beim Turnen auf hohen Geräten sind Kinder mit Muskelhypotonie erheblich unfallgefährdet. Die automatischen Schutzreaktionen des Körpers, das Vorstrecken der Arme beim Fallen, das Einziehen des Kopfes, sich abrollen, sowie Gleichgewichtsreaktionen bei Schwerpunktverlagerungen sind eingeschränkt und zeitlich verzögert. Wenn die Muskelspannung nicht ausreicht, können Schwünge und Absprünge nicht abgefedert werden. Weiche Fallmatten verhindern Verletzungen nicht vollständig. Beim Einsinken der Gliedmaßen verliert das Kind die Kontrolle über seine Haltung. Die Gliedmaßen können sich weit überdehnen. Auch die beliebten, mit Styropor gefüllten Knautschsäcke bieten keinen ausreichenden Schutz vor Gelenküberbelastung.

Turngeräte wie Schwebebalken, Barren, Pferd und Ringe wirken Angst auslösend, weil haltungsunsichere Kinder spüren, dass sie den Anforderungen nicht gewachsen sind. Von Übungen an Ringen und Stufenbarren, bei denen das Körpergewicht herabhängt, ist dringend abzuraten. Es droht die Gefahr der Aushebelung der Schultergelenke und Überdehnung der Ellenbogen- und Handgelenke.

Ohne ausreichende Vorbereitung der Muskulatur ist bei hyptonen Kindern Vorsicht beim Geräteturnen geboten. Ringe, Barren und Hangeln sollten auslassen werden, um Gelenkschädigungen zu vermeiden.

Schwimmen

Schwimmen erfordert ein gutes Koordinieren aller Gliedmaßen, dazu ausdauernde Muskelspannung, um den Rumpf in der Schwebelage und den Kopf über Wasser zu halten. Gleichmäßige Koordination fällt hypotonen Kindern besonders schwer. Der Schwimmunterricht in der Schule reicht meist nicht aus, um das Schwimmen zu erlernen. Kinder ohne ausreichende Muskelkontrolle brauchen zusätzliche Unterstützung. Oft ist mehr als ein Schwimmkurs und manchmal Einzelunterricht mit Begleitung eines Sicherheit gebenden, geduldigen Erwachsenen nötig.

Bei schlaffer Muskulatur sinkt der Kopf meist nach kurzer Zeit unter Wasser. Tauchen fällt leichter wie Brustschwimmen, weil der Kopf nicht angehoben werden muss. Beim Rückenschwimmen wird die bauchseitige Muskulatur beansprucht, was den Betroffenen schwer fällt. Kraulbewegungen sind eine Alternative für hypotone Kinder. Mit wechselseitigem Kopfanheben und Tempo kann die Schwerkraft im Wasser besser bewältigt werden.
Für Wasserübungen in Rückenlage ist eine Schwimmnudel zur Unterstützung des Rumpfes hilfreich. Mit festem Rückhalt und Wasserauftrieb gelingt das Anheben der Beine leichter wie an Land –, und die bauchseitige Muskulatur wird gestärkt. Zum Erlernen des Brustschwimmens bieten Schwimmbretter Sicherheit und erleichtern die Koordination, wenn vorerst nur die Beine bewegt werden.

Zum Schwimmenlernen benötigen Kinder mit Koordinationsproblemen Sicherheit, Hilfsmittel und eventuell zusätzliche Schwimmkurse.

26.1. Welche Sportarten sind für hypotone Kinder geeignet?

Sportarten mit hohem Bewegungseinsatz und Geschwindigkeit fördern nicht vorrangig Kraft und Stabilität der Muskulatur, sondern eher koordinierte Bewegungsabläufe. Mit Tempo kann die mangelnde Balance hypotoner Menschen kompensiert werden, ohne sie deutlich zu verbessern. Zum Erwerb von Ausdauer und Kraft sind Sportarten mit kleinem Bewegungsradius geeigneter. Wenn Kinder mit Muskelhypotonie turnen, ohne schnell zu rennen, so lernen sie, ihre Bewegungen zu stabilisieren und kontrollieren.

Dynamische, elastische Widerstände regulieren die Haltemuskulatur und bauen Statik auf. Der Hallenboden muss federn und die Turnmatten dürfen nicht zu hart und nicht zu weich sein. Sie sollen dem Körperdruck leicht nachgeben ohne die Gelenke zu stauchen. Von unnachgiebigen Böden und Turngeräten ist abzuraten, um Gelenke und Muskulatur nicht zu schädigen.

Elastische Trampoline ohne Stahlfedern, sondern mit Gummischnüren sind gute Trainingsgeräte. Die Krafteinwirkung des Trampolins bietet dynamischen Widerstand und flexible Bewegungsanpassungen. Die bei Muskelhypotonie erheblich reduzierte Sprungkraft wird von einem hochwertigen Trampolin ausgeglichen. Der sich am Boden schwerfällig bewegende Mensch erlebt ein wenig Schwerelosigkeit, Wachheit und Überwindung der motorischen Antriebsschwäche.

Schwimmen und Wassergymnastik bieten ebenso sanfte, dynamische Widerstände. Sie schonen die Gelenke, geben der Schwerkraft Auftrieb und fördern die Muskelkraft. Muskulär hypotone Menschen sollten bei der Wassergymnastik Bodenkontakt im Nichtschwimmerbecken haben. Das wechselnde Abstoßen mit den Füßen begünstigt die Aufrichtung des Körpers.

Beim Reiten wird die aufrechte Haltung besonders gut trainiert. Die rhythmischen Bewegungen des Pferdes fördern Gleichgewicht und Anpassungsfähigkeit. Das Anpressen der Beine an den massiven Pferdekörper vermittelt Wahrnehmung von fester Muskelspannung, die hypotonen Kindern fehlt. Ein lebendiges Pferd ist jedem Trainingsgerät überlegen. Es bietet einen optimalen dynamischen Widerstand. Damit wird nicht nur das Balancegefühl für die Körpermitte in idealer Weise gefördert, sondern auch die Körperwahrnehmung und das daran gekoppelte Selbstvertrauen blüht auf.

Sportarten mit nur einem Gegenspieler sind überschaubarer als eine Mannschaft und ermöglichen individuelle Erfolge. Bei Mannschaftsportarten wie Fußball und Handball sitzen die schwächeren Spieler oft auf der Ersatzbank und ernten selten Lob für ihre Anstrengungen. Frustration schadet jedoch der Bewegungsfreudigkeit.

Bei schnellen Sportarten besteht eine erhöhte Verletzungsgefahr. Kindern mit Muskelhypotonie fehlen sichere Bewegungsübergänge, das heißt, sie fallen öfter als andere. Meist plumpsen sie schwerfällig auf ihre Knie, oder schlagen mit der Körperlänge am Boden auf. Wenn die Abfangreaktionen verzögert sind, kann ein Sturz Kopfverletzungen nach sich ziehen. Der Kopf wird nicht schützend gebeugt und der Körper beim Fallen nicht abgerollt, was zu einem heftigen Aufprall führen kann.

Kinder mit mangelnder Haltungskontrolle ahmen gerne das Verhalten durchtrainierter Fußballstars nach und lassen sich ungebremst auf die Knie fallen. Die Art und Weise des Hinfallens schont nicht die Gelenke, sondern vermag sie zu schädigen. Bei unkontrollierten Stürzen sind vor allem die Hand- und Ellenbogengelenke Stauchungen ausgesetzt. Aufklärung, Schutzmaßnahmen und Falltraining sind auch für junge Kinder erforderlich. Das Abrollen muss als langfristige Begleitmaßnahme zum Schul- und Vereinssport eingeübt werden. Sportlehrer können heutzutage nicht mehr voraussetzen, dass Grundschüler einen Purzelbaum machen können.

Bei schnellen Sportarten ist die Gefahr für Kopfverletzungen erhöht.

Harte Bodenbeschaffenheiten können die Gelenke schädigen.

Hypotone Kinder und Jugendliche sind vermehrt unfallgefährdet, auch noch im Erwachsenenalter.

Ballsportarten gehören zu den verletzungsreichsten Sportarten. Nach einer vom Versicherungsträger ARAG erhobenen Statistik beziehen sich von 100 000 Sportunfällen 46 % auf Fußball, 16 % auf Handball und 7 % auf Volleyball. Kinder bis zum Alter von 14 Jahren verletzen sich überwiegend an Armen und Kopf. Kinder mit hypotoner Muskulatur stützen sich beim Fallen ungenügend und mit Verzögerung auf die Hände ab. Ihre Gliedmaßen sind für Knochenbrüche, Stauchungen und Zerrungen der Gelenke besonders gefährdet. Ein großes Spielfeld überschauen und sich für den schnellen Angriff der Gegner körperlich wappnen überfordert Vor- und Grundschüler. Erst ab dem zehnten Lebensjahr gelingt es Kindern, die Risiken auf dem Spielfeld einzuschätzen.

Heutzutage haben Kinder insgesamt weniger Bewegungserfahrung wie Generationen vor ihnen. Sie bewegen sich unkoordinierter und beobachten mit weniger Aufmerksamkeit das Gruppengeschehen. Ihre körperliche Ausdauer lässt zu wünschen übrig. Individualistisch erzogene Kinder stellen sich nicht flexibel auf soziale Regeln in der Klasse oder Mannschaft ein.

Ein großes Spielfeld überfordert Kinder mit motorischen Problemen. Sie verlieren die Übersicht und zeigen zu wenig Ausdauer.

Sportliche Erfolge hängen von einem guten, umsichtigen Training ab. Dazu gehören Fallübungen und rechtzeitiges Abbremsen bei schnellen Bewegungen. Richtungswechsel, seitliche und rückwärtige Gangarten können heute nicht mehr als allgemeine Bewegungserfahrungen vorausgesetzt werden und bedürfen Anregung. Bei Kampfsportarten ist das Einüben von Fallen und Abrollen ein lobenswerter Trainingsbestandteil. In keinem Schulsport und Sporttraining dürfen Schutztechniken ausgelassen werden. Richtiges motorisches Verhalten muss mit kleinen und großen Kindern systematisch eingeübt werden.

Wünschenswert ist, dass Sportlehrer, Mediziner und Therapeuten Zusammenarbeit anstreben, um Bewegungskonzepte zu erarbeiten, die mindestens dreimal täglich in den Schulunterricht einfließen. Der Sportunterricht benötigt andere Schwerpunkte, damit Schüler nicht in Zukunft zu Patienten werden.

Geeignete und weniger empfehlenswerte Sportarten für muskulär instabile Kinder

Für viele muskulär hypotone Kinder ist Dehnungsgymnastik nicht förderlich. Geräteturnen und Balancieren auf dem Schwebebalken wirkt Angst auslösend. Abrollen vorwärts und rückwärts, Liegestütze, Seilspringen und ausdauerndes Hüpfen sind diesen Kindern meist nicht möglich und erfordern lange Übungsphasen. Trampoline, Airtramps oder Hüpfburgen sollten in Sport- und Pausenhallen nicht fehlen. Federndes Hüpfen baut den Muskeltonus sanft und bleibend auf. Pausenspielplätze mit Kletterwänden dürfen keine Ausnahme sein, sondern zur Regelausstattung von Schulhöfen gehören. Leistungsorientierte Benotung der motorischen Fähigkeiten ist manchmal der Sargdeckel für die freudlosen Körpererfahrungen von muskulär hypotonen Kindern und Jugendlichen in unserem Land.

Die Gegenüberstellung von geeigneten Sportarten (links)
und weniger empfehlenswerten Sportarten erhebt keinen Anspruch auf Allgemeingültigkeit. Einige der rechts aufgeführten Sportarten können untrainierte hypotone Kinder anfangs überfordern. Die Aufzählung rechts wurde unter dem Aspekt vermehrter Sturz- und Stauchungsgefahr, sowie Überdehnung von instabiler Muskulatur von mir zusammengestellt. Sie bezieht sich auf keine weitere Quelle. Ich möchte damit den häufig gestellten Fragen der Eltern nach der passenden Bewegungsförderung ihrer hypotonen Kinder entgegen kommen.

Geeignete Sportarten:

- Reiten
- Schwimmen
- Aquajogging
- Trampolinspringen mit Gummizügen
- Kampfsportarten wie Judo
- Boxen mit weichem Material
- Bogenschießen
- Klettern
- Bodenturnen
- Radfahren mit gebogenem Lenker
- Rhönrad
- Golf spielen, Minigolf, Hockey
- Rudern, Paddeln, Tretboot
- Tischtennis, Familytennis
- Ballgeschicklichkeiten, Ballschule
- Springseil springen
- Roller und Kickboard fahren
- Ski-Langlauf
- Rodeln

weniger empfehlenswert:

- Surfen
- Joggen auf geteerten Wegen
- Trampolin mit harter Bespannung und Stahlfedern
- Ringkampf
- Gewichtheben, Kraftsport
- Tauziehen
- Hangeln, Turnen an Ringen
- Geräteturnen
- Mountainbiking mit gestreckten Armen
- Eishockey
- Ballett, Dehnungsübungen, Yoga
- Tennis
- Fußball
- Hochseil
- Inline-Skaten
- Abfahrtsski
- Wasserski

Diese kleine Auswahl darf als Entscheidungshilfe bei der Frage nach der geeigneten Sportförderung für Kinder mit gering ausgeprägter Muskelhypotonie verstanden werden. Sie sollte nicht die sportlichen Freizeitaktivitäten einer Familie zertrennen. Am wichtigsten ist der Aspekt der Integration in das familiäre und soziale Umfeld für ein Kind mit motorischen Besonderheiten. Letztlich kommt es auf die Motivation und Anstrengungsbereitschaft als Grundlage allen Lernens an.

Nach Meinung der Verfasserin auf dem Hintergrund jahrzehntelanger Erfahrung ersetzt Sport nicht die neurophysiologische Behandlung, derer die meisten Kinder mit Muskelhypotonie bedürfen. Selbst Fachärzte vertreten ganz unterschiedliche Auffassungen zur sportlichen Förderung. Einige empfehlen Sport als Ersatz für Therapie. Gezieltes Sporttraining darf eine sinnvolle Ergänzung zur physiologischen Behandlung sein, kann diese jedoch in keinem Fall ersetzen. Oftmals sind von Koordinationsstörungen und Muskelhypotonie betroffene Kinder erst nach intensiver Therapie in der Lage, sich im Turnunterricht mit ihren individuellen Schwierigkeiten zu öffnen. Die Eltern erkennen den Gesinnungswechsel an mehr Bewegungsfreudigkeit und weniger launischem Vermeiden oder Ausreden.

Kinder vermeiden nie grundlos körperliche Anstrengungen. Bewegungsfreudigkeit ist das Merkmal gesunder Kinder und fördert seelisch-geistige Wachheit, Konzentration.

Ein positives Körpergefühl entsteht durch Berührung und Bewegung. Beim Turnen verbessert sich die großmotorische Koordination. Schaukeln, Klettern, Balancieren, Hüpfen, Fahrrad fahren und Schwimmen verlernen Menschen nie mehr, wenn sie es früh erlernten. Das Ausprobieren eines Trimmpfades oder die Eroberung eines Holzstapels im Wald fördert Selbstbewusstsein und Bewegungssinn.

Für diese in der Kindheit zu erwerbenden Geschicklichkeiten müssen Eltern von hypotonen Kindern mehr Zeit und vor allem geduldige Begleitung einplanen. Sie machen beispielsweise die Erfahrung, dass ein einzelner Schwimmkurs zum Freischwimmen nicht ausreicht. Die Körperkoordination beim Schwimmen ist besonders komplex. Kindern mit Muskelhypotonie fällt es schwer, den Kopf über Wasser zu halten. Oft muss in zwei oder drei Schwimmkurse Zeit und Geld investiert werden. Dieser Mehreinsatz lohnt sich immer, gemessen an der Notwendigkeit Kindern Bewegungsfreude zu vermitteln. Turnen und Toben ist die Lebensschule der Kinder. "Was Hänschen nicht verspürte, wird Hans nicht vermissen," gilt besonders im Bereich motorischen Geschicklichkeit.

Hier ist die Verantwortung der Lehrer, Trainer und Erzieher gefragt, dass aus einem körperlich weniger geschickten Kind kein Schicksal wird. Alle müssen dafür Sorge tragen, dass junge Menschen ihre motorischen Schwierigkeiten nicht als leidvolle Fügung empfinden, an denen man nicht arbeiten könnte.

In die Praxen von Therapeuten kommen oft leistungsschwache, hypotone Kinder und Jugendliche mit psychosomatische Beschwerden und psychischen Störungen. Die Behandlung älterer Kinder dauert länger, als die von Säuglingen und Kleinkindern, weil sich das im Schulalltag erworbene Vermeiden von Anforderungen bereits manifestiert hat. Lebens-, Denk-, und Verhaltensweisen haben die Persönlichkeitsstruktur Heranwachsender durch Misserfolge negativ geprägt. Diese zu verändern, umzuschreiben, neuronale Netzwerke mit positiven Körper- und Bewegungserfahrungen zu programmieren ist eine Zukunftsaufgabe für Pädagogen.

Wir sehen im Straßenbild den Haltungsverfall Jugendlicher, schlaffe Rundrücken mit gesenktem Kopf und Blick, sowie grobe, steifbeinige Gangbilder ohne federndes Abrollen. Die verminderte aufrechte Haltung ist oft mit psychischer Labilität und Teilleistungsstörungen gekoppelt. Die mangelnde körperliche und seelische Belastbarkeit von Kindern, Jugendlichen und jungen Erwachsenen nimmt rapide zu. Bei bis zu 18 Prozent der älteren Schüler sind psychische Störungen diagnostizierbar.

27. Wenn die Impulskontrolle fehlt: Aufmerksamkeitsdefizite und Verhaltensstörungen

Ein Mediziner stellt auf Anraten der Lehrerin seinen in der Grundschule auffälligen Sohn bei einem Kinder- und Jugendpsychiater vor. Die fachärztliche Diagnostik der intellektuellen Fähigkeiten ergibt sehr gute Werte bei sprachlichen Aufgaben. Im Handlungsteil der Tests ist der Junge unsicher und erzielt nur unterdurchschnittliche Ergebnisse.

Teilleistungsschwächen in der räumlichen Wahrnehmung, beim Planen und Ordnen von Figuren und Bildern treten auf. Der Facharzt empfiehlt eine psychomotorische Übungsbehandlung bei einem Motopäden oder Ergotherapeuten, um die aktuellen Probleme zu verbessern.

Der in der Schule langsam und verträumt wirkende 8jähige Junge dreht bei Bewegungsmöglichkeiten buchstäblich auf, zeigt ein hohes Tempo, sitzt nie still und spielt laut und heftig ohne zu zielen Ball. Beim Balancieren im Seiltänzerschritt fällt er von der Latte. Rückwärts und seitwärts balancieren kann er gar nicht. Beim Einbein- und Zehenstand kippt er nach vorne und fällt mit einem Krachen auf beide Knie.

Die in Bewegungsanalysen geschulte Ergotherapeutin erstellt einen ausführlichen motorischen Befund. Der Muskeltonus und die Haltefunktion von Kopf, Körper, Armen und Beinen werden untersucht. Als der Junge sich nicht mehr hastig bewegen kann, sondern langsam in der Bauchlage eine Streckhaltung und in der und Rückenlage eine Beugehaltung gegen die Schwerkraft einnehmen soll, versagt seine Muskelkraft. Er zappelt wie ein Käfer auf dem Rücken, der sich nur mit Schwung, aber nicht mit Körperdrehung aus dieser Lage befreit. Weil der Kopf nicht gegen das Kinn gebeugt werden kann, hängt dieser bei der Drehung abwärts. Bei der Aufforderung eine Rolle vorwärts zu machen, wagt der Junge einen schiefen Kopfstand und kippt sogleich gefährlich nach hinten um.

Das Vorstrecken, Anheben und Halten der Arme bereitet ihm Schmerzen. Er zieht die schwachen Schultern bis zu den Ohren hoch und überstreckt die Ellenbogen. Der Finger-Nase-Versuch gerät zielungenau neben die Nasenspitze und trifft beinahe das Auge. Als er Arm-, Hand- und Fingerbewegungen nachahmen soll, zeigen sich seine motorischen Probleme besonders deutlich (Dyspraxie).

Arm- und Beinbewegungen kann er nicht rhythmisch koordinieren. Der Hampelmannsprung gerät zu ungelenkem Schlenkern. Der Junge gibt schnell auf bei Bewegungen, die bei anderen Kindern die Freude zu Wiederholungen wecken, sei es balancieren oder Ballfangen, Prellen und Zielen. Als er versucht, seinen kleinen Hüpfball zu erhaschen, hastet und fällt er vorwärts. Augen, Hände und Füße koordinieren nicht ausreichend ziel- und zeitgenau. Die visumotorische Koordination ist beeinträchtigt.

Die motorische Planungsfähigkeit bei Alltagstätigkeiten ist noch nicht verinnerlicht, sondern kostet den Schüler große Anstrengungen. Überlegungen, wie etwas zu tun sei, können das Lerntempo verzögern. Der Junge wird von der Lehrerin als verträumt und innerlich abgelenkt bezeichnet. Dabei sitzt er erheblich unruhig auf seinem Stuhl, rutscht an die Kante und verschränkt die Füße hinter den Stuhlbeinen. Nach wenigen Minuten ändert er diese Sitzhaltung und setzt sich auf seine Unterschenkel. Manchmal, wenn er nicht schreiben muss, zieht er beide Beine gebeugt zu sich heran und wippt dann schnell hin und her. Die Beine flattern wie zwei Schmetterlinge unter, neben oder auf dem Stuhl. Ständig hat er den Drang aufzustehen. Zu Hause schreibt er oft im Stehen mit vorgebeugtem Oberkörper, die Nase nahe dem Papier. In der Schule ist das Aufstehen während ruhiger Unterrichtszeiten untersagt. Der Schüler hängt mit gebeugtem Rücken über dem Tisch, stützt den Kopf auf und legt diesen gelegentlich auf den Tisch.

Da er bereits die dritte Klasse besucht, hat er Schreiben, wenn auch mühsam, gelernt. Die Schrift ist tageweise unleserlich. Die Schreibflüssigkeit fehlt. Er kommt bei Diktaten und Aufsätzen nicht mit. „Ich habe eine Sauklaue“, sagt er selbst. Schreibaufgaben erledigt er ungern und schiebt sie bis zum Abend auf. Das ist sein Trick, damit die Eltern wegen der schlechten Schrift keine Wiederholung verlangen, wenn die Zeit zum Schlafengehen naht.

Der Junge kennt viele Ausweichmanöver und Ausreden, um Anforderungen, die ihm schwer fallen, zu umgehen. Im Sportunterricht kaspert er viel und hat sich auf Umfallen spezialisiert. Textiles Werken findet er langweilig, nicht wichtig und Mädchenkram. Damit teilt er die Meinung seiner Eltern. Er häkelt lockere, anstatt feste Maschen. Manchmal zieht er die Schlinge so fest zu, dass er die Finger und Nadel nicht herausziehen kann. Es kostet ihn eine riesige Anstrengung, die stille Werkstunde durchzuhalten. Ohne die wohlwollende Hilfestellung der Lehrerin würde er kein Werkstück fertig bringen.

Die Eltern akzeptieren den Lehrinhalt dieses textilen Faches nicht. Sie schimpfen über die altmodische Lehrerin. Ihr Sohn sei doch schnell am Computer. Das ihr Kind keine differenzierten Fingerbewegungen, z. B. Kreisen des Zeigefingers oder gezielte Daumen-Finger-Oppositionen ausführen kann, ist den Eltern unwichtig. Ihr Sohn könne immerhin Skifahren. Häkeln brauche er nicht.

Und Verschlüsse öffnen, Schuhe binden, knoten und einfädeln - wie steht es damit? Die Ergotherapeutin will alles wissen. Die Schleifen sitzen immer locker und lösen sich wieder auf. Der Reißverschluss der Jeanshose wird nicht vollständig hoch und herunter gezogen und die Regenjacke weht meist offen im Wind, wenn er aus der Schule heimkommt. Frühmorgens hilft die Mutter noch beim Anziehen. Das Umziehen beim Sportunterricht schafft er nicht allein. Bei dieser Gelegenheit fällt die Langsamkeit und Umständlichkeit im Vergleich mit Gleichaltrigen besonders auf. „Der Junge sei unselbstständig und langsam", sagt die Lehrerin. Die Eltern widersprechen. Zu Hause sei alles in Ordnung. Dass er die Hose immer noch im Sitzen anzieht und nicht mal kurz auf einem Bein stehen kann ist ihnen entgangen. Die Kleidungsstücke liegen auf dem Boden herum. Das Umkrempeln und Zusammenlegen übernimmt die jüngere Schwester, seine heimliche Assistentin bei vielen Alltagsschwierigkeiten.

Wenn Schulkinder wackelig und nur mit Anstrengung sitzen, fehlt manchmal die Konzentration zum Lernen.

Die Instabilität der Körperhaltung äußert sich als motorische Unruhe, Hyperkinesie.

Kinder mit muskulärer Hypotonie sind im Schulalltag ständig mit der Suche nach der aufrechten Haltung, die normalerweise automatisiert ist, beschäftigt.

Ausdauer erfordernde feinmotorische Tätigkeiten, die mit Sitzen verbunden sind, bringen Kinder mit instabiler Körperhaltung an die Grenzen ihrer motorischen Leistungsfähigkeit. Es kann zu „Fadenrissen" kommen, (Aufmerksamkeitsdefiziten).

28. Häusliche Förderung

In Entwicklungsländern fern von den Wohlstandsgesellschaften leben Familien in Frieden miteinander. Die Kinder entwickeln sich vom 4. Lebensjahr an zu einer nützlichen Arbeitskraft innerhalb der Familie und Dorfgemeinschaft. Es existieren keine Fragestellungen über sozial richtiges Verhalten, und es gibt keine Anpassungsschwierigkeiten von Kindern an die Ordnung und Regeln der Erwachsenen. Das zuverlässige Verhalten der Erwachsenen gibt den Kindern Orientierung. Die Kinder beginnen früh die Tätigkeiten und Arbeiten der Großen nachzuahmen. Sie lernen Geschicklichkeit und soziales Verhalten an Vorbildern, nicht durch Erklärungen.

Das Zuhause, die Familie, ist der Ort, an dem Gemeinschaft eingeübt wird. Über einen Zeitraum von eineinhalb Jahrzehnten beobachten Kinder ihre nächsten Angehörigen und ahmen sie nach. Ordnungsregeln und Tischsitten werden zwei bis dreimal täglich erfahren, Begrüßungsrituale und Höflichkeit noch häufiger. Addiert man diese familiären Lernsituationen auf ein Jahr, so ergibt sich eine Zahl von 4500. Auf 15 Jahre multipliziert, bis zur Jugendzeit, haben Kinder mindestens 65500mal Gelegenheit, sich das Verhalten der Erwachsenen während der Mahlzeiten einzuprägen. Sie verinnerlichen den Umgangston und die Wertschätzung der Elternteile und die Fürsorge für die ältere Generation bei Krankheit.

Die Familie stellt das wichtigste Umfeld für das Lernen dar. Bindungsfähigkeit, Fürsorge, Aufmerksamkeit und Handgeschick wird tagtäglich eingeübt – oder von Seiten der Eltern unterlassen.

In den Industriegesellschaften gehen einige natürliche Kindheitserfahrungen verlorenen. Die Vorstellungsfähigkeit und Empfindsamkeit von Kindern entwickelt sich nicht, wenn sie wie Erwachsene auf materielle Wünsche ausgerichtet sind. Der Zeitrhythmus und die räumliche Orientierung werden beschnitten, wenn Kinder überwiegend befördert und transportiert werden, anstatt langsam zu gehen. Die körperliche Geschicklichkeit bildet sich nicht ausreichend aus, wenn Kinder nicht täglich klettern, hüpfen, balancieren und Ball spielen. Das Handgeschick des Menschen geht verloren, wenn vorwiegend Knöpfe bedient werden. Grundlegende Erfahrungen kommen abhanden, wenn der Lebensraum zum Ausprobieren nicht mehr die Natur, sondern das Computerspiel ist. In den Industrienationen sind die Draußenspielräume Straßen und gepflasterten Plätzen gewichen, auf denen es nichts zu entdecken gibt.

Kinder haben einen Hunger nach Sinneserfahrungen. Die heutige Umwelt wird dem Sinneshunger der Kinder nicht gerecht. Das kindgemäße Spiel braucht Freiraum von vorprogrammierten Bildern. Kreativität entsteht aus der Vorstellungskraft. Spielfiguren zu Fernsehserien, die vorgegebene Rollen darstellen, verleiten zu un-sinnlichen Spielen ohne eigene Fantasie. Gute Spielqualität ist spontan, sinnlich spürbar, voller Entdeckungen und Freude, fantasievoll, reich an Veränderungen und enthält flexible Regeln.

Jede Viertelstunde, in der ein Kind in sich selbst versunken spielt, ist eine kleine Konzentrationsübung und ein Mosaikstein auf dem Weg zur Reife. Draußen sein in der Natur beim Spiel mit Sand, Wasser, Steinen und Erde fördert die Fähigkeit, über Zusammenhänge nachzudenken.

28.1. Körperakrobatik anstatt Sitzen

Entwicklungsverzögerte Kinder sitzen viel und besonders gerne auf dem Schoß. Viele Eltern warten nicht ab, bis ihr Kind den mühevollen Weg der Aufrichtung über Drehung, Vierfüßlerstand, Seitverlagerung und Sitzen selbst lernt, sondern setzen es zu früh auf. Kinder mit Muskelhypotonie wollen gerne sitzen, auch wenn sie dies nicht alleine schaffen. Im Liegen ist ihr Aktionsradius und Blickfeld eingeschränkt. Drehen und Kullern fällt ihnen schwer. Die Bauchlage ist anstrengend und wird meist vermieden.

Beim Sitzen sieht das entwicklungsverzögerte Kind mehr von der Umgebung. Die Kopfhaltung fällt ihm leichter wie im Liegen, jedoch sinkt die noch schlaffe Wirbelsäule in sich zusammen und neigt dazu, sich zur Skoliose und Kyphose zu verformen. Beim passiven Aufsetzen rührt sich das Kind nicht vom Fleck und orientiert sich wenig zur Seite.

**Jedes Kind sollte erst dann sitzen, wenn es das selbst schafft.
Kinder dürfen nicht unbeweglich mit krummen Rücken sitzen.
Während des Sitzens muss die Haltung häufig verändert werden.**

Hierzu sind Kniereiter geeignet.

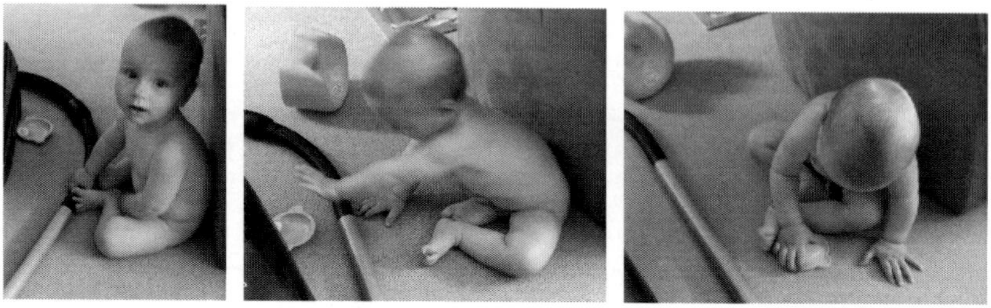

Wenn Säuglinge ab dem 10. Monat zu sitzen beginnen, ist die Wirbelsäule noch nicht stabil. Gesunde Babys bleiben nicht auf einem Fleck sitzen, sondern verändern ständig den Körperschwerpunkt. Dadurch wir der Rücken entlastet und Bewegungsübergänge geschult.

Kniereiter fördern das Körpergefühl beim Sitzen. Sie wirken stabilisierend auf den Muskeltonus und verbessern die Sitzbalance. Alle gesunden Kleinkinder jonglieren mit ihrem Gleichgewicht, sitzen frei auf dem Schoß oder auf der Schulter des Vaters, halten sich zunehmend weniger fest und klettern auf dem Körper des Erwachsenen herum. Sie genießen waghalsige Hoppe-Reiter-Spiele und juchzen, wenn sie durch die Luft gewirbelt werden.

Kinder mit Entwicklungsproblemen sitzen genau so gerne auf dem Schoß. Nicht alle mögen das Hoppe-Reiter-Spiel, weil sie beim „Plumps“ den Kopf aus der tiefen Rückenlage nicht anheben können. Meist sitzen sie angelehnt an den Rumpf des Erwachsenen und verändern ihre Haltung kaum. Der Schoß ist ein sicherer Ort zum Beobachten der Umgebung und wird selten als Ausgangspunkt zum Klettern und Balancieren benutzt.

Beim Sitzen auf dem Schoß sollen Eltern ihrem entwicklungsverzögertem Kind nicht zuviel Unterstützung geben, sondern für Beweglichkeit sorgen.

Reiterspiele

Nichts ist so schön für ein kleines Kind, wie auf einen vertrauten Rücken zu balancieren und von oben die Welt zu betrachten. Reiterspiele fördern die Sitzhaltung besonders gut. Bieten Sie diese spielerische Balanceübung während der ganzen Kindheit an. Lassen Sie Ihr Kind auf Ihrem Rücken turnen. Auch das bewegungsunsichere Kind vollbringt erstaunliche Kapriolen im Vertrauen auf die elterliche Stärke. Beim Turnen mit Körperkontakt wächst es kullernd und kletternd über sich selbst hinaus, gewinnt Mut, Bewegungsfreude und die Bereitschaft, sich anzustrengen.

Bereits Eineinhalbjährige lieben es, hoch oben auf den Schultern vom Vater getragen zu werden. Anfangs halten sie sich noch an seinem Hals, Ohren oder Haaren fest. Sie umklammern seine Stirn und verhindern die Sicht. Wenn die Kleinen oft getragen werden, entwickeln sie ein sicheres Gleichgewicht, ohne sich festhalten zu müssen. Sie drehen sich freihändig nach neuen Perspektiven um und blicken von oben herab gern auf die Umwelt.

Achten Sie darauf, dass Ihr muskulär instabiles Kind auf Ihrer Hüfte oder Schulter nicht in eine gebeugte Haltung abrutscht. Helfen Sie unterstützend, in dem Sie das Gesäß von unten nach oben leicht puschen. Das Einstellen der knöchernen Sitzbeinhöcker bewirkt die gerade Haltung. Wie beim Reitsport kann das Kind balancierend auf die Schrittbewegungen reagieren. Zur Unterstützung der Aufrichtung des Kindes können Sie ein U-förmiges Nackenkissen sozusagen als Sattel auf Ihre Schultern legen. Viel Spaß beim Schulter-Reittraining!

Für das Kind im Vorschul- und Schulalter hängen Sie im Kinderzimmer einen Boxsack oder eine gepolsterte Kunststoffrolle längs von der Decke herab. Daran kann das Kind sich „affenartig" anklammern und schwingen. Das kräftigt die gesamte Muskulatur und trainiert Klimmzüge. Eine U-förmig aufgehängte Hängematte lässt sich zu einem Pferd umfunktionieren, wenn man sich nicht gemütlich hineinlegt, sondern im Reitsitz darauf schaukelt.

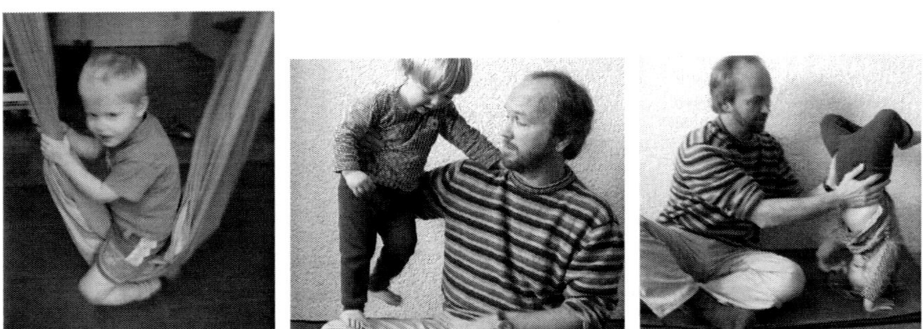

Links: Der 3jährige hypotone Junge reitet in der U-förmig aufgehängten Hängematte mit einer Rolle als Sattel. Mitte: Das 2jährige Kleinkind mit Muskelhypotonie "voltigiert" mutig auf Papas Schoß. Der Vater unterstützt Bewegungserfahrungen wie den Handstand (rechts).

Klimmzüge am Klettertau überfordern Kinder mit muskulärer Hypotonie. Sie hängen mit gestreckten Armen daran und können ihr Gewicht meist nicht heraufziehen. Nach ausgiebigen Reiterspielen zu Hause und Anklammern an Papas Hosenbein gelingen die Klimmzüge eines Tages. Wenn Gelenk schonende Übungen fehlen, ist vom Turnen mit herabhängenden Körpergewicht am Trapez, an Ringen oder Stufenbarren wegen der Überdehnung abzuraten.

Körperspiele

Quietschvergnügt sind Kinder, wenn sie starke Armen um sich herum spüren. Das Gefühl körperlicher Enge macht nicht nur Säuglinge, sondern alle Kinder glücklich. Gegen Widerstand und Druck baut sich die Muskulatur in günstiger Weise auf. Die Körperwahrnehmung wird zusätzlich reguliert. Und nicht zuletzt verbessert sich die Beziehung zwischen Eltern und Kind durch Körperkontakt. Wenn das Kind „gedrückt" wird, erlebt es die körperliche Überlegenheit von Erwachsenen als Geborgenheit.

Es folgen einige Übungsbeispiele zur Körperwahrnehmung und Muskelkräftigung: Vater und Mutter stellen mit ihren Körpern eine Tierhöhle mit engem Eingang dar, das Kind schlüpft hinein und quetscht sich heraus. Eine Familie mit drei Personen kann liegend einen Sandwich oder Hamburger bilden, wobei sich drei Schichten übereinander befinden, das Kind in der Mitte zwischen den Eltern.

In meiner Familie gab es vier Personen, und wir spielten morgens im Bett die Bremer Stadtmusikanten, wobei der Vater als „Esel" unten lag und die Kinder die kleinen Tiere wie Katze und Hahn darstellten. Ein beliebter Kraftakt erfolgte auf das Kommando: „Wir rollen Papa aus dem Bett". Dabei war Schieben, Rollen und Ziehen erlaubt, jedoch Boxhiebe untersagt. Diese Ausdauer erfordernde Kraftspiele begleiteten das Heranwachsen der Jungen.

Wenn Sie es nicht so deftig mögen, können Sie Ihr Kind in jedem Alter in eine Decke oder zwei Badetücher eng einwickeln, abrubbeln und die Befreiung verhindern. Meine Kinder nannten das Spiel „Mumifizieren", verharrten lange

Zeit unbeweglich in der Decke und verlangten das feste Einwickeln noch, als sie dem Grundschulalter bereits entwachsen waren. Jede Familie hat ihre speziellen Körperkontaktspiele. Sie sind eine Quelle der Freude und hinterlassen tiefe (tiefensensorische) Erinnerungsspuren in der Seele.

28.2. Sommerspiele für Kinder und Eltern

Wasserspiele

Die folgenden Anregungen sind für Übungen im Schwimmbad und mit Einschränkungen in der Badewanne geeignet. Beim Spielen im Wasser bevorzugen Kinder nicht die Rückenlage, weil das Gefühl abzusinken sich noch verstärkt. Diese Position ist jedoch bei Muskelhypotonie empfehlenswert, weil die bauchseitige Muskulatur von Kopf bis Fuß gekräftigt wird. Hypotone Kinder legt man auf eine Schwimmnudel gestützt auf den Rücken ins Wasser, an der sie sich fest halten können. Angst mindernd ist die Nähe eines Erwachsenen, große Hände unterm Kopf und Schultergürtel geben Halt. Die Eltern achten darauf, dass ihr Kind den Kopf nicht überstreckt und die Beine sich locker zur Wasseroberfläche hin bewegen.

Die Eltern halten das Kind in Rückenlage unter dem Schultergürtel und ziehen es rückwärts gehend durch das Wasser. Dabei darf das Kind mit den Beinen abwechselnd Beuge- und Streckbewegungen wie ein Raddampfer machen. Heftiges Strampeln, Spritzen und Fontänen erzeugen macht Spaß und kräftigt die Bauchmuskeln. Pitsch-Patsch-Spritzspiele mit Beinen und Füßen sind auch sitzend am Beckenrand möglich.

Fußgreifen lässt sich in gehaltener Rückenlage oder vom Beckenrand aus üben. Schwimmtiere werden mit den Füßen aufgefischt und empor gehoben. Große Geschicklichkeit ist beim beidfüssigen Fischen von kleinen Bambusstöckchen gefragt, wenn die Füße eng koordinieren müssen.

Ein Fuß hält ein Stäbchen mit gebeugten Zehen oder zwischen den Zehen, der andere Fuß versucht das „Fischlein" zu befreien. Der sich bewegende Fuß darf ein Raubfisch sein, der Beute jagt.

Das Wasser bietet einen leichten Gegendruck. Vermehrter Widerstand kann mit einem Schwimmbrett oder einer Holzplatte erzeugt werden. Die Füße und Beine versuchen das Brett unter die Wasseroberfläche zu drücken, ein U-Boot zu versenken, oder bewegen das Brett mit Fußkraft wie ein Wellenreiter hin und her.

Sandkraft spüren

Im Sand zu spielen ist ein Vorrecht der Kindheit. Sorgen Sie dafür, dass der Sand immer feucht ist und Schwere bekommt. Sandkuchen lässt sich gut aus klebrigem Matsch formen. Nur wenige Kinder sind mit Kuchenbacken aus rieselndem Sand zufrieden. Das Sandkastenalter, eine wichtige Periode der Kleinheit, beginnt im zweiten Lebensjahr, wenn Kinder in der Hocke sitzen können.

Sandflächen reizen zum Spuren hinterlassen, zum „Verewigen" von Vergänglichem. Fußabdrücke verfeinern auf natürliche Weise die Fuß-Auge-Koordination. Matschen, Sandeln und Graben sind Urbedürfnisse. Kein auf dem Erdboden aufgewachsenes Kind lässt diese Erfahrungen aus.

Jeder Urlaub am Meer oder Binnensee mit Wasser und Sand kräftigt den Körper und schult die Sinne. Vielleicht werden beim Rauschen vom Wasser und Wind Erinnerungen an Urgefühle im Mutterleib geweckt, deren beruhigender wie anregender Klang uns zeitlebens erfreut.

Allein das Graben, Buddeln oder Schaufeln ist eine wichtige Tätigkeit für Jung und Alt, die körperliche Fitness ohne Gleichen bringt. Die symmetrisch angeordneten und diagonalen Muskelketten von Rumpf, Armen und Beinen werden mit Kraft und Ausdauer beansprucht. Kein sonstiges sportliches Training vermittelt eine solche Variabilität von Bewegungen gegen wechselnden Widerstand wie die Arbeit mit Blechschaufel und schwerem Sand.

Kleinen Kindern soll man Metallschaufeln mit langen Stielen geben und kein federleichtes Plastikmaterial. Acht- bis Zehnjährige wollen Geräte für

Erwachsene verwenden, zum Beispiel einen Spaten und eine gezinkte Eisenharke. Blecheimer dürfen wieder in Mode kommen. Gefüllt mit nassem Sand und Wasser ersetzen sie das Training mit Gewichten. Eine meterhohe Sandburg mit Wassergraben bauen oder einen Menschen einbuddeln gehören zu den unvergessenen Sinnesfreuden im Urlaub.

Wer einen Garten hat, kann seinen Kindern Fähigkeits- und Muskeltraining bis ins Jugendalter ermöglichen. Für Kinder im Vorschul- und Schulalter ist eine Buddelecke ohne Begrenzung sinnvoll. Auf einem offenen Sandplatz können sie ihre Baustellenspiele großflächig gestalten. Der Sitzrand eines Sandkastens entspricht eher dem Ordnungssinn von Erwachsenen als dem Raumbedürfnis von Kindern. Grundschüler buddeln noch gerne, wenn es sich für sie lohnt. Sie brauchen einen geräumigen Matschplatz ohne kastenartige Begrenzung, um mit ihren Spielzeugfahrzeugen Sand und Steine zu rangieren. Mit Bauhölzern, Latten und Bruchsteinen wird der Sandkasten zum Erlebnisfeld.

Jederzeit soll Wasser zum Lehm- und Matschmachen zur Verfügung stehen, damit das Burgenbauen gelingt. Wichtig sind große Blechschaufeln und große Eimer, womit die Fünf- bis Zehnjährigen Berge versetzen. Mit Spaten und Schubkarre üben sie ihre Koordination und Muskelkraft wie ihre Großeltern es seit Generationen taten.

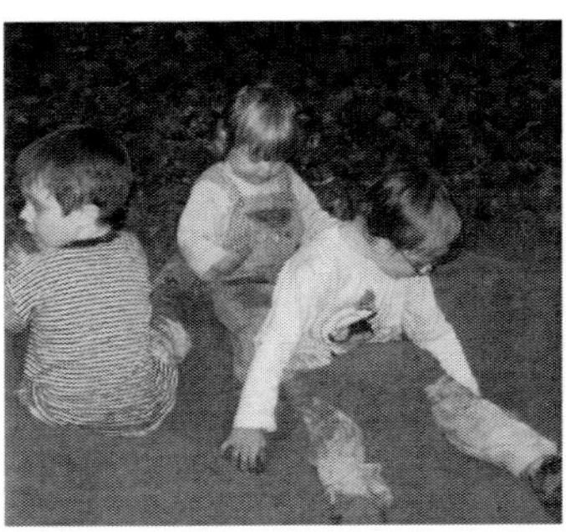
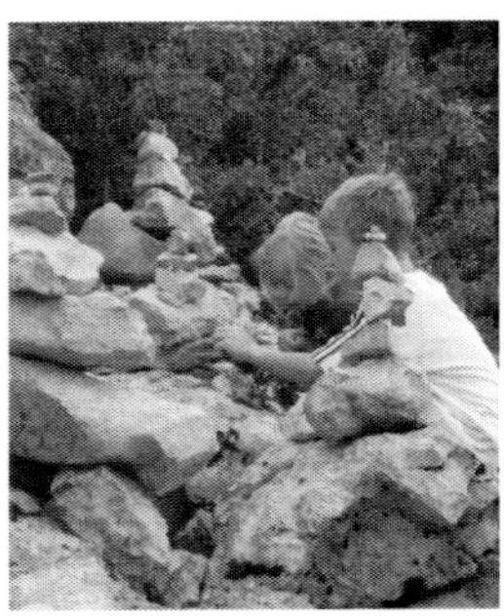

Der Autor Hajo Bücken widmet in seinem Buch "Kinderspiele aus der guten alten Zeit" den Wasser- und Matschspielen ein Kapitel als Anregung für Kindergruppen.

Balancieren mit Sand und Wasser

Schaufelbagger: Das Kind steht im flachen Wasser eines Sees oder in einer Pfütze und schaufelt abwechselnd mit den Füßen Erde auf. Dabei dürfen sich die Füße immer wieder eingraben, im Matsch verschwinden. Nützlich für die Fußbeweglichkeit sind Seitwärtsbewegungen, Pro- und Supination.

Pinguinwatscheln: Die Unterschenkel werden mit einem Tuch zusammen gebunden. Mit langsamen Fußbewegungen im seichten Wasser gegen den Widerstand des Sandes watschelt das Kind voran, wobei Matsch aufgeworfen wird.

Wasserfloh: Ein Fuß gleitet oder hüpft mit einem Badeschuh als Seerosenblatt über die Wasseroberfläche. Das Standbein bleibt im seichten Wasser stehen. Während der Dauer eines Kehrverses wird das Spielbein gegen die Schwerkraft angehoben, darf der Floh nicht untergehen. Verslein: „Heute will ich hüpfen wie ein kleiner Wasserfloh, Wasserfloh, Wasserfloh! Heute will ich tanzen wie ein kleiner Wasserfloh, denn das macht mich froh!"

Mückenloch: Eine Pfütze oder Wasserschale stellt ein Mückenloch dar. Die Mücken sind kleine Holzschnitzel, Pflanzenteile oder Gänseblümchen, die auf dem Wasser schwimmen. Ein Fuß schwebt wie eine Schwalbe aus der Luft herab mit sanftem Schwung zur Wasseroberfläche, schnappt sich mit den Zehen eine Mücke und fliegt wieder hoch.

28.3. Was kleine Helfer stark macht

Kleine Putzhilfen sind unbezahlbar

Kehrschaufel und Besen lieben alle Zweijährigen. Sie ahmen nach, was sie sehen, üben den Alltag mit Rollenspielen ein, die wichtigsten Spiele zum Verstehen der Umwelt und Sprechen lernen. Je größer die Haushaltsgeräte sind, mit denen Kinder hantieren, umso mehr kräftigen sie ihre Muskulatur. Kehren, Schrubben, Wischen, Staubsaugen nicht mit Spielzeugattrappen aus Plastik, sondern mit den richtigen Utensilien gehören zum Heranwachsen dazu. Jedes Kind will seine Stärke und Zugehörigkeit erproben und es den

Erwachsenen gleich tun. Nachahmen von Hausarbeiten ist unerlässlich zum Erwerb von Geschicklichkeit und Selbstständigkeit. Kein Spielzeug ist so anregend wie das Inventar von Schränken und Schubladen in der Küche.

Kochen und Backen

Täglich wollen Kinder in der Küche mithelfen. Leider sind die Einbauküchen mit hohen Anrichten nicht auf kleine Kinder abgestimmt. Der große Küchentisch in Uromas Wohnküche ermöglichte das Mithelfen ganz nebenbei. Stellen Sie einen Tripp-Trapp-Stuhl vor die Spüle und geben Sie dem Kind sinnvolle Aufgaben. An der Spüle kann es Kartoffeln, Salat und Gemüse waschen. Mit einem stabilen Abschäler gelingt es bereits Zweijährigen eine Gurke zu schälen. Möhren reiben ist eine interessante Aufgabe. Mit den Händen einen Pizzateig oder Kuchenteig kneten, schlagen, ziehen und ausrollen bringt mehr sinnliche Genüsse, Geschicklichkeit und Muskelkraft wie die Kinderknete aus dem Kaufhaus.

Verzichten Sie auf die Anschaffung einer teuren Spielküche, sondern beziehen Sie Ihr Kind in die Küchenarbeit ein. Tägliches Mittun fördert die Feinmotorik und das feine Gefühl in den Händen auf natürliche Weise. Kein teures Spielzeug im Kinderzimmer ist so interessant wie nasse, klebrige, harte und weiche Nahrungsmittel. Keine Formen sind so abwechslungsreich wie Paprika oder Kartoffeln. Kinder, welche in die Zubereitung von Salat einbezogen werden, stecken immer wieder etwas in den Mund und verweigern weniger Speisen. Probieren geht über diskutieren.

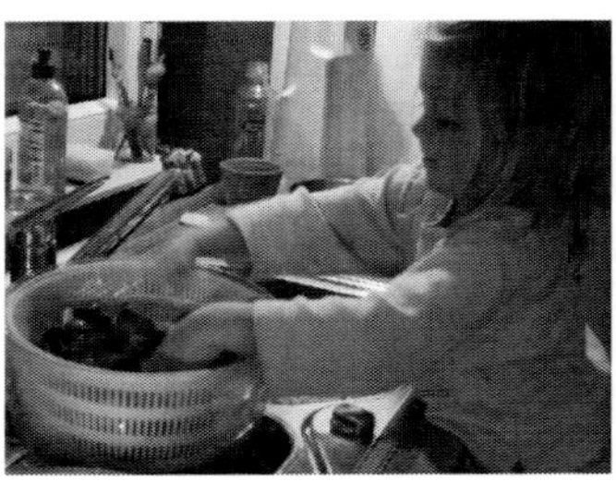

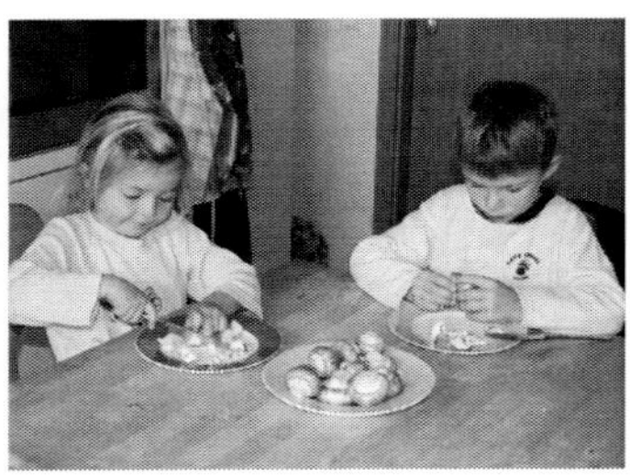

Lassen Sie Ihre kleinen Küchenhelfer nicht lange warten, sondern beziehen Sie diese früh in die Hausarbeit ein. Kleinkinder, die den achtsamen Umgang mit Messern erlernen, treiben meist auch in späteren Jahren keinen Unfug damit. Verlassen Sie sich nicht auf den Koch- und Backvormittag im Kindergarten. Geschicklichkeit wird im täglichen Tun erworben. Die in der Kindheit eingeübte Handgeschicklichkeit bildet zeitlebens ein gutes Fundament.

Verständnis für Mengen, Gramm und Liter lernen Schulkinder am besten in der Küche beim Abwiegen und Messen von Nahrungsmitteln. Kuchen nach Rezepten backen schult die Merkfähigkeit. Beim Backen von Muffins und Plätzchen kann fast nichts schief gehen. Auch das Einstreichen und Säubern von Backblechen gehört dazu. Hinterher räumen alle gemeinsam auf und waschen ab.

Hobbyhandwerker

Kein Werkmaterial für Kinder ersetzt das Werkzeug der Erwachsenen, den schweren Hammer und die spitzen Nägel. Ich gebe bereits Zweijährigen einen schweren Gummihammer aus dem Baumarkt für die Klopfbank. Fünfjährige lernen gern mit der Laubsäge umzugehen. Auf vorgezeichneten Linien eine Form, einen Osterhasen oder Weihnachtsstern, auszusägen eignet sich gut als Vorschultraining und ist auch am Küchentisch durchführbar. Hämmern, Sägen, Feilen, Schleifen übt die motorische Ausdauer und Armkraft, die im Schulalter zum Schreiben benötigt wird.

In jeder Familie mit Kindern kommt es vor, dass renoviert werden muss. Mal verlegt man einen neuen Teppich, mal ist die Tapete dran. Das Entfernen alter Schichten können bereits Kinder im Kindergartenalter bewältigen. Machen Sie die Renovierung zu einem Arbeitseinsatz für die ganze Familie. Für Ihre Kinder wird sie zu einem unvergleichlichen Höhepunkt an praktischen Erfahrungen und Verantwortungsbewusstsein.

28.4. Häusliches Bewegungstraining

Mehrmals täglich - **morgens - mittags -nachmittags** und **abends** - brauchen Kinder Bewegung. Sie müssen zu Hause drinnen und draußen, vor der Haustür, im Hof und Garten, Gehweg oder Treppenaufgang ihr natürliches Bedürfnis nach Toben befriedigen. Mehrstündige Bewegungen über den Tag verteilt sind „Vitamine" für die vom langen Sitzen in der Schule und bei den Schulaufgaben ermüdete Muskulatur. Vitamine müssen tagtäglich zugeführt werden, ebenso wie Bewegung an frischer Luft.

Turnstuben

Um dem kindlichen Bewegungsdrang gerecht zu werden, richtet man in der Wohnung eine Ecke zum Toben ein. Eine Matte oder Matratze, feste Polsterkissen oder wahlweise Knautschsäcke an einem bestimmten Platz fordern zur spontanen Nutzung auf. Turnsachen sollen verfügbar sein und nicht erst vom Boden oder Keller angeschleppt und weggeräumt werden müssen. Eine Stoffhängematte dient als ungefährliche Schaukel, Reitgerät oder Vogelnest. Sie verursacht weder Beulen noch Schrammen an Möbeln.

Springseil, Reifen, Jonglierbälle, ein Prellball und Balancierstäbe gehören zum Trainingsmaterial von Vorschul- und Schulkindern. Das Einüben motorischer Geschicklichkeiten muss im häuslichen Bereich stattfinden und kann nicht nur in Vereine ausgelagert werden. Koordination erwirbt man spielerisch im Kindesalter durch nie endende Bewegungsversuche und Variationen. Alltägliche Bewegungsspiele bilden die Voraussetzung für Ausdauer und Anstrengungsbereitschaft.

Kinder mit Muskelhypotonie brauchen bei Bodenübungen Anregung und Hilfestellung von den Eltern. Anfangs fehlt zur Beinkerze, Handstand oder Kniebeugung Stabilität. Die bauchseitige Beugemuskulatur kann das Kind folgendermaßen kräftigen: Man bindet ein Springseil an einen Heizkörper. Das Kind liegt auf dem Rücken und stemmt die um 90 Grad gebeugten Beine gegen die Heizung. Langsam zieht es sich mit Hilfe des Seils vom Boden zum Sitzen hoch und lässt sich noch langsamer wieder in die Rückenlage absinken. Diese Übung entspricht den in Sportstudios favorisierten Sit ups, deren Anzahl sich kontinuierlich steigern lässt. Wenn die Eltern die Knie des Kindes umfassen und ihre Arme reichen, können sie korrigierend einwirken und das Seil weg lassen. Diese Übung ist eine gute Vorbereitung auf den Purzelbaum.

Das Kopfbeugen fällt hypotonen Kindern besonders schwer. Es ist sehr wichtig sich abrollen zu lernen, um den Kopf vor Verletzungen zu schützen. Dazu ist der dicke Wohnzimmerteppich gut geeignet. Bei der Rolle vorwärts muss das Kinn zur Brust und die Stirn zu den Knien gebeugt werden, sonst wird aus der Rolle ein Überschlag. Markieren Sie dem Kind die Beugungspunkte. Ein großes Kissen im Rücken sorgt für eine sanfte Landung. Mit spielerischem Üben in Begleitung der Eltern überwindet das Kind allmählich seine Schwierigkeiten und gewinnt Freude an dieser schmerzhaft empfundenen Bewegung. Die weiche Halsmuskulatur ist für Verrenkung und Überstreckung besonders gefährdet. Schiefe Purzelbäume und Überschläge können die Halswirbelsäule stauchen und Schmerzen verursachen.

Für die Rolle rückwärts braucht das Kind Unterstützung beim Schwung holen. Auf einer leichten Schräge, einem Keilkissen, fällt das Abrollen über den Kopf leichter. Ein breites Brett in die Bettkante eingehängt ist eine niedrige Kullerbahn.

Für unsere Großeltern waren es Wiesen am Hang, die zum Kullern aufforderten. Eine Kullerbahn kann man sich zu Hause mit beweglichen Polstern und Matten bauen. Kopf- und Rumpfbeugung wird beim Kullern am Boden oder von schrägen Flächen geübt. Das Kind beugt den Kopf nach innen und umschlingt fest die Beine, macht sich zu einem Igel, Ball oder Päckchen. Vielleicht gelingt es in der Umklammerung die Nase zwischen die eigenen Knie zu stecken. Die Eltern können in der Rolle eines bösen Hundes versuchen, den Igel am Bauch zu treffen, das Knäuel aufzubrechen. Dabei versucht das Kind, die Beugestellung gegen den Widerstand zuhalten. Sich Einigeln ist eine schützende, aus dem Mutterleib vertraute Bewegungsform. Sie fällt Kindern mit Muskelhypotonie schwer. Vergnügen bereitet es jedem Kind über die liegenden Körper der Eltern zu kullern.

Wenn im Kinderzimmer ein am Deckenhaken aufgehängter Hängesack verfügbar ist, kann sich das Kind kauernd in eine enge Schutzhaltung zurückziehen. Für jüngere Kinder ist ein Pappkarton, eine Höhle oder ein enges Kinderhaus der richtige Platz, um sich wohl zu fühlen. Die enge Begrenzung fördert die Körperwahrnehmung und Bewegungsplanung.

Im Kniestand Balance halten gelingt, wenn Eltern hinter ihrem Kind knien und in Hüfthöhe mit ihren Händen Halt geben. Beim Verschieben des Rumpfes vom Beckenkamm aus lernt das Kind mit geschlossenen Augen nach vorne, hinten und seitwärts im Gleichgewicht zu bleiben. Achten Sie darauf, dass Oberkörper und Hüften nicht gebeugt sind. Bei dieser Spürübung für den Körperschwerpunkt im Knien sind keine Ausweichschritte möglich. Das Knien auf einem schwankenden Balancierkreisel unterstützt Gewichtsverlagerungen und Gleichgewichtsreaktionen.

Watscheln in der Hockstellung kräftigt die Bein- und Hüftmuskulatur. Bei Muskelhypotonie wird die Hockstellung meist vermieden. Ein Tierspiel wirkt motivierend: Die Ente watschelt dreimal den Hausflur entlang, um Körner und Wasser zu finden. Wenn man es mit Popkorn zum Naschen spielt, strengt sich das Kind bei dieser schwer fallenden Bewegung sicher an.

Hüpfen wie ein Frosch kräftigt und fördert die Koordination zwischen Armen und Beinen, sowie das Gleichgewicht. Der Frosch hüpft von den Beinen ausgehend mit Sprungkraft. Etwas leichter geht es beim Hasenspiel zu, beim Hüpfen mit allen Vieren. Von den Vorderpfoten/Armen aus steuert man den Häschensprung. Beim Haken schlagen, dem Flankensprung aus Hocke, kommt das Gewicht zuerst auf die Arme. Man braucht dazu keine Turnbank. Ein am Boden liegendes Seil dient zur Orientierung.

Auf einem Bein wie ein Storch stehen fördert den Einbeinstand. Meist fällt bei untrainierten hypotonen Kindern ihre mangelnde Balance auf. Der Einbeinstand ohne Ausweichschritt stellt maximale Anforderungen an die Haltungskontrolle. Mit geschlossenen Augen erhöht sich der Schwierigkeitsgrad, schlafender Storch. Ungeübte Kinder brauchen anfangs einen Halt, einen Besenstiel oder schützende Arme, die sie auffangen. Der Storchengang als langsame Gangart ist empfehlenswert zum Üben der Balance. Der Storch im Wasser steht auf einem Balancebrett. Er ist der Balancierkönig.

Der Schlusssprung über ein niedrig gespanntes Seil fördert die Sprungkraft aus dem Stand. Ohne Anlauf wird Abspringen und Abbremsen beim

Aufkommen geübt. Wenn das Seil zwischen zwei Stuhlbeinen quer gespannt und allmählich höher gezogen wird, ändern sich die Anforderungen.

Hüpfen ist Muskeltraining

In Großmutters Kindheit gab es viele Arten von Hüpfspielen, die einen breiten Raum einnahmen. Sie fanden tagtäglich vor den Haustüren, auf Gehwegen und in engen Hinterhöfen statt. Sie wurden mit Sprüchen ausgeschmückt und verliefen nach klaren Regeln. Die Kleinen lernten es von den älteren Kindern. Alle übten Stehen auf einem Bein mit vorsichtigem Hüpfen und stießen dabei einen Stein in einer Blechdose gezielt von einem Quadrat des Parcours zum Anderen. Die Größenverhältnisse des Hüpfkastens wurden genauestens beachtet. Man durfte nicht den Rand einer Linie mit dem Fuß berühren! Ausdauernde Geschicklichkeit und Balance war gefragt.

Solche Hüpfspiele fördern die Impulskontrolle und visumotorische Koordination. Der Blick hinab zu den Füßen schützt vor Stolpersteinen. Das Aufmalen eines Hüpfkastens mit Straßenmalkreide erfordert räumliches Planen. Das Zusammenrechnen der Zahlenfelder schult Kopfrechnen. Auch zu Hause im Flur oder Zimmer ist tägliches Hüpftraining möglich.
Der Hüpfkasten kann mit Malerkreppband auf dem Boden markiert werden. Aneinander gelegte Teppichfliesen ergeben eine variable Hüpfbaustelle für Drinnen.

Hüpfspiele sind der Kontrapunkt zu den schnellen Sportarten unserer Zeit.

Zum Lebensalltag von Vorschul- und Grundschulkindern soll tägliches Hüpfen im Schulhof, zu Hause und vor der Haustür gehören!

Kinder mit Muskelhypotonie hüpfen genauso gerne wie andere. Sie hüpfen sicherer auf beiden Beinen (bipedal) und erlernen das Hüpfen auf einem Bein (monopedal) verspätet. Ein Seil oder eine Stange zum Festhalten gibt Sicherheit, kräftigt die Arme und stabilisiert den Körper beim Hüpfen.

Hüpfen mit einem Springseil ist ein erstrebenswertes Ziel. Es erfordert die Feinabstimmung aller Gliedmaßen.

Vor jedem Haus gibt es Treppenstufen, die Kinder täglich zum Hüpfen nutzen können. Gerne erproben sie ihren Mut auf den Stufen, springen herab und steigern dabei die Anzahl. Die Sprungkraft ist durch rhythmisches Abfedern gekennzeichnet. Trainierte Springer berühren beim Aufsrung nicht den Boden mit den Händen. Aus dem Stand heraus ohne Anlauf zu springen, erfordert mehr Kraft. Rückwärts oder seitwärts hüpfen fördert die Balance. Motorische Geschicklichkeiten sind im Gehirn verankert, wenn sie keiner Überlegung und keines kontrollierendes Blickes mehr bedürfen.

Trampolin springen

Kinder brauchen zum Hüpfen Anreize. Die beste Unterstützung bieten elastische Trampoline. Ihre Anschaffung ist für Kinder mit Muskelhypotonie unerlässlich. Die Körperschwere wird dabei gemildert. Das Sprungtuch vermittelt Federleichtigkeit. Das Hüpfen am Boden fühlt sich schwerfällig an und wird nicht lange durchgehalten. Beim Training steigern Kinder ihre Ausdauer ins Endlose, weil das Trampolin ständig den Muskeltonus stimuliert. Trampolin springen baut die Sprungkraft auf und verbessert die Balance. Tägliches zehn- bis zwanzigminütiges Hüpfen auf einem Trampolin vermindert die muskuläre Hypotonie bei Kindern im Vorschul- und Schulalter erheblich. Mit einem elastischen Trampolin können nach der Erfahrung von Motopäden und Therapeuten hypotone Körperhaltungen korrigiert werden.

Welches Trampolin ist das Richtige?

Achten Sie beim Kauf eines Trampolins auf eine elastische Sprungfläche von mindestens 1 m Durchmesser. Die Schwingung ist vom Dehnungsgrad der Gummischnüre abhängig, deren Belastbarkeit man nach dem Körpergewicht des Benutzers aussucht. Die Oberfläche darf nicht hart gespannt sein. Die Elastizität der Aufhängung entscheidet über die Qualität des Trampolins. Weich abfedernde Trampoline schonen die Gelenke und stimulieren den Muskeltonus. Harte Bespannungen sind für Kinder ungeeignet. Mit ihrem geringen Körpergewicht erreichen sie zu wenig Schwingung beim Hüpfen.

Die meisten handelsüblichen Trampoline enthalten Stahlfedern, die für den Gebrauch von Erwachsenen bestimmt sind. Motorisch beeinträchtigte Kinder verlieren auf wenig schwingenden Trampolinen schnell das Interesse am Hüpfen, weil ihre Sprungkraft und Ausdauer vermindert ist. Gute Trampoline zeichnen sich durch eine hohe Elastizität aus und schonen damit die Gelenke. Die Aufhängung muss reißfest sein und darf nicht auffasern. Qualität schlägt sich in unterschiedlichen Preisen nieder.

Kinder mit Muskelhypotonie brauchen tägliches Ausdauertraining, jedoch nicht auf mit Stahlfedern ausgestatteten Trampolinen. Weil sie selbst wenig abfedern können, besteht Stauchungsgefahr für ihre ohnehin überlasteten Gelenke. Hypotone Kinder hüpfen anfangs steifbeinig. Sie strecken die Beine und beugen den Körper im Hüftbereich, anstatt in den Knien. Dabei kippt der Oberkörper nach vorne. Trampolintraining verbessert die Körperhaltung, verhilft zu guter Sprungkraft, gibt Auftrieb und das Gefühl von Schwerelosigkeit.

Es weckt nicht nur die muskulären, sondern auch die vitalen Kräfte. Trampolin springen bedeutet eine tägliche Vitalitätszufuhr nicht nur für Menschen mit Handicaps. Vor dem Frühstück, nach einem langen Schulvormittag, zwischendurch bei den Hausaufgaben sorgt Hüpfen für Wachheit und Spannkraft. Für die ganze Familie ist ein gutes Trampolin ein schönes Geschenk! Man kann es im Hausflur aufstellen und zur Aufbewahrung an die Wand anlehnen. Trampoline mit klappbaren Beinen als Sonderzubehör lassen sich flach unter einem breiten Bett verstauen.

Klettern und Balancieren

Natürliche Hindernisse gibt es überall: Mauern, Absätze und Stufen, Feldsteine im Gelände, Baumstämme im Wald. Wer übersichtliches Gelände bevorzugt, kann mit seinem Kind einen Trimmpfad besuchen. Der sonntägliche Waldspaziergang ist für die meisten Sprösslinge interessant, weil es viel zu entdecken gibt. Querfeldein gehen über knackende Zweige und raschelnde Blätter fördert die Anpassungsfähigkeit des Körpers.

Kinder mit Erfahrung auf unebenen Wegen im Wald, Feld und im bergigen, steinigen Gelände stolpern wenig und bewegen sich sicher. Ein Waldspielplatz ist ein interessanter Ort und für Überraschungen gut. Die Kinder finden Tannenzapfen und Waldfrüchte, die sie in ihr Spiel einbeziehen. Klettergerüste mit Seilverbindungen fordern das Gleichgewicht heraus. Muskulär hypotone Kinder dürfen (noch) nicht hangelnd an Ringen oder Schlaufen hängen. Ihre Schulter- und Armgelenke werden dabei überdehnt. So lange sie die Arme nicht stabil beugen können, fehlt der muskuläre Schutz für die Gelenke.

29. Eltern auf der Suche nach Hilfe

Meist sind es die Eltern oder ein Elternteil, der die Entwicklungsverzögerung des Kindes intuitiv erahnt. Nicht selten bemerken die Großeltern als Erste die Abweichungen in der Entwicklung ihres Enkels. Nun kommt es darauf an, die Schwierigkeiten offen anzusprechen. Jedoch lassen sich die Probleme nicht so einfach benennen. Der Dialog in der Familie zwischen den Generationen gelingt nicht immer. Manchmal verhält sich auch der Ehepartner ignorierend. Bevor Eltern von entwicklungsverzögerten Kindern sich verstanden fühlen, vergeht eine lange Zeit der Unsicherheit. Oftmals stellen sie vergebliche Fragen an den Arzt oder Pädagogen und keine befriedigende Antwort erhalten.

29.1. Gespräche beim Arzt

"Ich bemerke, dass mein 5jähriges Kind sehr zurück haltend beim Turnen und auf dem Spielplatz ist", erzählt eine Mutter dem Kinderarzt.

"Lassen Sie es ausreichend toben und schalten Sie den Fernseher aus", rät der Arzt.

"Fernsehen ist in meiner Familie kein Thema. Das ist erst abends dran, wenn die Kinder im Bett sind. Der Spielplatz liegt nur zwei Straßen entfernt. Mein Sohn will nicht dahin laufen. Er quengelt und will daheim bleiben."

"Lassen Sie ihn mit dem Fahrrad fahren?" fragt der Arzt.

"Nun, davor hat er Angst. Wir haben ein passendes Fahrrad mit Stützrädern gekauft, auf das er nicht aufsteigen will. Nun probieren wir es mit einem Leichtmetallroller. Aber auch den mag er nicht", erklärt die Mutter.
"Ich beobachte schon lange Zeit, dass er beim Gehen schnell ermüdet und die Füße nach innen stellt. Ist das in Ordnung? Wir brauchen für die kurze Strecke zum Kindergarten die doppelte Zeit wie andere Familien."

"Nun, in der Vorgeschichte war eher aufgefallen, dass Ihr Sohn es sehr eilig mit dem Laufen lernen hatte, bereits mit 10 Monaten unternahm er die ersten freien Schritte."

"Ja, darüber haben wir uns gefreut. Er ist leider viel hingefallen und hat sich den Kopf verletzt. Auch heute stolpert er noch häufig. Einmal war ich mit einem Armbruch bei Ihnen."

"Ja, das kommt vor. Ich erinnere mich."

"Mir fällt auf, dass mein 5jähriger immer noch laut und stampfend geht, so wie es sein 2jähriger Bruder absichtlich tut, wenn er Schrägen hinaufstapft. Der Gang des Älteren wirkt trampelig, er rollt die Füße nicht ab. Er traut sich nicht zu, auf einer niedrigen Mauer zu balancieren. Lieber bleibt er stehen und guckt zu, wie es andere quietschvergnügt machen."

"Das klingt nach Balanceunsicherheit. Wir werden demnächst einen Koordinationstest mit Ihrem Sohn durchführen, um sicher zu gehen, ob die motorische Entwicklung im Rahmen ist oder nicht", ordnet der Arzt an.

"Ja, damit bin ich einverstanden. Wissen Sie, mein Sohn kann noch nicht einmal einen Ball fangen. Und das üben wir nun schon zwei Jahre lang", seufzt die Mutter. "Und wir wiederholen bereits den Anfängerschwimmkurs zum zweiten Mal. So viel Angst vorm Wasser kenne ich selbst nicht. Ständig taucht er unbeabsichtigt unter und schluckt Wasser.

Es ist ein täglicher Kampf, mein Kind zum Bewegen zu bewegen."

29.2. Koordinationsstörungen

Als Koordination bezeichnet man das harmonische Zusammenspiel der an einer Bewegung mitwirkenden Muskeln. Der Koordinator ist das zentrale Nervensystem, das Gehirn des Menschen. Koordinationsstörungen sind Funktionsstörungen des Gehirns. Das zentrale Nervensystem empfängt Sinnesinformationen von der Haut und Muskulatur, aus Gelenkstellungen und vom Gleichgewicht und reagiert darauf mit Haltungsbewahrung und Bewegung. Sinneseindrücke aus Tast- und Tiefensensibilität und Gleichgewicht setzen Koordinationen in Gang. Dieser Prozess besteht aus sensomotorischen Regelkreisen, die tief im Unterbewusstsein der Hirnrinde verankert sind. Das Gehirn spürt, wie eine Bewegung sich anfühlt. Motorische Reaktionen folgen. Bei positiver Resonanz wiederholen Kinder unzählige Male eine Bewegung oder Tätigkeit. Der innere Antrieb und die Anstrengungsbereitschaft sind von positiven Sinneseindrücken abhängig. Bewegung ist untrennbar mit Wahrnehmung verbunden.

Koordination entspricht positiver Körperwahrnehmung mit Bewegung.

Die Koordination aller Körperteile ist abhängig vom der Grundspannung der Muskulatur, dem Muskeltonus. Wenn der muskuläre Spannungszustand der Tätigkeit entspricht, so ist körperliche Geschicklichkeit das Ergebnis. Bei Muskelhypotonie ist die Grundspannung zu niedrig. Ungeschicklichkeit beim Bewegen und feinmotorischen Tätigkeiten sind die Folge.

Koordinationsstörungen können große und kleine Bewegungen betreffen.
Der Muskeltonus passt sich nicht im richtigen Maß der Bewegung an.

Kinder mit Muskelhypotonie fallen zielgenaue Bewegungen schwer.
Häufig haben sie großmotorische Koordinationsstörungen.
Auch die Feinmotorik kann mitbetroffen sein.

Sie verweigern Anforderungen, die ihnen Mühe machen.
Einige Bewegungspositionen lassen sie aus.

Es kostet sie mehr Kraft- und Zeitaufwand, Koordination und Geschicklichkeit zu entwickeln.

29.3. Welche Therapie ist die Richtige?

Wenn Kinder mit Muskelhypotonie alltägliche Anforderungen zu Hause, im Kindergarten und Schule immer wieder vermeiden, ist es Zeit nach individueller Förderung zu suchen. Ein Kind, das nicht malen und mitturnen kann, sollte nicht mit seinen Schwierigkeiten sitzen gelassen werden. Doch welche Therapie kommt für ein Kind mit Koordinationsstörungen in Folge von Muskelhypotonie in Frage?

Ergotherapie und Psychomotorik sind Heilbehandlungen, die in besonderem Maße Wahrnehmung und Motorik ganzheitlich fördern. Sensomotorische Ergotherapie ist rezeptpflichtig und wird von Krankenkassen bezahlt. Die Kosten für psychomotorische Gruppenbehandlung werden nicht in jedem Bundesland erstattet. Reiten als Therapie ist leider aus dem Heilmittelkatalog gestrichen worden. Therapeutisches Reiten bei einer geschulten Fachkraft ist eine sinnvolle, haltungsfördernde Maßnahme.

Eltern dürfen Ergotherapeuten und Motopäden einige Fragen stellen, um sicher zu gehen, dass ihr Kind eine qualifizierte Behandlung erhält.

1. Ist die Therapiemethode sensomotorisch ausgerichtet?
   Welche Therapieanteile beziehen sich auf die Körpermotorik und welche auf die Verbesserung der Tast- und Tiefenwahrnehmung?

2. Welchen Anteil hat die Sinneswahrnehmung in der Therapie?

3. Wie detailiert erklärt die Therapeutin ihre Methode?

4. Wie viel Erfahrung bringt die Therapeutin mit?
   Hat sie Zusatzkurse und Fortbildungen absolviert?
   Zeichnet sie sich durch einen beruflichen Diplom aus?

5. Sind die Erläuterungen vom Facharzt, Kinderarzt, und der Therapeutin

gut verständlich?

6. Wurde Ihnen die therapeutische Praxis vom Arzt oder anderen Personen empfohlen?

Wenn die sensomotorische Therapie individuell auf die Haltungs- und Koordinationsprobleme des hypotonen und motorisch unruhigen Kindes abgestimmt wird, so erkennen Eltern dies bald am Erfolg.

Erfreuliche Änderungen im Verhalten des Kindes kommen oftmals schon einige Wochen nach Therapiebeginn vor. Ängstliche Kinder trauen sich mehr zu und vermeiden weniger. Ihre Bereitschaft, sich anzustrengen und Neues auszuprobieren, wächst.

Kinder mit mangelnder motorischer Impulskontrolle reagieren weniger über das Ziel hinausschießend, hyperkinetisch, sondern umsichtiger, vorsichtiger und langsamer.

Bei motorisch unruhigen Kindern kann die Ausformung einer willentlich gesteuerten "inneren Bremse" auf sich warten lassen, wenn das die Schwächen überdeckende Verhalten sich Jahre lang manifestiert hat. Bei übersehener motorischer Instabilität kompensieren viele Kinder ihre Mängel durch Ablenkungsmanöver wie viel Reden oder Clownereien.

Als Faustregel gilt: Je jünger das Kind ist, desto schneller treten Erfolge ein.

Jedoch ist die Mitarbeit der Eltern Ausschlag gebend. Die täglichen Übungen zu Hause entscheiden letztlich darüber, ob sich die eingeschliffenen Strategien des Kompensierens auflösen. Nur durch positive Erfahrungen und wohlwollende Ermutigung wächst die Motivation im Kind, bisher vermiedene Geschicklichkeiten zu trainieren.

Bei kindgemäßen, individuell abgestimmten Therapien entwickeln sich Fähigkeiten spontan. Einige Beispiele: Das Malen eines Menschenbildes ist Ausdruck von intakter Körperwahrnehmung. Bei Koordinations- und Bewegungsübungen verbessert sich die Tiefensensibilität. Die durch therapeutische Übungen intensivierte Eigenwahrnehmung könnte sich spontan im Malen eines vollständigen Menschenbildes zeigen.

Auch die Schreibmotorik verbessert sich häufig mit körperorientierten Übungen. Das Schriftbild wird bei stabiler Armführung leserlicher, ohne dass graphomotorische Aufgaben den Therapieschwerpunkt bilden müssen. Das Gefühl für die richtige Druckdosierung beim Schreiben ist eine Eigenschaft der Tiefenwahrnehmung und Bewegungskontrolle .

Oftmals stehen feinmotorische Probleme bei der Verordnung des Arztes zur Ergotherapie im Vordergrund. Die Eltern wünschen Übungsziele zur feinmotorischen Geschicklichkeit, wie eine Schleife binden oder einen Reißverschluss schließen können, oder den sauberen Umgang mit Essbesteck.

Kinder mit Muskelhypotonie brauchen therapeutische Unterstützung vorrangig zur Stabilisierung ihrer Körperhaltung und Balance.

Feinmotorische Geschicklichkeiten sind abhängig von der Körperaufrichtung und Gelenkstabilität.

Feinmotorische Übungen sollten großmotorischen nachgeordnet sein.

In jedem Fall sollte die Therapeutin den Eltern plausibel ihre therapeutische Vorgehensweise begründen. Über die Zielsetzung muss Einvernehmen bestehen, damit sich alle Beteiligten im therapeutischen Prozess wohl fühlen.

29.4. Die sensomotorische Therapie

Entwicklungsverzögerte Säuglinge und Kleinkinder müssen ganzheitlich behandelt werden. Bei einer Therapie, die sich auf motorische Teilaspekte bezieht und mit dem Ziel des Gehens beendet ist, könnte die zum Lernen überaus wichtige Wahrnehmung außer Acht gelassen werden. Die Körperexploration, das Berühren und Greifen nach den Körperteilen, die Füße einbezogen, muss das Fundament der Frühbehandlung bilden. Auch die Wachheit kleiner Kinder, ihr Antrieb, ihr Entdeckungsverhalten und ihre Kommunikation sollten beurteilt und gefördert werden, bevor sich eine Entwicklungsverzögerung etabliert.

Fundiert ausgebildete Ergo- und Physiotherapeuten sorgen sich um alle Aspekte der kindlichen Entwicklung: Wahrnehmung und Spiel, Nahrungsaufnahme und Kommunikation, Feinmotorik und Körperbewegung. Sie beobachten und fördern die Qualität und Intensität kindgemäßer Aktivitäten. Gleichgewichtsreaktionen und Stabilisierung der Körperhaltung, Balance und Sicherheit bei Bewegungsübergängen sollen sich kontinuierlich verbessern. Die motorische Ausdauer und Koordination großer und feiner Bewegungen muss zunehmen. Wenn diese sensomotorischen Voraussetzungen zum Greifen und Spielen geschult werden, so wächst ganz nebenbei Motivation und Geschicklichkeit.

In jeder Phase therapeutischer Intervention muss die Kindesentwicklung als ganze weiter kommen und nicht stagnieren. Die mit sensomotorischer Behandlung vertraute Therapeutin hat nicht nur Teilziele im Auge, sondern fördert ein breites Spektrum kindlicher Fähigkeiten. Der Therapieerfolg und die Behandlungsdauer und hängen jedoch nicht nur vom Ausbildungsstand und Erfahrungsschatz der Therapeutin ab, sondern auch vom Reife-, bzw. Unreifegrad des Zentralen Nervensystems und vom Lebensalter der Patienten. Muskuläre Regulationsstörungen sind mit günstiger Prognose früh zu behandeln, bevor entwicklungsverzögerte Kinder sich vertikal bewegen.

Muskuläre Regulationsstörungen im Vorschul- und Schulalter benötigen Langzeitbehandlung gekoppelt mit Änderung der Lebensgewohnheiten der ganzen Familie. Die Betroffenen leiden bereits Jahre lang unter ihren Koordinationsstörungen und Teilleistungsschwächen und versuchen diese zu verbergen. Auch geschulte Untersucher und erfahrene Lehrer sehen oftmals das unangepasste Verhalten von hypotonen und hyperkinetischen Kindern im Vordergrund. Meist vermutet man lediglich Erziehungsprobleme und überprüft nicht frühe sensomotorische Defizite, die im Schulalter durch Instabilität bei Positionen gegen die Schwerkraft erkennbar sind. Die verstorbene Psychologin und Ergotherapeutin Jean Ayres fand bei einer Vielzahl U.S.-amerikanischer Schulkinder posturale Störungen, interpretierte die Symptome und ordnete sie zu Störungsbildern unter dem Oberbegriff "sensorische Integrationsstörungen".

* Das unspezifische Symptom der Muskelhypotonie beschrieb Jean Ayres als postural-okuläre Bewegungsstörung mit mangelnder Aufrichtung gegen die Schwerkraft, instabilen Gelenken, verminderten Gleichgewichts- und posturalen Anpassungsreaktionen. Die

sensorischen Defizite, wie sie bei mangelnder Körperwahrnehmung vorkommen, bezeichnete sie als somato-sensorische Dyspraxie. Die aus den veralteten Forschungen von Ayres abgeleiteten Richtlinien für die sensomotorische ergotherapeutische Behandlung sind nach meiner Auffassung überarbeitungsbedürftig.

Älteren Kindern wird nur noch selten sensomotorische Therapie verordnet, obwohl es dafür keine Altersbegrenzung gibt. Die von Dr. Jean Ayres initiierte und vom Therapeutenteam um Dr. Inge Flehmig am Hamburger Institut für Kindesentwicklung modifizierte sensorische Integrationstherapie bezieht Wahrnehmung, Körpersinne und Bewegung ein. Sie ist seit Jahrzehnten ein praktikables Therapieangebot, dass den interdisziplinären Dialog sucht. Sportmediziner unterstreichen die Wichtigkeit körperlicher Fitness, um Leistungsbereitschaft, Konzentration und Ausdauer von Schülern jeden Alters zu verbessern. Heutzutage steigt jedoch das Angebot von zu hinterfragenden Entspannungstechniken schneller an, wie wissenschaftliche Erkenntnisse umgesetzt werden.

Viele unerkannt hypotone Kinder werden im Schulalter psychologisch beurteilt und sind mögliche Klienten der Kinder- und Jugendpsychiatrie. Lange Jahre mit abwehrendem Verhalten gegenüber alltäglichen Anforderungen bis hin zur Leistungsverweigerung prägen die unglückliche Kindheit. Das ehemals als „pflegeleicht" empfundene Baby mit unentdeckter Muskelhypotonie hat sich in ein anstrengendes Familienmitglied verwandelt. In der Schule mutiert das Kind zu einem unaufmerksamen, unruhigen oder verträumten Störenfried.

29.5. Eltern im Netz von Helfern und Beratern

Jedes von Entwicklungsstörungen und Behinderung bedrohte Kind hat ein Anrecht auf die bestmögliche Förderung und Therapie. Eltern haben oftmals das Gefühl, ihrem Kind wird nicht genug und vor allem nicht rechtzeitig geholfen. Meistens sind sie es, die frühzeitig spüren, dass ihrem Baby oder Kleinkind etwas fehlt. Wenn die Entwicklung nicht altersgemäß vorangeht, wird der Kinderarzt eine Überweisung zu einer neuropädiatrisch ausgerichteten Abklärung veranlassen.

Die medizinische Untersuchung an einem Sozialpädiatrischen Zentrum, einer spezialisierten Kinderklinik, einem Rehabilitationskrankenhaus für Kinder oder an einer Frühberatungsstelle kann viel Zeit in Anspruch nehmen. Bis Resultate vorliegen sind medizinische Abklärungen manchmal ein zermürbender Prozess für die wartenden Eltern. Oft fühlen sie sich mit ihren Sorgen und Ängsten allein gelassen, vor allem dann, wenn die mit der Untersuchung beauftragten Ärzte sich wenig Zeit für Gespräche nehmen. Nur in seltenen Fällen ist ein genetischer, labormedizinischer oder computertomographischer Befund aufschlussreich. Wenn die Entwicklungsverzögerung einen Namen bekommt, tritt bei den Eltern eine Erleichterung ein. Das Phänomen wird verständlich.

Gewissheit befreit zu neuer Fürsorge gegenüber dem hilfsbedürftigen Kind. Selbst eine diagnostizierte Krankheit kann ihren Schrecken verlieren, weil den Eltern die Unsicherheit genommen wird. Hier ist die Verantwortung des beratenden Arztes gefragt, die Würde der Eltern nicht zu verletzten, sondern zu stabilisieren. Gut gemeinte, sachliche Frontalaufklärung über alle medizinisch möglichen Symptome einer Erkrankung kommen als Kahlschlag in der belasteten Psyche der Eltern an.

Emotionslose Aufklärung kann nun wiederum vegetative Störungen, Sorgen, Ruhe- und Schlaflosigkeit bei den ohnehin von Selbstzweifeln und Versagensängsten geplagten Eltern hervorrufen. Information ist nicht mit Kommunikation gleichzusetzen. Eltern brauchen ermutigende Worte, die sie stützen und nicht ihre angeschlagenen Kräfte weiter destabilisieren. Leider müssen sie sich Sätze von kompetenten Medizinern anhören wie diesen "Ihre Ehe wird die Belastung eines behinderten Kindes statistisch gesehen nicht aushalten." Hier ist Beratungskompetenz im Gesundheitswesen und deren Vergütung notwendig.

Beide Elternteile sind genau die richtigen Partner für die Entwicklungsförderung ihres Kindes. Nur sie bringen die natürliche Individualität und Originalität mit, die ihr Kind versteht. Sie fühlen sich von Therapeuten und Ärzten angenommen, wenn diese ihnen genug Zeit und persönliche Anerkennung entgegenbringen. Viele mit Therapie und Frühförderung beauftragte Pädagogen, Physio- und Ergotherapeutinnen und Logopädinnen lassen die Eltern buchstäblich vor der Tür. Wenn die Fragen und Wünsche der Eltern von den Helfern nicht ernst genommen werden, so wird am Umfeld vorbei therapiert.

Eltern sind uneingeschränkt die Hauptbezugsperson für ihr Kind. Sie dürfen und sollen am therapeutischen Prozess aktiv teilhaben. Erfahrene Therapeuten stärken die elterliche Kompetenz. Sie freuen sich über häusliche Fortschritte, an denen sie als Impulsgebende beteiligt sind. Umsichtige Therapeuten interessieren sich für die alltäglichen Probleme, zu denen Nahrungsaufnahme, Körperpflege, Transport, Wahrnehmung und Spiel gehören. Sie haben zwei offene Ohren für die Anliegen der Eltern.

Das beste Nebenergebnis einer erfolgreichen Therapie ist, dass sich die natürliche Bindung zwischen den Eltern und ihrem Problemkind verbessert und der tägliche Umgang erleichtert wird.

Einige sonderpädagogischen Einrichtungen oder Praxen suggerieren den Eltern, dass man sie für die Förderung des Kindes nicht braucht. Das Motto ist: "Wir machen das schon." Die unterschwellige Botschaft lautet: "Wir therapieren Ihr Kind besser und richtiger als Sie es können.“ Solches unsinnige Denken in der Rehabilitation ist ein Machbarkeitsdenken. Der Berater oder Therapeut glaubt tatsächlich, dass er etwas besser könnte, als die Eltern. Diese versteckte innere Haltung in manchen sozialen Einrichtungen spiegelt sich in minderwertiger Einschätzung des Elternhauses wieder. Eltern werden als feindliche Gruppe wahrgenommen, gegen die sich Mitarbeiter unbewusst solidarisieren. Gut gemeint unterbreitet man den Eltern: "Solange wir uns um Ihr Kind kümmern, haben Sie Zeit für sich. Tun Sie etwas für sich. Genießen Sie Ihr Leben."

Hinter dieser Betrachtungsweise verbirgt sich modernes, vom Zeitgeist geprägtes Denken. Die individuelle Selbstverwirklichung wird als erstrebenswertes Ziel angesehen. Sinngebung erfüllt sich jedoch im Dasein für das Du. Fürsorge für ein hilfsbedürftiges Kind ist für viele Mütter weltweit die höchste Form beglückender Lebenserfüllung. Liebe wird durch sich selbst schenkende Hingabe spürbar. Keine Einrichtung kann die Liebe der Eltern zu ihrem Kind ersetzen. Eltern, die sich durch das Verhalten von Betreuern und Therapeuten vor den Kopf gestoßen und kalt gestellt fühlen, sollten nach einer anderen Möglichkeit für ihr Kind und sich selbst suchen. Belastende Therapiesituationen sind für die Psyche der Eltern und für ihre Beziehung zum Kind nicht zumutbar. Wenn sich herausstellt, dass Ihr Kind nicht nur entwicklungsverzögert, sondern bleibend behindert Kind ist, hüten Sie Ihre Fürsorglichkeit wie einen großen Schatz. Liebe leuchtet dort am stärksten, wo sie gewünscht, gebraucht und erwidert wird. Ohne die bedingungslose Elternliebe zu ihren Kindern fehlt unserer materialistisch geprägten Gesellschaft die Wärme, Lebensfreude und letztlich die wichtigste Erfüllung: uneigennützige Liebe.

30. Fachwörterverzeichnis

Anamnese: die subjektiv erinnerte Vorgeschichte zur Entwicklungsstörung und Krankheiten

Abduktion: Seitwärtsbewegung von Gliedmaßen

Bobath-Konzept: von dem verstorbenen englischen Ehepaar Herta, Physiotherapeutin, und Karel Bobath, Arzt, entwickeltes neurophysiologisches Therapiekonzept, weltweit anerkannt.

Castillo-Morales-Konzept: von dem argentinischen Rehabilitationsarzt Rodolpho Castillo Morales begründetes neuropysiologisches Behandlungskonzept, das in Südamerika und in deutschsprachigen Ländern bekannt ist.

dorsal: zum Rücken hin gerichtet

dysmetrisch: zielungenau

Dysmetrie: mangelnde Zielgenauigkeit der Willkürmotorik; führt in Verbindung mit Muskelhypotonie zu vermindertem oder erhöhten Krafteinsatz.

dysmimisch: verminderte Aktivität der mimischen Gesichtsmuskulatur

Feinmotorik: Feinabstimmung kleiner Muskelgruppen; dazu zählen die Handgeschicklichkeit, Zungenbeweglichkeit und Augenfolgebewegungen, sowie fokussieren, etwas in den Blick nehmen

Graphomotorik: die zum Schreiben erforderlichen Bewegungsabläufe von Fingern, Hand und Arm, sowie die Haltungskontrolle des Rumpfes mitsamt der Stabilisierung des Schultergürtels.

großmotorische Koordination: das geschickte Zusammenwirken von Kopf, Rumpf, Armen und Beinen

Haltungskontrolle: Haltefunktion der willkürlichen Muskulatur gegen die Schwerkraft, posturale Kontrolle

hyperton: erhöhter Muskeltonus

hypoton: erniedrigter Muskeltonus

Hyperaktivität, hyperaktiv: schnell wechselnder Betätigungsdrang ohne vorherrschende motorische Unruhe; Die ursprüngliche Unterscheidung zwischen Hyperaktivität und Hyperkinesie wird neuerdings unter Aufmerksamkeitsdefizitsyndrom mit und ohne Hyperaktivität zusammengefasst: ADHS oder ADS.

Hyperkinesie, hyperkinetisch: ungehemmter Bewegungsdrang mit mangelnder motorischer Impulskontrolle

interdental: zwischen den Zahnreihen liegend

interdisziplinär: Beziehungen verschiedener Fachbereiche, Disziplinen

Introvertiertheit, introvertiert: nach innen gerichtet, zur Innenverarbeitung der Erlebnisse veranlagt

Kyphose, kyphotisch: rückenwärts gerichtete Krümmung der Wirbelsäule

Lateralisierung: Beherrschung der seitlichen Bewegungsrichtungen z. B. der Zunge, wenn sie Nahrung zwischen die Backenzähne schiebt

Lokalisation: punktuelle Wahrnehmung in einem bestimmten Körpergebiet, z. B. Fingerdifferenzierung bei Berührung

Motilitätsstörungen: Störungen unwillkürlicher und willkürlicher Bewegungen

Motorik: die gesamten Bewegungsabläufe

motorische Anpassungsreaktionen: unbewusste, neurobiologisch regulierte Feinabstimmung der Muskulatur bei jeder Bewegung und Körperhaltung

Motopäden: ein Berufsstand, der mit kindgemäßer, individueller, auch sonderpädagogischer Bewegungsförderung (Motopädie) betraut ist

Muskelhypotonie: verminderte Grundspannung der Muskulatur bei Wachheit mit Beeinträchtigung der Aufrichtung und Bewegungsstabilität, dem Tempo und der Ausdauer.

Muskeltonus: Grundaktivität der Muskulatur beim wachen Menschen in motorischer Ruhe

muskuläre Regulationsstörung: vom Gehirn ausgehende Störung der Muskelfunktionen; Dazu zählt die Muskelhypotonie.

Muskelschwäche: erniedrigter Muskeltonus in Verbindung mit einer neurologischen Erkrankung

Nancy-Hylton-Einlagen, -Orthesen: von Nancy Hylton, einer amerikanischen Physiotherapeutin, entwickelte dynamische Einlagen oder das Sprunggelenk stützende Orthesen, die korrigierend auf Muskeltonus und Balance einwirken
neuromuskulär: Rückkoppelung zwischen Nervenimpulsen und Muskelreaktionen, neuromuskuläre Resonanzen

neuronal: auf Nerveneinheiten bezogen; neuronale Verknüpfung: Verschaltung der Nerven im Gehirn

neurophysiologsich: Zusammenwirken von Hirntätigkeit und Körper

oral: zum Mundbereich gehörend

orofazial: zum Mund- und Gesichtsbereich gehörend

Orofaziale Regulationstherapie, ORT: den Mund- und Gesichtsbereich betreffende neuromuskuläre Behandlung

phasische Muskeltätigkeit: Bewegungserzeugung in bestimmten Muskelfasertypen

Podoskop: Messgerät für die Belastungsbereiche der Füße

Positionswechsel: Haltungs- und Lageveränderungen mit Bewegungszwischenstufen beim Aufrichten

posturale Kontrolle: Haltungskontrolle; betrifft die stabile Aufrichtung und Positionswechsel mit motorischer Ruhe und Vorsicht, z. B. ruhiges Sitzen oder Stehen

posturale Störungen: mangelnde Balance und mangelnde Stabilität bei Körperhaltungen und Bewegungen

postural-okuläre Bewegungsstörung: posturale Störung mit Beeinträchtigung der Augenbewegungen, okuläre Motorik

Praxie: über Tast- und Berührungsempfindungen gesteuerte Bewegungsabläufe, die Handlungsfähigkeit unbewusst über Nervenzell-Netzwerke ermöglichen; Eine Störung der Handlungsfähigkeit ist die Dyspraxie mit neurobiologischenen Ursachen.

Prognose, therapeutische: auf Erfahrung basierende Vorhersage über den Verlauf und das Ergebnis einer Therapie

Propriozeption: die Eigenwahrnehmung des Körpers, Tiefensensibilität, somato-sensorische Wahrnehmung

Psychomotorik: kindgemäße Sinnes- und Bewegungsschulung mit motorischen, sensorischen und psychischen Inhalten begründet vom Sportpädagogen Ernst Kiphard und Mitarbeitern

psychosomatisch: seelische Faktoren, die körperliche Symptome, auch Krankheiten, hervorrufen

Reklination: Rückwärtsbiegung, rückenwärtige Verschiebung z. B. des Kopfes

Rotation: Drehung um die Körperlängsachse mit stabiler Anpassung von Schulter- und Beckengürtelmuskulatur ohne Gleichgewichtsverlust in Seitlage

sensomotorisch: das Zusammenspiel von Körpersinnen und Motorik betreffend sensorische Integrationstherapie, SI-Therapie: Therapie zur Regulation der Wahrnehmungsfunktionen mit Kenntnis der Anatomie und Physiologie der Sinnesorgane und des Gehirns.

Skoliose: dauerhafte seitliche Verkrümmung der Körperachse, Wirbelsäule

somato-sensorische Dyspraxie: Defizite der Sinnesfunktion mit Auswirkung auf die körperliche Geschicklichkeit, auch Handlungsfähigkeit

statische Muskeltätigkeit: Halt und Haltungsbewahrung mit bestimmten Muskelfasertypen

Symmetrie, symmetrisch: spiegelungsgleich, ebenmäßige Funktion beider Körperseiten

Symptom: ein Merkmal, das auf eine Erkrankung oder Störung im Organismus hindeutet

Syndrom: Störung oder Krankheitsbild, das sich aus dem Zusammentreffen charakteristischer Symptome ergibt

Taktil-kinästhetisch: den Haut- und Bewegungssinn (Muskelsinn) betreffend

Tonusregulation: Einwirkungen auf den Muskeltonus

Tremor: feinausschlägige Zittrigkeit der Muskulatur

ventral: bauchseitig, zur bauchseitigen Muskulatur gehörend

Vertikalisierung: Überwindung der Schwerkraft von horizontalen Positionen zu vertikaler Aufrichtung in der Säuglingsphase

Vigilanz: Wachheitsgrad des Zentralen Nervensystems mit Bereitschaft zu sensomotorischen Aktivitäten

visumotorische Koordination: das Zusammenwirken der Sehwahrnehmung mit den Körperbewegungen voltigieren: Balanceübungen auf dem Pferd ausführen

Zentrales Nervensystem: vom Gehirn ausgehend Steuerung aller Funktionen

Zerebral: das Gehirn betreffend

Zentral-auditive Verarbeitungsstörung, ZAVST: Hörwahrnehmungsstörung, mangelnde Verarbeitung akustischer Eindrücke im Gehirn bei intaktem Hörorgan

31. Literatur- und Quellenverzeichnis

Aron, Elaine: Das hochsensible Kind. München: MVG, 2008

Bonney, Helmut: ADHS – Kritische Wissenschaft und therapeutische Kunst. Heidelberg: C. Auer, 2008

Bauer, Joachim: Warum ich fühle, was du fühlst – Intuitive Kommunikation und das Geheimnis der Spiegelneurone. Hamburg: Hoffmann und Campe, 2006

Bauer, Joachim: Das Gedächtnis des Körpers – Wie Beziehungen und Lebensstile unsere Gene steuern. Frankfurt a. M.: Eichborn, 2002

Bernardis-Schnek, Alexandra: Mundtherapie bei Morbus Down. Idstein: Schulz-Kirchner, 2005

Bergmann, Wolfgang: Das Drama des modernen Kindes. Weinheim: Beltz, 2006

Bücken, Hajo: Kinderspiele aus der guten alten Zeit. Fränkisch-Crumbach: Edition XXL, 2006

Campbell, Ross: Kinder sind wie ein Spiegel. Marburg: Francke, 1995

Castillo Morales, Rodolfo: Die Orofaziale Regulationstherapie. München: Pflaum, 1998

Castillo Morales-Konzept, Aufzeichnungen zum Tragen. Nürnberg: Grundkurs 2005

de Granpre, Richard: Die Ritalingesellschaft. ADS – eine Generation wird krankgeschrieben. Weinheim: Beltz, 2002

Die Bibel nach der Übersetzung Martin Luthers. Stuttgart: Deutsche Bibelgesellschaft, 2006

Enders, Angelika: Muskelhypotonie im Kindesalter – Klinische Differenzialdiagnose. In: Kinderärztliche Praxis Nr. 8/2003

Flehmig, Inge: Normale Entwicklung des Säuglings und ihre Abweichungen. Stuttgart: Thieme, 2005

Holtz, Renate: Therapie- und Alltagshilfen für zerebralparetische Kinder. München: Pflaum, 2004

Hüther, Gerhard & Bonney, Helmuth: Neues vom Zappelphilipp. Düsseldorf: Walther, 2002

Hüther, Gerald & Krens, Inge: Das Geheimnis der ersten neun Monate. Weinheim: Beltz 2009

Kiesling, Ulla & Klein, Jochen: Inge Flehmig - Sensorische Integration. Dortmund: Borgmann KG, 2002

Kiphard, Ernst & Leger, Alfred: Psychomotorische Elementarerziehung. Gütersloh: Flöttmann, 1986

Klaus, Marshall & Klaus, Phyllis: Das Wunder der ersten Lebenswochen. München: Goldmann 2003

Largo, Remo: Babyjahre – Die frühkindliche Entwicklung aus biologischer Sicht. München: Piper, 1998

Liedloff, Jean: Auf der Suche nach dem verlorenen Glück. Beck, 2002

Lüling, Christa & Lüling, Dirk: Lastentragen – die verkannt Gabe – Hochsensible Menschen als emotionale Lastenträger. Lüdenscheid: ASAPH 2009

Michaelis, Richard & Niemann, Gerhard: Entwicklungsneurologie und Neuropädiatrie. Stuttgart: Thieme, 1999

Pikler, Emmi: Lasst mir Zeit – Die selbstständige Bewegungsentwicklung des Kindes bis zum freien Gehen. München: Pflaum, 2001

Seiler, Christiane: Muskuläre Hypotonie im Säuglings- und Kindesalter erkennen und behandeln. In: Ergotherapie & Rehabilitation, Jahrgang 11/0, 2005, S. 11 - 15

Seiler, Christiane: Wenn Kinder sich nicht bewegen wollen. In: Logos interdisziplinär, Jahrgang 6, Ausgabe 1, 1998, S. 26 - 31

Seiler, Christiane: Muskuläre Hypotonie im Säuglings- und Kindesalter erkennen und neurophysiologisch behandeln. Unveröffentlichte Seminarunterlagen, Sandhausen, 2010

Seiler, Christiane: Die Bedeutung der auditiven Exploration in der Kindesentwicklung. Unveröffentlichte Seminarunterlagen, Sandhausen, 2010

Tardos, Anna & Szanto, Agnes: Sich frei bewegen. Ein Film aus dem Pikler Institut. Budapest, 1996

von Kunhardt, Gert: Kleiner Aufwand große Wirkung - Phänomen Trampolin. Köln: Vivavital, 1996

Wunsch, Albert: Die Verwöhnungsfalle – Für eine Erziehung zu mehr Eigenverantwortlichkeit. München: Kösel 2008

Young, Jeanine: Frühgeborene fördern und pflegen. Wiesbaden: Ullstein, 1997

Zukunft-Huber, Barbara: Der kleine Fuß ganz groß. München: Urban & Fischer, 2005

Zukunft-Huber, Barbara: Die ungestörte Entwicklung Ihres Babys – Wie Sie die natürliche Bewegung unterstützen und Fehlhaltungen vermeiden. Stuttgart: Trias 2002

32. In Memoriam

Therapien, Methoden, medizinisches und psychologisches Wissen unterliegen einem natürlichen Prozess stetiger Veränderung. Das gegenwärtige gesellschaftliche Bewusstsein verbunden mit "gefühlten" so genannten Neuentdeckungen der Forschung fließt in therapeutische Konzepte ein.

Ich schaue als Verfasserin dieses Buches in zwei Richtungen: In den aktuellen Ergebnissen der Neurowissenschaften finde ich Begründungen für die Wirksamkeit meiner therapeutischen Arbeit. Darin sehe das gegenwärtige und zukünftige Fundament meines Erfahrungswissens. Das von mir initiierte neuromuskuläre Behandlungskonzept ist ausbau- und entwicklungsfähig. Es wächst mit den Erkenntnissen der Hirnforschung und mit der Intuition der Therapeuten, die es anwenden.

Gleichzeitig möchte ich zurück und aufschauen zu den Therapeuten, die vor mir lebten und Menschen mit Handicap dienten. In der Mitte des vorigen Jahrhunderts zerstörte die nationalsozialistische Herrschaft therapeutische und medizinische Erkenntnisse in Deutschland und einigen angrenzenden Staaten. Bürgern jüdischen Glaubens wurden ihre Arbeitsgrundlagen, ihre Einbindung in Lehre, Forschung und Therapien gewaltsam entzogen. Das über Jahrtausende gereifte Wissen jüdischer Bürger verachteten die Nationalsozialisten, zerstörten es und gaben kluge Menschen schutzlos der Vernichtung preis. Mit ihnen ging sehr viel Weisheit in der Mitte Europas verloren.

Ich gehe davon aus, dass im heutigen Deutschland das interdisziplinäre Zusammenwirken von medizinischer Wissenschaft und praktischen Methoden weiter entwickelt wäre, wenn es nicht diesen Bruch in der Geschichte gegeben hätte. Mit einigen Versen aus dem Buch Jesaja, Kapitel 44 möchte ich an die vom Unrechtsregime der Nazis getöteten Therapeutinnen und Therapeuten erinnern:

"Ihr seid mein angesehenes Volk. Ich gieße Wasser auf das durstige Land und Ströme auf das ausgetrocknete Feld. Ja, ich gieße meinen Geist über eure Nachkommen aus. Mit meinem Segen überschütte ich eure Kinder."

Nachwort

Ich beabsichtige, mit dem vorliegenden Buch die große Lücke zum Thema „Muskelhypotonie" im Bereich beratender, therapeutischer und sonderpädagogischer Literatur zu verkleinern. Mein aufrichtiger Wunsch ist, Eltern zum richtigen Therapieansatz zu leiten und ihre brennenden Fragen zu beantworten.

Die Zusammenhänge zwischen Wahrnehmung, Aufmerksamkeit und Motorik bündeln sich in der Fähigkeit zu ruhiger Haltung und Haltungsbewahrung als wichtige Voraussetzung zum Essen, Sprechen, Spielen und Lernen. Mit der zeitgemäßen entwicklungsneurobiologischen Sichtweise interpretiere ich die heutzutage oftmals fehlende Impulskontrolle motorisch unruhiger und hyperkinetischer Kinder. In Anlehnung an die neue Hirnforschung liegt der Fokus der Therapie nicht auf dem auffälligen Verhalten des Kindes, sondern auf der frühen Wahrnehmung und den ersten sensomotorischen Reaktionen.

Den effektivsten Therapieansatz sehe ich in der Förderung neuromuskulärer Resonanzen der Säuglingszeit – unabhängig vom tatsächlichen Lebensalter der Klienten. Die Wahrnehmung und Bewegungserfahrung der frühen Phase prägen Antrieb und Persönlichkeit. Antriebsstörungen, Antriebsschwächen, sowie gesteigerter Antrieb, sollen nach meiner Auffassung sensomotorisch und nicht nur verhaltenstherapeutisch behandelt werden. In drei Jahrzehnten therapeutischer Arbeit habe ich die manuelle Regulation zu muskulärer Hypotonie weiterentwickelt. Besuchen Sie mich auf meiner Homepage: www.ergotherapie-seiler.de

Christiane Seiler